Suelo pélvico

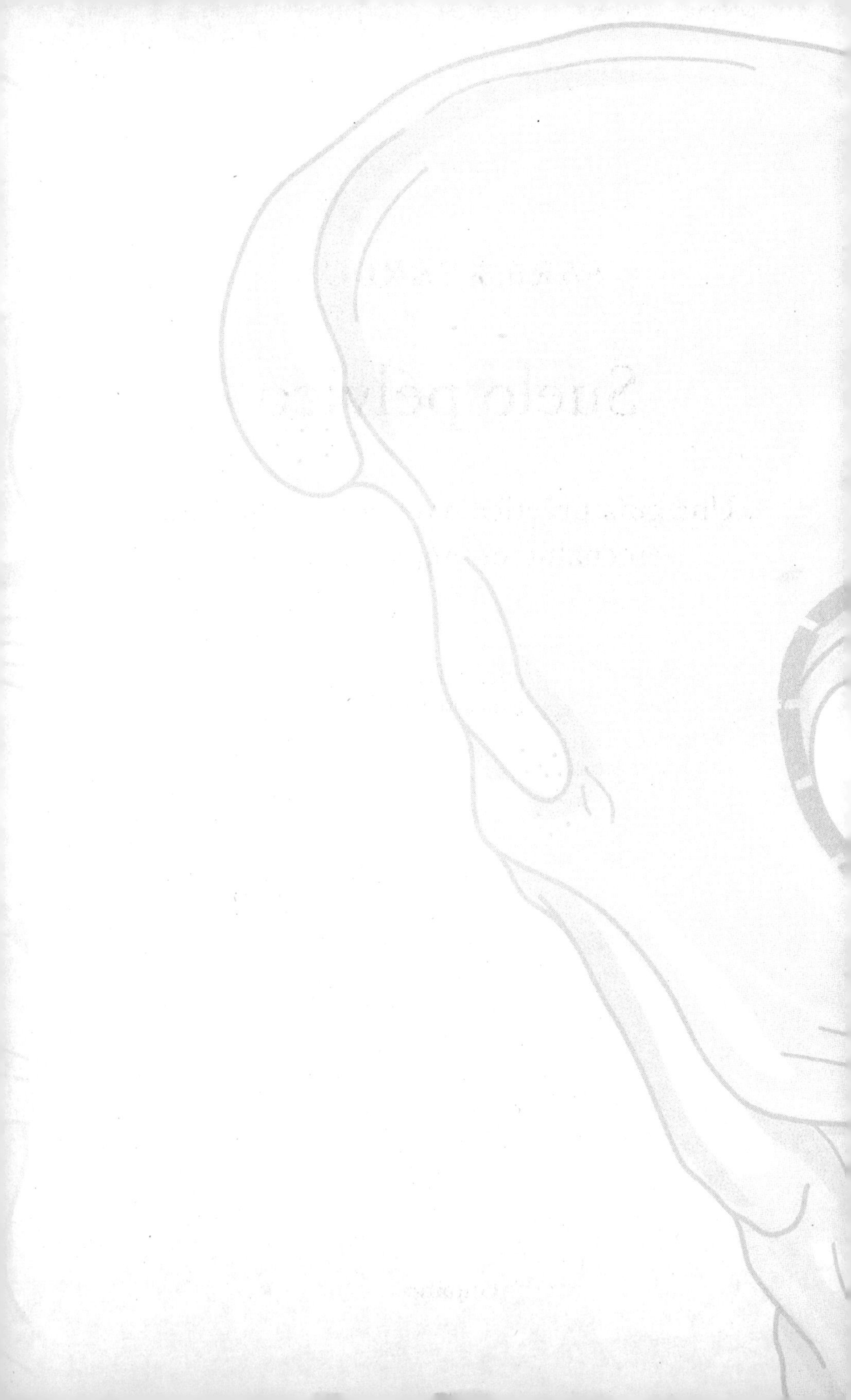

SARA REARDON

Suelo pélvico

Una guía práctica para cuidar tu salud en cualquier etapa de la vida

Traducción de
Andrea M. Cusset

Grijalbo

Papel certificado por el Forest Stewardship Council®

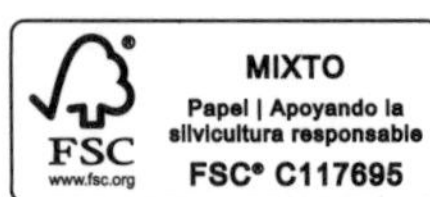

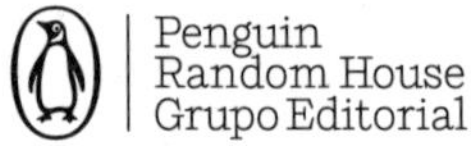

Título original: *Floored*

Primera edición: enero de 2026

Printed in Spain – Impreso en España

ISBN: 978-84-253-6405-1
Depósito legal: B-19.683-2025

Compuesto en Promograff - Promo 2016 Distribucions

Impreso en Black Print CPI Ibérica
Sant Andreu de la Barca (Barcelona)

GR 6 4 0 5 A

Índice

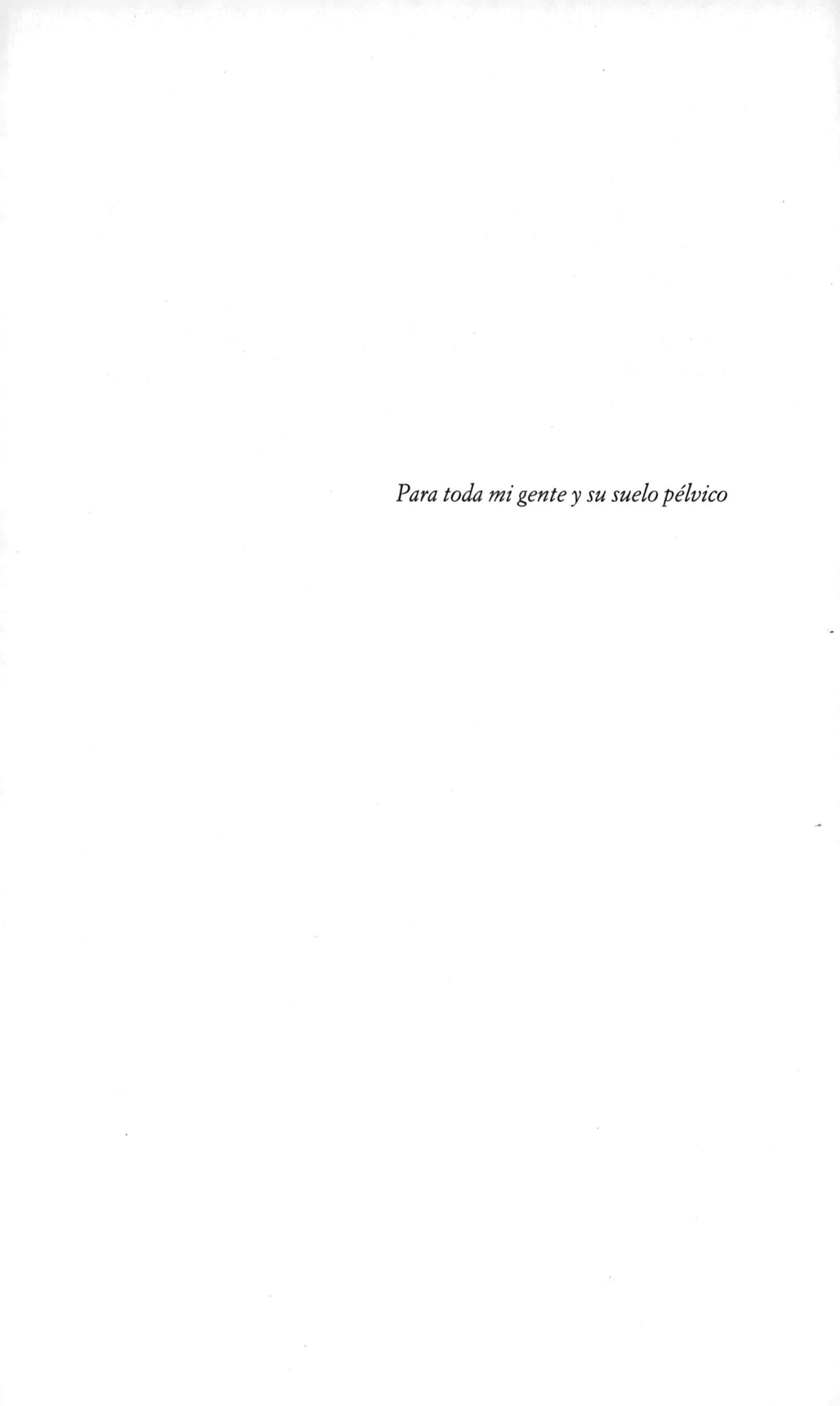

Para toda mi gente y su suelo pélvico

Introducción

El estado actual del cuidado de nuestras partes

Si te caes, ahí estaré.

SUELO

Empieza cuando somos jóvenes, cuando nos viene la regla. La primera vez que vemos sangre, da miedo. Cuando los adultos que nos rodean hablan entre susurros, nos avergonzamos, como si las conversaciones acerca de nuestro cuerpo debieran mantenerse a escondidas. A medida que nos hacemos mayores, nos deslizamos el tampón en la manga cuando vamos al baño y enrollamos los salvaslips usados en papel higiénico para ocultarlos en el cubo de la basura. Si damos a luz o se aproxima la menopausia, empezamos a llevar pantalones negros en lugar de coloridos por si sufrimos alguna pérdida leve de orina. Evitamos las relaciones íntimas a causa del dolor o, quizá peor, soportamos sin decir nada la incomodidad sexual por miedo a decepcionar a nuestra pareja. En lo que se refiere a «nuestras partes», las conversaciones en voz baja se han normalizado demasiado.

Las mujeres sufrimos en silencio porque nuestro suelo pélvico no es una prioridad en el sistema de salud. De hecho, es posible que ni siquiera sepamos qué es el suelo pélvico. Y cuando surge un problema con él, se nos presentan tres opciones:

1. Tratar los síntomas gastando dinero en toda una gama de medicamentos y artilugios complejos.

2. Someternos a cirugía o procedimientos para «rejuvenecer» la vagina.

3. Apechugar.

Si eres mujer, la cultura del silencio en torno a las cuestiones relacionadas con tu vagina se originó en la adolescencia o incluso antes. Y, desde entonces, los problemas de salud pélvica o se minimizan o se abordan con medidas extremas.

Beth, una de mis pacientes, es solo un ejemplo de muchos. La primera vez que vino a verme, sus ojos reflejaban una gran desazón. Cuarenta y cinco años, madre de dos niños y enfermera quirúrgica en un hospital, se pasaba el día levantando a pacientes y la tarde cargando con carritos, compras y críos en su todoterreno. Sus hijos crecían como la mala hierba, algunos pacientes abultaban el doble que ella, y Beth creía que podía con todo… hasta una noche.

Estaba en la ducha tras un largo día, lavándose la parte inferior del cuerpo, cuando notó un bulto en la abertura de la vagina. Cedió al pánico, como siempre que alguien nota un bulto por ahí abajo. Preocupada por si era cáncer o un tumor, pidió cita de inmediato con el ginecólogo. Tras una inspección visual que no duró ni un minuto, su médico tuvo la respuesta. «¡No es nada raro! —proclamó—. Se te está saliendo la vejiga por la vagina. Se llama "prolapso" y ocurre muy a menudo. Tú no levantes nada que pese demasiado».

Y ya está. Tú no levantes nada que pese demasiado.

A pesar del alivio de escuchar «No es cáncer», una vejiga que se sale del cuerpo sigue sin ser una buena noticia. La atención que recibió Beth ese día fue sumamente deficiente, pero tampoco eso se sale de la norma. Ella no es más que una de las numerosas mujeres que han abandonado la consulta del médico sintiéndose desatendidas, frustradas y asustadas.

A lo largo de las dos últimas décadas, en mi consulta de terapia del suelo pélvico he tratado a miles de mujeres como Beth, a quienes, antes de acudir a mí, les denegaron conversaciones abiertas y las herramientas necesarias para tratar los problemas de su suelo pélvico. Por todas partes oímos relatos que deslegitiman los problemas íntimos que experimentamos las mujeres:

- Los anuncios de salvaslips para la incontinencia envían al consumidor el mensaje de que tener pérdidas de orina es simplemente parte de ser mujer (cuando la terapia física puede mejorarla o prevenirla).
- Los médicos de confianza ven el prolapso del suelo pélvico como una parte normal de la maternidad (de modo que incontables mujeres hacen lo que pueden con un dolor pélvico implacable).
- Los medicamentos para la vejiga hiperactiva prometen mejorar la calidad de vida (pero no se preocupan por la lista interminable de efectos secundarios).
- Los jabones perfumados para la zona íntima garantizan una vagina más fresca y limpia (cuando las vaginas no están sucias y lo único que se necesita para lavarlas es agua).

Casi una de cada tres mujeres sufre algún trastorno del suelo pélvico: desde las relaciones sexuales dolorosas hasta el prolapso, desde el dolor de espalda hasta el estreñimiento, y desde las pérdidas de orina hasta la incapacidad para experimentar orgasmos. Aunque los problemas del suelo pélvico son habituales, no son normales. Pero a la mayoría no nos enseñan en qué consiste realmente el suelo pélvico, y mucho menos cómo cuidarlo. De modo que si empezamos a tener problemas, no estamos preparadas para identificarlos e ignoramos por completo que existen multitud de tratamientos no invasivos. Luego, cuando los problemas se manifiestan por completo, nos pillan desprevenidas.

Estas afecciones comprometen nuestra autoestima, nuestra salud mental, nuestras relaciones íntimas, nuestra capacidad para hacer ejercicio e incluso nuestro bolsillo. La incontinencia femenina supone un gasto de más de veinte mil millones de dólares al año solo en Estados

Unidos. Algunos de los tratamientos son eficaces, sobre todo de manera temporal, pero la mayoría se limitan a aliviar los síntomas sin abordar la disfunción del suelo pélvico subyacente. Es el equivalente de poner una tirita al problema y el motivo por el que el 30 % de las mujeres que se someten a cirugía para solucionar un problema del suelo pélvico requerirán una nueva intervención para tratar la misma afección.

Con excesiva frecuencia nos topamos con respuestas que perpetúan la cultura de la derrota en lugar de empoderar. Como resultado, comenzamos a aceptar que la incontinencia, el dolor y el prolapso son solo una parte normal de la vida para la gente con vagina. (No lo son). Nos sentimos avergonzadas o rotas. (No lo estás). Ya no confiamos en nuestro cuerpo. (Volverás a hacerlo). Y creemos que no hay alternativa. (La hay).

El negocio con nuestras cosas

Con el aumento del uso de las redes sociales y del interés en el autocuidado de la era post-#MeToo, ha surgido un aluvión de productos, procedimientos e incluso ropa formal que pone el foco en la vagina y la vulva y conciencia sobre el hecho de que las mujeres sencillamente no recibimos la atención que merecemos. En 2018 abrió en Londres el Museo de la Vagina, el primer museo físico dedicado al sistema reproductor femenino. En 2020, la marca de bienestar femenino Goop lanzó una vela con aroma a vagina por 75 dólares la unidad… ¡y agotó existencias! En 2024, la actriz Gillian Anderson llevó un vestido cubierto de imágenes de vulvas a una entrega de premios y se hizo viral.

Cada año que pasa, veo más y más marcas que ofrecen artilugios y cremas que prometen la vagina ideal. Se calcula que la industria del bienestar íntimo femenino en Estados Unidos ya ronda los cinco mil millones de dólares, y continuará creciendo. La vagina se ha convertido en un gran negocio, y cualquiera diría que cuanta más cobertura reciban las vaginas y las vulvas, mejor, ¿no?

Mi respuesta es que, en teoría, sí. Una mayor conciencia impulsa a nuestra sociedad y a nuestro sistema sanitario a reconocer los déficits en el cuidado de la salud femenina y a dar los primeros pasos para mejorarla. Aun así, al mismo tiempo, esta conciencia ha producido una industria de la salud vulvovaginal y del suelo pélvico centrada en mejorar las sensaciones, el olor, el sabor o el aspecto de la vagina, pero no necesariamente su funcionamiento. Da la impresión de que a veces se pone el acento en que tu vagina esté más de moda en lugar de más sana. Los problemas reales siguen sin abordarse de forma abierta. Hemos pasado de recurrir a medicamentos y a la cirugía, o del rechazo absoluto de los problemas de salud vaginal y del suelo pélvico, a usar sillones de masaje, geles aromatizados y gominolas para la libido como opciones alternativas para la atención sanitaria.

Algunas marcas de salud femenina y salud pélvica perpetúan el relato de que las vaginas están sucias, huelen mal o son poco atractivas bombardeando constantemente a las mujeres con productos y procedimientos cuyo objetivo es mejorar las vaginas cuando, de hecho, es posible que sus vaginas no tengan nada de malo. Muchos de estos productos de moda en realidad pueden perjudicar tu salud pélvica en lugar de mejorarla, llevando a una alteración del microbioma vaginal, un incremento del riesgo de infección, la aparición de tensión en el suelo pélvico o no tener ningún efecto en absoluto. Y pueden ser una pérdida de dinero... y esperanza. Por no mencionar que a menudo estas tendencias se centran por completo en nuestra vagina, cuando para tener salud ahí abajo debemos estar pendientes de todo el suelo pélvico.

Las mujeres nos sentimos cada vez más cómodas hablando de nuestra vagina, pero nos queda un largo camino por recorrer. Muchas siguen cargando con una gran vergüenza y no reciben consejos útiles sobre cómo tratar o prevenir los problemas. Si bien es genial que se preste mayor atención a la vulva y a la vagina, debemos aclarar qué prácticas constituyen realmente atención sanitaria. La salud hace referencia al estado del cuerpo cuando se encuentra libre de enfermedades. El bienestar es un poco como poner lámparas elegantes en una casa cuando es posible que aún no tenga paredes siquiera. Como cultura, necesitamos desviar la atención hacia la verdadera atención sanitaria femenina. Así que deja que me ponga mi bata de terapeuta del suelo pélvico para ofrecerte buenos consejos para tu vagina y tu suelo pélvico.

La Mujer que Susurra a las Vaginas

En 2017, empecé a grabar vídeos para las redes sociales ataviada con un disfraz acolchado de vulva con el fin de visibilizar la extrema falta de calidad en el cuidado de nuestras partes bajas. Llamé a esta cuenta lo que mis amigos llevaban años llamándome: The Vagina Whisperer («la Mujer que Susurra a las Vaginas»). Embarazada de mi segundo hijo por aquel entonces, compartía todo tipo de información, desde consejos sencillos como «aprieta cuando estornudes» hasta estiramientos para aliviar el dolor durante las relaciones sexuales y protocolos más avanzados para prepararse para el parto. Quería instruir a las mujeres acerca de su suelo pélvico, proporcionarles las herramientas que precisan para mantener la salud pélvica y ofrecerles ideas sobre cómo abogar por sí mismas ante los profesionales de la salud. Es mucho lo que las mujeres pueden hacer a diario para abordar y mejorar los problemas de suelo pélvico, e incluso para evitar que surjan. El seguimiento inmediato y significativo en las redes sociales evidenció que las mujeres querían —no, necesitaban— esta información tan desesperadamente que recurrían a una vulva bailonga en internet para conocer mejor su cuerpo.

Cuando empecé a «susurrar a las vaginas», ya llevaba más de una década trabajando de fisioterapeuta del suelo pélvico, pues había escogido la salud del suelo pélvico como especialidad inmediatamente después de graduarme. Una de mis profesoras era una pionera en el campo e impartió algunas charlas sobre la musculatura del suelo pélvico que me dejaron boquiabierta.

> ¿Unos músculos tensos pueden causar estreñimiento? ¡Que me explota la cabeza!
>
> ¿Hacer pis con fuerza es malo? ¡¿Quién lo habría dicho?!
>
> ¿Los orgasmos son contracciones musculares del suelo pélvico? ¡¿En serio?!
>
> ¿La tensión del suelo pélvico puede influir tanto en nuestro placer sexual como en nuestra capacidad para dar a luz? Espera, espera, espera, ¿quééé?

Me encantaba aprender cómo funcionaba mi cuerpo. Una vez que empecé a trabajar con pacientes, me encantó enseñarles cómo funcionaba su cuerpo. Sufrieran prolapso, incontinencia, hemorroides, relaciones sexuales dolorosas o incluso dolor de coxis, había unos músculos en su suelo pélvico que eran los responsables de ello. Así de sencillo... ¡músculos! Nada estrafalario. A estas alturas, tras décadas como fisioterapeuta del suelo pélvico, sigue pasmándome el número de mujeres que aún sufren alguna disfunción del suelo pélvico cuando hay tantas cosas que pueden hacerse para ayudarlas.

El 45 % de las madres primerizas experimentarán traumas durante el parto, como mi paciente Claire, que quería tener otro hijo pero se quedó aterrada después de que su primer parto implicara horas empujando y una cesárea de urgencia.

Una de cada cuatro mujeres sufrirá dolor con el sexo en algún momento de su vida, como mi paciente Deidre, que no podía consumar su matrimonio porque el sexo era muy doloroso. Una vez que reunió el valor para contárselo a su ginecólogo, este le aconsejó «relajarse y usar más lubricante».

Más del 70 % de las mujeres menopáusicas se despiertan con frecuencia durante la noche para orinar, como mi paciente Marsha, que se levantaba entre ocho y diez veces por la noche para hacer pis y en una ocasión se cayó al correr hacia el baño a oscuras.

Estas tres mujeres encontraron el camino hasta la terapia del suelo pélvico. Aprendieron ejercicios y cambios de hábitos sencillos para paliar el malestar y mejorar el funcionamiento del suelo pélvico y su calidad de vida. Las tres se sintieron por fin comprendidas y optimistas durante el tratamiento. Pero todas y cada una de ellas formulaban la misma pregunta: «¿Por qué no me había hablado nadie antes de la terapia del suelo pélvico?».

En las páginas que siguen te lo contaré todo sobre el suelo pélvico. Al contrario de lo que se suele creer, los problemas de suelo pélvico no afectan únicamente a las mujeres maduras o que dan a luz. Pueden perjudicar a cualquier persona con suelo pélvico, es decir, a todo el mundo. En mi consulta, y por cartas que he recibido de pacientes y seguidoras, he visto y oído incontables historias de éxito sobre cómo aprender a orinar y defecar de la forma correcta las ayudó a lidiar con el prolapso, cómo los estiramientos y los dilatadores vaginales las llevaron a un sexo placentero tras años de dolor, cómo volvían a sentirse seguras al viajar y ya no temían estar lejos de un lavabo, y cómo podían coger a sus bebés sin dolor de espalda y sin pasar las noches con una almohadilla térmica e ibuprofeno. He escrito *Suelo pélvico* porque quiero esto, y más, para ti.

Este libro transmite la admiración que siento por una de mis partes favoritas de nuestro cuerpo (y podría decirse que una de las más importantes): el suelo pélvico. Estoy segura de que lo que aprenderás durante esta lectura te sorprenderá y, muchas veces, te dejará pasmada.

Es posible que algunas de vosotras hayáis oído hablar del suelo pélvico, pero para muchas sigue siendo una parte mística del cuerpo. ¿Qué hace realmente? ¿Y cómo sabes si hay un problema? ¿O si, peor aún, necesita terapia? En el capítulo 1 empiezo la fiesta ahondando tanto en la anatomía como en el funcionamiento del suelo pélvico y muestro hasta qué punto está conectado con casi cada parte del cuerpo en nuestra vida cotidiana como mujeres (respirar, orinar y defecar, el sexo, la menstruación, el embarazo, el nacimiento y la menopausia). En el capítulo 2 te enseño los cuidados básicos que requiere. Y del capítulo 3 en adelante abordaremos todos los «sistemas» y «pasajes» del suelo pélvico, cómo cambia y qué necesita a lo largo de las diferentes etapas de la vida de una mujer. En cada capítulo hablo sin rodeos acerca de los problemas de suelo que pueden surgir y ofrezco técnicas y ejercicios para paliarlos. Al final de este libro espero que:

1. Comprendas que los músculos del suelo pélvico tienen un papel en nuestro desempeño diario.

2. Sintonices con tu propio cuerpo para identificar si existe un problema de suelo pélvico que deba tratarse.

3. Implementes estrategias de inmediato para prevenir y abordar los problemas de suelo pélvico.

4. Te sientas empoderada para hablar con tu médico.

5. Compartas esta información con tus amigas, hijas, hermanas, madre y abuelas, y toda la gente de tu vida con vagina para que otras no sufran en silencio.

Tanto si estás leyendo esto en busca de conocimientos sobre el suelo pélvico como si quieres una solución a un problema en concreto, este libro te proporcionará información, consejos, ejercicios y otros recursos que necesitarás a lo largo de toda tu vida.

Además, no puedo escribir este libro sin abordar tres cuestiones muy importantes. Primero, con el objetivo de simplificar el lenguaje, en todo el texto utilizo las palabras «mujer», «mujeres», «madre», etcétera. Reconozco que algunas personas con vagina no se identifican como mujeres, y algunas personas que han dado a luz no se identifican como madres. Este libro es, sin embargo, para toda persona que tenga suelo pélvico.

En segundo lugar, este libro no es apto para todas. Es apto para la mayoría. En los próximos capítulos, mi objetivo es instruirte, apoyarte y empoderarte, pero los ejercicios y prácticas no son un sustituto de la atención médica especializada. Si crees que te beneficiaría un acompañamiento individual, te animo a consultar con un profesional médico especializado en suelo pélvico.

En tercer lugar, y lo más importante, los desafíos de los que hablo en este libro pueden afectar a todas las mujeres y a todas las razas, pero, según las investigaciones, las estadísticas y mi propia experiencia, a las mujeres racializadas les hacen luz de gas, las traumatizan y les dan una atención médica inadecuada en mucha mayor medida. Pese a que animo a abogar por una misma y ofrezco orientación sobre cómo interactuar con el personal médico, el racismo sistémico continuará influyendo en el modo en que se trata a las mujeres racializadas en nuestra sociedad y en nuestros sistemas sanitarios.

La nueva normalidad

¿Te acuerdas de Beth, la paciente a la que dijeron que la solución a su prolapso era no levantar peso? Tras su decepcionante visita al médico, se sumió en una búsqueda profunda en Google y encontró mi clínica. Procedió entonces a conducir dos horas de ida y dos de vuelta para hacer terapia de suelo pélvico conmigo. Tras seis sesiones de una hora, Beth aseguró que se sentía un 80 % mejor. El prolapso vesical no había desaparecido por completo, pero contaba con herramientas útiles para tratar los síntomas y evitar que empeoraran. Se sentía empoderada. Comprendía su cuerpo. Ya no se sentía rota. Todo esto es posible.

No puedo prometerte que vaya a curar tu problema de suelo pélvico, que no volverás a tener pérdidas, que el sexo será siempre placentero o que tu espalda se verá libre de dolores. Pero puedo prometerte que entenderás mejor tu cuerpo y que tendrás la posibilidad de hallar alivio. Te sentirás menos rota y sola, y más optimista y empoderada.

Le conté a un amigo que cuando acabara de escribir este libro iba a crear un evento llamado «Carrera de las Vulvas» en Nueva Orleans, donde resido. Un grupo de personas vestidas de vulva corriendo por las calles no sería tan extraño, pues esta ciudad alberga cada año una carrera de bicis nudista, una del Vestido Rojo y una zombi. «Pero ¿qué estás intentando conseguir? —me preguntó—. ¿No resultaría raro si se tratase de un grupo de gente vestida de pene corriendo por la calle?».

Una buena pregunta, y ahí va mi respuesta: las mujeres clamamos al sistema sanitario y al mundo que nos presten atención. Las mujeres tenemos más probabilidades de que nos hagan luz de gas en el médico que los hombres. Durante el primer año tras el parto, en Estados Unidos mueren más madres que en cualquier otro país desarrollado del mundo. En la actualidad, veinte estados estadounidenses siguen teniendo un impuesto a los tampones, que grava los productos menstruales como «bienes de lujo» no esenciales, mientras que la Viagra, un conocido medicamento para tratar la disfunción eréctil, solo está sujeto a impuestos en un estado. A nosotras, como mujeres, se nos penaliza, se nos grava y a menudo se nos rechaza por tener vagina. Mi idea al organizar la Carrera de las Vulvas, y al escribir *Suelo pélvico*, es decir: «Prestad atención a las mujeres. Prestad atención a nuestra vulva, a nuestra vagina y, por supuesto, a nuestro suelo pélvico». Comencemos. La revolución del suelo pélvico empieza ya.

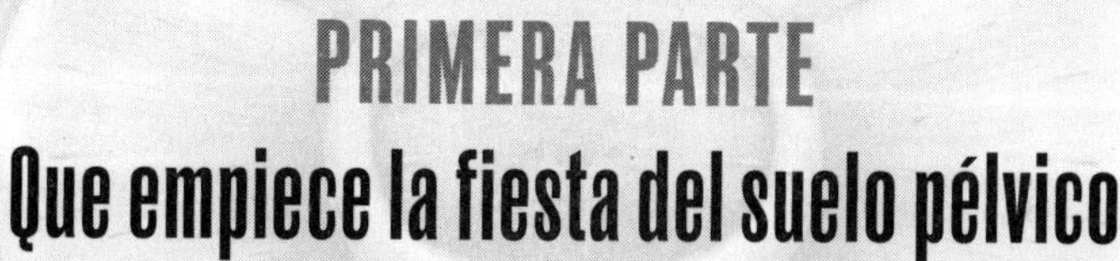

PRIMERA PARTE

Que empiece la fiesta del suelo pélvico

1

Descorrer las cortinas

Cuando empecé los estudios de fisioterapia con veintidós años y desbordante de entusiasmo, tenía pensado convertirme en fisioterapeuta deportiva. Me apasionaba correr y aprender sobre el cuerpo humano. La idea de trabajar ayudando a las personas a moverse y sentirse mejor me entusiasmaba. En el instituto había practicado atletismo y me encantaba cómo me hacía sentir el ejercicio, y en particular correr. Requería una equipación mínima (zapatillas, calcetines y un buen sujetador deportivo) y me daba la oportunidad de respirar aire fresco y sentirme libre. Durante mi primer desamor, salía a correr y lloraba mientras doblaba las esquinas del barrio. En la universidad, a ochocientos kilómetros de casa por primera vez, salía a correr y combatía así la soledad de la habitación de la residencia. Y también salía a correr durante la desolación que supuso perder la casa familiar en el huracán Katrina, en 2005. Correr era mi forma de despejar la mente, de sanar el corazón, de luchar contra la depresión y calmar los nervios. Quería que todo el mundo pudiese hacer ejercicio y moverse para obtener el mismo alivio que el correr me proporcionaba a mí.

Durante el segundo año de carrera hice un curso sobre áreas de especialidad de la fisioterapia. La profesora, la doctora Spitznagle (o Spitz, como la llamábamos nosotros), pasó dos semanas impartiendo clase sobre fisioterapia del suelo pélvico. Nos introdujo a los músculos del suelo, que nos ayudan un día sí y el otro también con incontables funciones corporales, como orinar, defecar, mantener relaciones sexuales, tener la regla e incluso… hacer ejercicio. De repente comprendí que el movimiento y el rendimiento no eran solo cuestión de tener un core fuerte y unas piernas firmes para correr; también dependían de un suelo pélvico sano y funcional. Me di cuenta de que los problemas relacionados con el suelo pélvico podían impedir que las personas hicieran casi cualquier cosa que les encantase, incluido correr. Si una mujer tiene un problema de suelo, por ejemplo, es posible que sufra pérdidas de orina al correr o necesite hacer pis cada quince minutos, lo cual, en ambos casos, puede obligarla a parar. Durante el embarazo, si una mujer experimenta un dolor de cadera que no se trata, tal vez no sea capaz de realizar los treinta minutos de ejercicio diario recomendado. Deduje que un suelo pélvico sano era esencial para moverse y hacer ejercicio de forma saludable.

Aprender cómo funcionan estos músculos complejos y sofisticados (de los que nadie hablaba de forma abierta) durante nuestras actividades cotidianas no solo me fascinó, sino que también me ayudó a comprender mi propio cuerpo como mujer. Cuando hacía una pausa para ir al lavabo durante esas clases, me descubría repensando en cómo llevaba a cabo esas funciones básicas: «Espera, debería sentarme para hacer pis y no aguantar suspendida. Vale, no hagas fuerza cuando orinas; solo respira y deja que se te relajen los músculos».

De los sesenta y siete estudiantes de mi promoción, fui la única que comenzó a ejercer directamente como fisioterapeuta del suelo pélvico. Entre mis primeras pacientes se contaban una joven universitaria con estreñimiento, una mujer de cincuenta años que sufría dolor al mantener relaciones sexuales después de un tratamiento contra el cáncer de mama y una anciana con pérdidas de orina que había dejado de jugar a las cartas en el centro de día por miedo al olor de las compresas. Estas mujeres estaban angustiadas y eran incapaces de disfrutar de actividades básicas —desde la jardinería y las caminatas hasta montar en bicicleta o cargar con niños pequeños— que muchas damos por sentadas. También tenían la sensación de que su cuerpo les fallaba.

Los problemas del suelo pélvico pueden limitarnos de incontables maneras. Y yo quiero que todas las mujeres sean capaces de levantar a sus hijos, disfrutar de su vida sexual hasta la vejez, viajar, socializar, correr, bailar, hacer senderismo o cualquiera de las increíbles actividades que nos permite el cuerpo humano.

Un cuenco repleto de cosas buenas

Antes de estudiar fisioterapia no había oído el término «suelo pélvico». Se ha extendido recientemente gracias a las redes sociales y a artículos de prensa que poco a poco están prestando atención a esta parte tan importante del cuerpo. Pero, por aquel entonces, cuando decía cuál era mi especialidad, a menudo me preguntaban: «¿Por qué se llama "suelo"?». Lo llamamos «suelo pélvico» porque:

1. Literalmente actúa como el suelo que sostiene tus órganos pélvicos.
2. Junto con los músculos del abdomen y la espalda, proporciona estabilidad central a todo el cuerpo.
3. Como cualquier suelo o estructura de una casa, si no se cuida y se mantiene, puede empezar a deteriorarse.

El suelo pélvico es una parte del cuerpo igual que lo es la rodilla o el hombro, y puede lesionarse. Pero, dado que nuestra cultura nos enseña a guardar silencio sobre todo lo que ocurre entre el ombligo y los muslos, estamos muy desinformadas acerca de lo que puede fallar en esa zona. Toda persona con vagina merece saber cómo funciona esta parte del cuerpo, para que, cuando algo no vaya bien, entienda qué podría estar ocurriendo. Dicho esto, ahondemos en la anatomía de tu suelo pélvico.

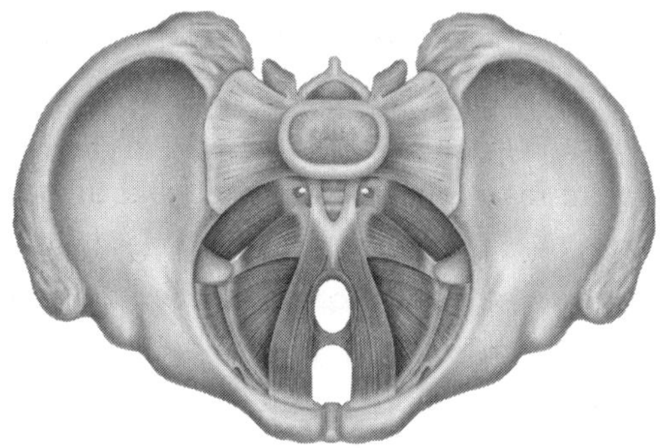

Pelvis y músculos del suelo pélvico (vista desde arriba).

Tu pelvis

Imagina los huesos blancos de esos pijamas de esqueleto negros que ves en Halloween o la maqueta de esqueleto que tienen colgada en la consulta del médico. Lo más probable es que sobresalgan esos dos huesos con forma de orejas de elefante al final de la columna. Llevas toda la vida viendo imágenes de la pelvis y, sin saberlo, sientes y te tocas los huesos de la pelvis decenas de veces a lo largo del día. Sígueme para identificar esos huesos, las crestas iliacas, las tuberosidades isquiáticas y los huesos púbicos, que están todos conectados y conforman tu pelvis.

1. Ponte la mano en la cadera y aprieta. Los huesos que notas son la parte superior de la pelvis. Son las orejas de elefante que ves en la mayoría de las imágenes y se llaman «crestas iliacas».
2. Siéntate. Los huesos que notas en el fondo de los glúteos, que soportan tu peso, son la parte inferior de la pelvis, las tuberosidades isquiáticas.
3. Colócate una mano en el vientre y desciende hasta que notes ese hueso duro. A menudo llamado «hueso de la vagina», se trata de los huesos púbicos situados en la parte delantera de la pelvis.

La palabra *pelvis*, en latín, significa «vasija», porque estos tres huesos forman un cuenco o vasija al final de la columna. Tu pelvis está ahí para ti, te sostiene en silencio cuando te sientas, te levantas y te mueves. Ejerce de punto de unión para todos los músculos del suelo pélvico. Actúa como un embudo para los nervios situados al final de la médula espinal que controlan la función de la vejiga y los intestinos, la sensación en los genitales y los movimientos desde las caderas hasta los dedos de los pies. Situados en el interior de esta vasija de hueso, están tus órganos pélvicos, soportados por la musculatura de tu suelo pélvico. En el cuerpo femenino, esos órganos son el útero, los ovarios, la vejiga y los intestinos. En el masculino, la próstata, la vejiga y los intestinos. Me gusta pensar en la pelvis como en un cuenco lleno de cosas buenas, porque contiene partes de la anatomía esenciales para algunas funciones importantes y placenteras, desde caminar y correr hasta mantener relaciones sexuales y dar a luz.

¿En qué se diferencia la pelvis de una mujer de la pelvis de un hombre?

La pelvis femenina tiene una abertura más amplia en la parte superior (entrada pélvica) y en la inferior (salida pélvica), comparada con una pelvis masculina, que pueda dar cabida al paso de un bebé. Las mujeres también tenemos los huesos de las nalgas (las tuberosidades isquiáticas) más separados, lo que significa que las caderas tienen una función real en el parto. La pelvis de un hombre es más alta y más estrecha, con una abertura más pequeña en la parte superior e inferior y los huesos de las nalgas más juntos.

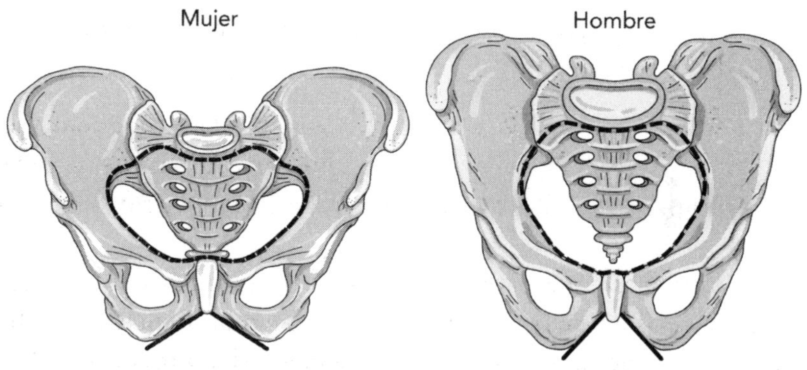

Comparación de la forma de la pelvis femenina con la masculina.

El suelo pélvico se halla situado en la parte inferior de esta «vasija» y tiene inserciones musculares desde el hueso púbico, delante, hasta el coxis, detrás, y de lado a lado entre los huesos de las nalgas. Todas las personas tienen suelo pélvico; el cuerpo femenino cuenta con tres aberturas (para la uretra, el ano y la vagina), mientras que el masculino posee dos (para la uretra y el ano).

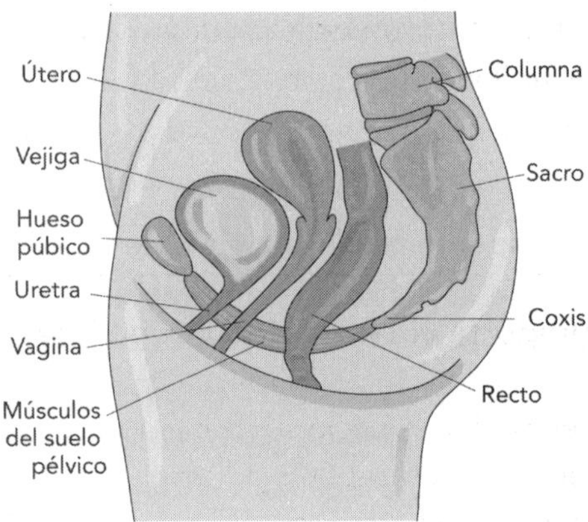

Anatomía pélvica femenina: vista lateral de la vejiga, el útero y el recto a través de los músculos del suelo pélvico.

Antes de ahondar para llegar a los músculos, empecemos con lo básico de la anatomía femenina. Iremos desde fuera hacia dentro.

Tu vulva

La piel cubre toda la zona genital, desde el hueso púbico y los labios hacia el ano (también conocido como «ojete») y el coxis. Esta zona se denomina «genitales externos» o «vulva». La palabra «vulva» proviene del término latino *volva*, que significa «envoltura» o «enrollar». La vulva incluye los labios mayores (los labios externos, cubiertos de vello) y los labios menores (los internos, que no tienen vello).

Normalmente el vello púbico rodea el área genital; crece en los labios mayores y por encima del hueso púbico, y actúa como barrera contra agentes externos, bacterias y virus. El vello púbico protege, asimismo, la piel de los labios y el monte de Venus de la fricción durante la actividad sexual, que puede producir sequedad, irritación y abrasiones.

Los labios menores, que rodean la abertura de la vagina y la uretra, también crean una barrera protectora frente a la irritación, la sequedad y la infección. La unión de los labios menores en lo alto de la vulva esconde el clítoris, que es un órgano sexual muy importante, podría decirse que el más importante. Esta protuberancia de tejido contiene más de diez mil nervios que posibilitan la excitación, el placer y, con suerte, el orgasmo. (Sip, no está ahí más que para eso, por puro placer, solo para ti).

¿Importa el tamaño de mis labios?

Los labios vienen en distintos colores, formas y tamaños, y estas diferencias no tienen por qué suponer un problema. Rara vez son simétricos y no tendrán el mismo aspecto ni tamaño en dos personas; si ves los labios de otra es probable que pienses: «Vaya, ¡los míos son distintos!». El tamaño de los labios no importa a menos que se rocen con la ropa interior o los pantalones, provocando irritación e incomodidad. Existe un procedimiento quirúrgico llamado «labioplastia» para retirar el exceso de tejido, pero, por favor, procede con cautela, pues estos tejidos albergan un montón de nervios que pueden afectar a tus sensaciones. Por otro lado, algunas enfermedades autoinmunes causan la problemática atrofia de los labios y requieren atención médica adicional. Llegaremos a eso en el capítulo 11, centrado en el dolor pélvico.

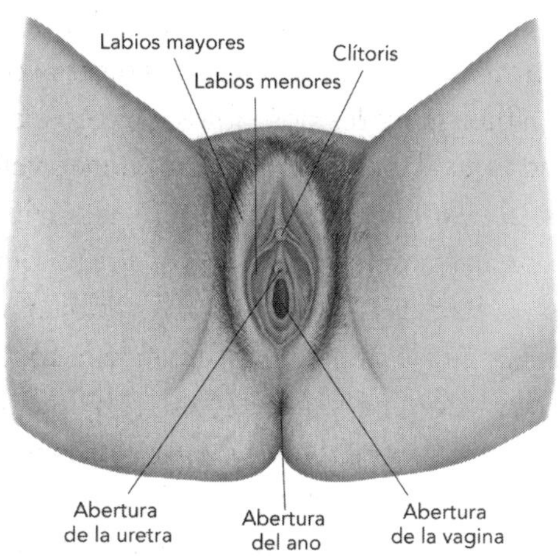

Vista frontal de los genitales externos.

Tu vagina

«Chichi», «chirri», «toto», «hucha», «higo» o «rajita», entre muchos otros, son los términos que se utilizan para referirse a la vulva y a la vagina desde que somos niñas y hasta la edad adulta. Que quede claro: yo siempre recomiendo usar los términos anatómicos precisos al educar a los niños y al referirnos a estas partes del cuerpo. Cuando digo «tus partes» y «ahí abajo», lo hago de forma irónica, como un guiño al secretismo que envuelve las conversaciones acerca del suelo pélvico. En cambio, emplear la terminología adecuada nos proporciona, a nosotras, a nuestros hijos y amigos, un entendimiento común de nuestro cuerpo, un lenguaje para formular preguntas y fomentar una imagen corporal más sana. Recurrir a los apodos para nombrar los genitales puede transmitir la idea de que son algo vergonzoso o inapropiado. Los términos «vulva» y «vagina» suelen intercambiarse, pero son partes distintas del cuerpo. La vulva es la entrada a la vagina. La vagina es el conducto muscular que se extiende desde la abertura vaginal, en la vulva, hasta el cérvix, el cuello del útero. El término en latín *vagina* significa «funda» o «vaina para una espada». La vagina mide entre cinco y diez centímetros, más o menos lo mismo que tu dedo corazón. Cumple múltiples funciones: eliminación (permite la salida del flujo menstrual), placer sexual (a través de la penetración con pene, vibrador o juguete sexual), reproducción y soporte (las paredes musculares brindan apoyo a los órganos pélvicos). Si consideramos el hecho de que, además, es el canal por el que nace un bebé, nos hacemos una idea de la tremenda fuerza y flexibilidad de las paredes vaginales. Lo que vengo a decir con todo esto es que la vagina es una auténtica fuerza motriz.

Los músculos del suelo pélvico

El suelo pélvico es el conjunto de músculos, tejidos, ligamentos, vasos sanguíneos y nervios que trabajan al unísono para realizar multitud de actividades físicas y biológicas por ti. La musculatura del suelo pélvico se organiza en una capa superficial y otra más profunda, que puedes imaginar como las capas de una cebolla. Los superficiales son cuatro músculos independientes cuya función principal consiste en cerrar los esfínteres urinario y anal y tensar la abertura vaginal. La capa más profunda se divide en cuatro secciones musculares que se unen formando una especie de hamaca en la base de la pelvis que brinda soporte a los órganos pélvicos. Voy a ponerme un poco friki y a explicar en detalle lo que hacen estos músculos, para que comprendas mejor cómo mantenerlos sanos y ejercitarlos si no están funcionando de forma óptima. Allá vamos.

Músculos superficiales

Mientras que los labios y el clítoris son visibles en la parte externa, la capa superficial de la musculatura del suelo pélvico se encuentra justo debajo. Estas finas bandas musculares son más pequeñas que tu meñique, pero tienen una importancia y un papel enormes. Entre los músculos superficiales se cuentan el isquiocavernoso, el bulbocavernoso, el transverso profundo del perineo y el transverso superficial del perineo, dispuestos en forma de triángulo con una línea en el centro, que delimita la entrada al suelo pélvico.

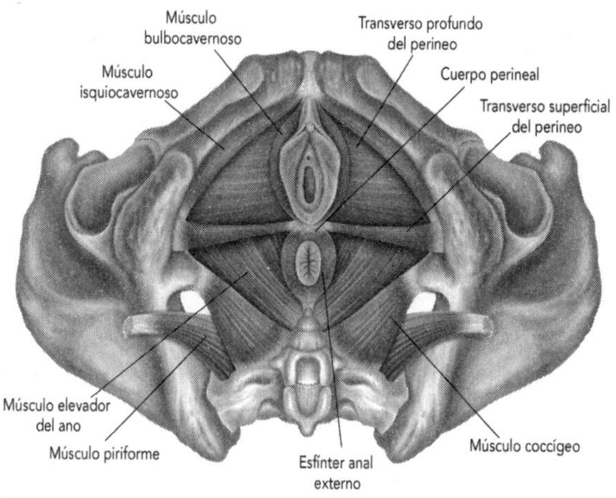

Músculos superficiales del suelo pélvico (vista desde abajo).

El perineo, la zona de tejido situada entre la abertura de la vagina y el ano, sostiene el suelo pélvico y es asimismo una zona erógena, para el placer sexual. Debajo de la piel del perineo se encuentra el cuerpo perineal, que es como la estación central de la musculatura pélvica. En el cuerpo perineal se conectan todos los músculos del suelo, y su integridad es fundamental para mantener la fuerza y el soporte del suelo pélvico femenino. Se trata de una zona muy sensible, con un montón de terminaciones nerviosas, lo cual puede convertirla en una fuente de placer con el roce o la estimulación, pero también de dolor tras largos periodos sentada o lesiones durante un parto vaginal.

¿El perineo es lo mismo que el «puente»?

¡Sí! De un modo parecido a lo que sucede con la vulva y la vagina, el perineo cuenta con numerosos apodos, y me hace gracia, porque nunca he oído ningún término en argot para referirse al codo, por ejemplo, lo que refleja lo difícil que sigue siendo hablar de partes íntimas con términos anatómicos adecuados, en especial cuando están relacionadas con el sexo.

Durante el parto vaginal, el cuerpo perineal se estira de manera considerable; sin embargo, puede desgarrarse o ser cortado quirúrgicamente (lo que se denomina «episiotomía») para facilitar el nacimiento. Este tipo de trauma es una de las razones por las que muchas mujeres experimentan disfunciones del suelo pélvico tras el parto. Pero no todo está perdido: hay numerosas investigaciones que respaldan prácticas como el masaje perineal o el uso de posiciones alternativas durante el parto para reducir el riesgo de desgarros más graves. No te pierdas el capítulo 8, donde abordamos el parto.

La capa superficial del suelo pélvico femenino también tiene tres aberturas. Arriba se encuentra el esfínter uretral, por donde sale la orina; en medio está la abertura vaginal, para el sexo vaginal, el parto y la menstruación; y abajo, el esfínter anal, por donde se eliminan las heces y los gases.

Justo debajo de esta primera capa se halla el diafragma urogenital, una zona en forma de triángulo plano situada entre otras dos capas de tejido, como una loncha de queso entre dos rebanadas de pan. Su función principal es brindar soporte a la uretra (el conducto que transporta la orina desde la vejiga hasta el exterior del cuerpo) y ayudarte a retener la orina hasta que estés lista para eliminarla. Antes de proseguir, hagamos un pequeño ejercicio, ¿te parece? Siéntate erguida con los pies afianzados en el suelo.

1. Tose.
2. Ahora levanta el brazo por encima de la cabeza y bájalo.
3. A continuación, tensa la vagina como si intentaras detener el flujo de orina.

¡Genial! Acabas de contraer los músculos superficiales del suelo pélvico con cada una de esas acciones.

Y músculos aún más profundos

Al retirar la capa externa y superficial llegamos al grupo más grande y profundo de los músculos del suelo pélvico. Estos forman una especie de canasta que cierra la parte inferior de la pelvis y se encarga de buena parte del trabajo pesado del suelo pélvico. Esta capa configura una red de músculos conocida como «elevador del ano», cuyo principal cometido es sostener los órganos pélvicos. Además, está implicada en la función sexual, la orina, la defecación, la respiración y el soporte central.

En lo que se refiere a la musculatura, es posible que hayas oído el término «rango de movimiento». Por ejemplo, cuando tienes el brazo completamente extendido, tu bíceps se alarga al máximo; y cuando doblas el codo, el bíceps se contrae al máximo. Ese es su rango completo de movimiento. Los músculos del suelo pélvico también tienen

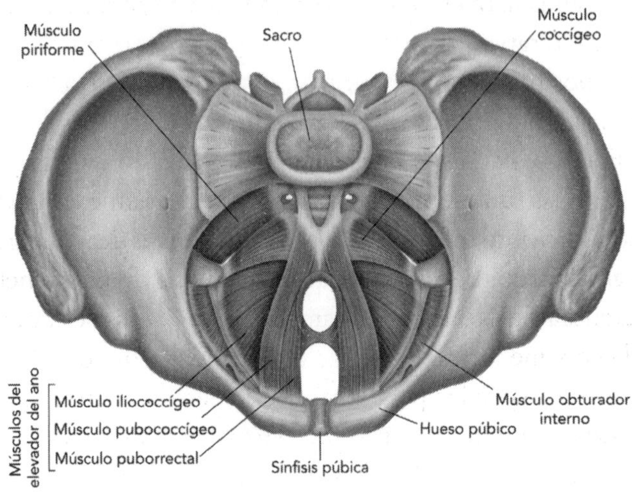

Músculos profundos del suelo pélvico (vista desde arriba).

un rango completo de movimiento. La mayor parte del tiempo descansan en un punto intermedio. Se contraen al máximo cuando contienes las ganas de orinar con la vejiga llena y recorres el pasillo a toda prisa para llegar al baño a tiempo. Luego se relajan al máximo para permitir la evacuación intestinal o el paso de un bebé por el canal del parto.

Aunque no puedas verlos en acción, trata de prestar atención y sentirlos. La próxima vez que vayas al baño, intenta detener el flujo de orina (solo una vez); eso es tu suelo pélvico contrayéndose. Y la próxima vez que estés estresada, respira hondo y exhala; eso es tu suelo pélvico relajándose. El primer paso es cobrar conciencia de que estos músculos existen. Ahora echemos un vistazo a qué hacen.

Tu suelo pélvico siempre está en acción

Cuando estaba embarazada de mi primer hijo recurrí a una fisioterapeuta especializada en suelo pélvico. Así es: yo, Sara Reardon, también conocida como la Mujer que Susurra a las Vaginas, necesitaba a mi propia susurradora de vaginas. No lo dudé ni un segundo, pues a lo largo de los años había trabajado con miles de mujeres que se beneficiaron de esta terapia. Y, dado que era mi primer embarazo, quería hacer todo lo posible para preparar mi cuerpo y mi suelo pélvico para el parto. Tenía mucho trabajo por delante.

Mi fisioterapeuta me propuso ejercicios para fortalecer las articulaciones pélvicas, que se habían distendido y desalineado durante el embarazo. Me ayudó a aliviar los síntomas de la ciática, que irradiaba hacia mi glúteo izquierdo y hacía que me resultara doloroso inclinarme cuando atendía a mis pacientes. También me dio masajes internos del suelo pélvico y me indicó una serie de estiramientos con el objeto de preparar mi suelo pélvico para la relajación necesaria durante el parto. Con la ayuda de mi marido, tuve un parto vaginal no medicalizado y sin desgarros perineales. Muchas mujeres creen que es cuestión de suerte, pero en gran parte se debió a la preparación previa. Y es una preparación que podemos hacer todas.

Los músculos del suelo pélvico trabajan sin descanso durante todo el día, todos los días, incluso mientras dormimos, y la mayoría no lo notamos, quizá porque no los vemos contraerse y relajarse como en el caso de los bíceps. Cuando estoy tirada en el sofá en pleno maratón de documentales sobre crímenes, mi suelo pélvico sigue en el gimnasio. Cuando respiro, trabaja. Cuando toso, también. Cuando me levanto, ahí está, trabajando otra vez. Vamos a ver todo lo que hace por nosotras día tras día.

Brinda soporte a tus órganos pélvicos

Como cesto para tus órganos pélvicos, tu suelo es capaz de aguantar un peso considerable. En las mujeres, esto incluye la vejiga, que contiene la orina, el recto, que contiene las heces, y el útero, que contiene a un bebé durante el embarazo. Un útero pesa apenas setenta gramos sin embarazo, pero, cuando estás de cuarenta semanas, el útero y su contenido (bebé, placenta y fluido amniótico) pueden alcanzar los seis o siete kilos. ¿Has levantado alguna vez una pesa de siete kilos en el gimnasio? ¡Cuesta lo suyo!

Contiene el pis y la caca

El suelo pélvico tiene aberturas para la uretra, que transporta la orina desde la vejiga hasta el exterior del cuerpo, y el ano, que transporta las heces desde el colon y el recto hasta el exterior. Cuando la vejiga o el recto se llenan de pis o caca, respectivamente, los esfínteres urinario y anal se contraen para retener el contenido y luego se relajan para permitir su eliminación…, en el mejor de los casos, en el momento oportuno. Y cuando tu vejiga está llenísima porque quizá has aguantado las ganas de hacer pis o cuando sufres estreñimiento por comer demasiados hidratos de carbono o porque no quieres utilizar un baño público, la musculatura de tu suelo pélvico debe hacer horas extras.

Se activa durante el sexo y los orgasmos

Con el fin de practicar el sexo vaginal, la musculatura del suelo pélvico tiene que relajarse para la inserción de un dedo, pene o juguete sexual. Durante la excitación, los músculos superficiales se hinchan a medida que se llenan de sangre. Con el clímax, se contraen y se relajan en una oleada rítmica y placentera que conocemos como orgasmo. Los músculos del suelo pélvico pueden contraerse de tres a treinta y dos veces durante un orgasmo. Y sí, cuanto más fuerte esté tu suelo pélvico, más fuertes serán tus orgasmos.

Te ayuda a respirar

Sip, hasta ese punto es importante el suelo pélvico. Su musculatura trabaja literalmente cada vez que respiras. El diafragma se encuentra en lo alto del abdomen como un músculo en forma de cúpula bajo la caja torácica. Cuando inspiras y espiras, los músculos del diafragma y el suelo pélvico descienden y se elevan juntos como un pistón. Inspirar hondo varias veces hasta la caja torácica puede contribuir a que el suelo pélvico se distienda y se relaje.

Brinda el apoyo necesario para el parto

Durante el parto vaginal, los músculos del suelo pélvico se extienden, se relajan y pueden alargarse ¡desde un 25 hasta un 245 %! No solo son lo bastante fuertes para soportar a un bebé que crece, sino que, además, tienen la increíble capacidad de alargarse y estirarse para permitir que un bebé descienda por el canal vaginal durante el parto.

Sostiene tu core

No paramos de hablar de ejercitar el core, pero rara vez nos damos cuenta de que este incluye el suelo pélvico. Es el suelo de tu core. Otros músculos del core son los de la espalda y los abdominales, que se conectan con la pelvis y, junto con el suelo pélvico, proporcionan soporte al tronco y a la columna. Estos músculos pélvicos centrales estabilizan el cuerpo cada vez que mueves una extremidad. Cuando te estiras para alcanzar algo, se te activa la musculatura del core. Cuando levantas una bolsa de la compra del maletero del coche, se te activan los músculos del suelo pélvico. Con cada movimiento que haces, el core y el suelo pélvico entran en acción para ayudarte.

Te ayuda a mantener la postura

El suelo pélvico no solo sostiene los órganos, también sostiene la columna vertebral. Para sentarte o levantarte y mantenerte erguida, tu centro necesita activación, y el suelo pélvico, como parte de los músculos del core, trabaja para que puedas permanecer en esta postura. Así que, cuando te sientas a tu escritorio con la columna recta, es tu suelo pélvico quien lo hace posible.

A menudo no nos damos cuenta de la carga que soporta el suelo pélvico y lo mucho que contribuye su salud a nuestro bienestar. Un caso ilustrativo: en 2021, cuando cumplí treinta y nueve años, mi marido compró una tarta de cumpleaños gigante (capa doble de vainilla con virutas de colores) en una pastelería de la ciudad mientras en la pantalla del televisor que daba las noticias locales detrás del mostrador se arremolinaban imágenes de un rojo y un naranja vivos. El huracán Ida se dirigía hacia Nueva Orleans, exactamente dieciséis años después del Katrina, que en 2005 inundó y destruyó la casa de mi infancia. Cuando llegó a casa con la tarta, las noticias advirtieron de que el Ida se convertiría en un huracán de gran intensidad al tocar tierra, como el Katrina, que prácticamente arrasó con toda la ciudad de Nueva Orleans. Huelga decir que mis planes para celebrar el cumpleaños se fueron al traste. Metimos las maletas en el coche, con la documentación importante, ropa para varios días y los trofeos de béisbol de mi hijo, y nos marchamos hacia Houston, Texas.

El trayecto, normalmente de cinco horas, nos llevó al menos el doble de tiempo debido al éxodo masivo de la ciudad. Llegamos a las cuatro de la mañana a la habitación de un hotel cualquiera que reservamos de camino, pues muchos ya estaban repletos de evacuados. Una vez pasada la tormenta, volvimos a Nueva Orleans para inspeccionar la casa y vaciar el frigorífico, lleno de comida estropeada, incluida mi tarta de cumpleaños, intacta, que por desgracia no formó parte de la lista de evacuación. Toda la ciudad de Nueva Orleans estaba sin electricidad de forma indefinida, lo que significaba que no había aire acondicionado ni refrigeración ni posibilidad de cargar el móvil para comunicarnos, y las escuelas permanecerían cerradas hasta que se restableciera la luz. De modo que fuimos en coche de nuevo hasta Texas y pasamos tres semanas con familiares y amigos, yendo de casa en casa, hasta que volvió la electricidad a la ciudad y a nuestra casa. Desde que abandonamos nuestro hogar hasta que regresamos de manera definitiva, recorrimos más de dos mil quinientos kilómetros. La mayor parte del tiempo, fui hecha un manojo de nervios en el asiento del acompañante, desde donde pasaba un surtido constante de tentempiés a mis hijos. ¿Y sabes qué más estaba estresado? ¡Mi suelo pélvico!

Estaba estreñida de tanto viajar. Me dolía el coxis de quedarme todo el rato sentada. Y tenía el cuerpo entero contracturado. Mi suelo pélvico había estado sosteniéndome cuando subía y bajaba maletas del coche, y mientras me sentaba y conducía durante horas. Permanecer sentadas durante largos periodos de tiempo sin cambios en la postura puede tensarnos el suelo pélvico, al igual que el estrés. El mío había estado haciendo horas extras mientras intentaba mantener la compostura como madre y propietaria de una vivienda y un negocio que lidiaba con la incertidumbre y la devastación del huracán.

Una pregunta que me hacen a menudo, y quizá sea lo que te trae a este libro, es: «¿Cómo sé siquiera si tengo un problema de suelo pélvico?». Dado que el suelo pélvico está estrechamente relacionado con el pis, la caca, el sexo, la menstruación, la postura y la estabilidad central, la movilidad de la cadera, la respiración, el embarazo, el parto y la menopausia, si tienes un problema con alguna de estas funciones, junto con tu médico, tienes que contemplar el suelo pélvico como una posible causa del problema. Por ejemplo, a menudo nos limitamos a la pérdida de orina cuando pensamos en problemas del suelo pélvico, pero las dificultades para iniciar el flujo de orina, sentir que no vacías la vejiga del todo, despertarte con frecuencia por la noche para orinar y el ardor mientras lo haces también pueden estar ocasionados por un trastorno en la musculatura pélvica. El dolor lumbar, que a menudo se atribuye a debilidad abdominal o mala postura, en realidad puede ser un síntoma de un problema de suelo pélvico. Muchas mujeres con dolor de espalda presentan sensibilidad o debilidad en los músculos del suelo pélvico, lo cual debe abordarse para aliviar el dolor.

Con frecuencia, es posible que experimentes molestias que no parecen guardar relación con el suelo pélvico, cuando en realidad son consecuencia directa de una disfunción en esta zona. Piensa en el caso de mi paciente Catherine, que acudió a mi consulta por una sensación de ardor al orinar. Cada vez que se sentaba en el inodoro sentía un dolor agudo en la abertura de la uretra. Empezó a evitar ir al baño por miedo a esa sensación. Cuando por fin lo hacía tenía que agarrarse a la pared y contener la respiración por el extraordinario dolor que experimentaba cuando comenzaba el flujo. Su médico le hizo un cultivo de orina, que no mostró que hubiera infección urinaria, pero aun así le recetó antibióticos (por si acaso). Ella los tomó, sin saber si eran de ayuda pero dispuesta a probar cualquier cosa. Los antibióticos le provocaron una infección por hongos, lo que a continuación la llevó a recibir tratamiento antifúngico.

Al cabo de un mes sin mejoría, regresó al médico. Este repitió el cultivo, que salió negativo, y le recetó más antibióticos, lo que volvió a causarle una infección por hongos. Estuvo alternando medicamentos durante once meses, hasta que encontró la fisioterapia del suelo pélvico, que descubrió tras una búsqueda exhaustiva en internet a través de sus síntomas. Resultó que Catherine tenía «espasmos musculares en el suelo pélvico», que pueden confundirse con una infección del tracto urinario y causar exactamente esa sensación de ardor al orinar. Tras apenas unas sesiones en las que aprendió estiramientos para relajar la musculatura del suelo pélvico, técnicas de respiración para iniciar el flujo sin rigidez y el uso de una varita de masaje vaginal para aliviar la tensión muscular, sus síntomas remitieron casi por completo, después de prácticamente un año de sufrimiento.

Este es solo un ejemplo de cómo tienen que lidiar las mujeres con los problemas en el suelo pélvico y de que el camino hacia la mejoría es, en realidad, bastante sencillo. Lo triste es que muchos profesionales de la salud no se dan cuenta de que los músculos pélvicos son una pieza del rompecabezas. A lo largo de este libro ahondaremos en muchos más síntomas y afecciones, pero la cuestión es que el suelo pélvico cumple un papel fundamental en el sano funcionamiento del cuerpo. Si tu suelo es un problema para ti, entonces es un problema. No dejes que nadie (ni tú misma) intente convencerte de que no mereces atención.

Tu suelo pélvico está conectado con… todo tu cuerpo

Si bien este libro se centra en esos músculos pequeños pero poderosos, el suelo pélvico no trabaja de forma aislada, y tampoco puede tratarse de forma aislada. Sí, la medicación, las intervenciones y cirugías, junto con el ejercicio y los cambios en el estilo de vida, pueden ser parte del plan para abordar los trastornos comunes del suelo pélvico, pero a veces debemos ir más allá de esos músculos si existe un problema. ¿Por qué?

Hay treinta y seis músculos conectados con los huesos pélvicos, muchos de los cuales trabajan de manera conjunta con otras partes del cuerpo. Estos músculos son responsables de todo lo que implica desde ir al baño hasta correr, dar a luz o hacer *twerking* en la pista de baile. ¿Recuerdas que hablamos de las capas de la cebolla? Cuando experimentamos dolor o limitaciones, también debemos tener en cuenta la participación de esas capas exteriores de la cebolla, músculos como los abdominales, los glúteos, los de los muslos y la cadera. Si están tensos o desequilibrados, es probable que causen tensión o disfunción en el suelo pélvico.

La disfunción del suelo pélvico está relacionada con el dolor lumbar, las dificultades respiratorias, el bruxismo, el dolor de pies y de cadera, y muchas cosas más. La mitad de las mujeres que sufren prolapso experimentan dolor en la parte baja de la espalda. El dolor de cadera puede contribuir al estreñimiento. La tensión de los abdominales puede impedir el vaciado completo de la vejiga. Los músculos del suelo pélvico están conectados con otras partes de la anatomía.

Pero ¿recuerdas aquella noche que no podías dormir porque no parabas de dar vueltas a ese problema del trabajo que lleva semanas incordiándote? ¿Y que te despertaste a la mañana siguiente y no podías iniciar el flujo de orina o te costó defecar? Nuestro bienestar físico es solo una parte del rompecabezas.

Tu suelo pélvico está conectado con… tu mente

Cuando estaba embarazada de mi hijo, mi marido me preguntó a quién quería que llamase cuando me pusiera de parto. La lista fue breve. A nadie. Por aquel entonces residía en Dallas, cerca de mi familia política, mientras que mis padres y hermanos vivían en el estado vecino. Dado que tenía planeado un parto no medicalizado, esperaba que no me lo indujeran, permanecer en casa todo el tiempo posible y luego ir en coche hasta el hospital y tener al bebé de forma segura.

Mi marido y yo somos los dos dados a complacer a los demás. Queremos que en nuestra presencia todo el mundo se sienta cómodo, cuente con lo que necesite, no se disguste y se sienta integrado. Pero también sabía que para tener un parto no medicalizado debía permanecer lo más relajada posible. No era el momento de intentar complacer a los demás. Si mi familia hubiera estado en el hospital esperando a que yo diera a luz, una parte de mí habría sentido que mi marido o yo teníamos que estar pendientes de ellos. Tenía claro que nuestras familias respetarían el deseo de que no vinieran al hospital, pero tampoco quería tener que enviar actualizaciones o mensajes sobre cuántos centímetros había dilatado. De manera que no informamos a nadie mientras estaba de parto y no hicimos llamadas telefónicas hasta después de que naciera nuestro hijo. Estas medidas me proporcionaron el espacio que necesitaba para dar a luz sin interrupciones. Conozco los efectos del estrés en mi cuerpo. Hace que me tense. Y también sé lo que provoca en el suelo pélvico. Hace que se tense toda la zona.

- ¿Alguna vez has estado en una reunión de lo más estresante y te has fijado en tu mandíbula? ¿La mantienes apretada?
- ¿Alguna vez te has quedado atrapada en un atasco y has reparado en tu trasero? ¿Está en tensión?
- ¿Alguna vez has visto una película de miedo y te has fijado en tus muslos? ¿Los juntas con fuerza?

Tanto si eres consciente como si no, tu cuerpo se aferra a la tensión y esa tensión puede alojarse en…, lo has adivinado: tu suelo pélvico. A veces, la tensión incluso se convierte en algo habitual. Hay estudios que demuestran que ver una película violenta —no violenta sexualmente, violenta sin más— produce una tensión real en la musculatura del suelo pélvico. Teniendo en cuenta los factores estresantes actuales, como la crianza de los hijos, el trabajo, la atención sanitaria, la política y el medio ambiente, no es de extrañar que el cuerpo y el suelo pélvico se instalen en un estado de tensión crónica. Así que apiádate de tu cuerpo, y confía en él también. Los síntomas nunca están «solo en tu cabeza», como muchas pacientes cuentan que les han dicho. Nuestro estado mental, emocional y psicológico influye en nuestro cuerpo y en nuestro suelo pélvico.

Una paciente llamada Elizabeth era incapaz de tener un orgasmo con su pareja debido a la tensión en su suelo pélvico. Tras concluir la terapia y experimentar su primer orgasmo, me mandó flores. «Nunca me había sentido tan mujer como en ese momento», decía la tarjeta. Otra paciente llamada Ester vino a verme porque sufría dolor abdominal en la cicatriz de la cesárea. Mientras le realizaba un suave masaje para aliviar la restricción en torno a la cicatriz, se le saltaron las lágrimas, pues las emociones afloraron a la superficie a causa del contacto. La zona pélvica alberga una enorme intensidad emocional. Mucha gente carga con una sensación de vergüenza en la zona, mientras que otras personas la consideran fuente de un poder y una fuerza tremendos. Por lo tanto, al abordar la salud del suelo pélvico, debemos contemplar el cuerpo y la mente.

La salud del suelo pélvico se ve favorecida por el apoyo constante de un terapeuta del suelo pélvico en el que puedas confiar, el ejercicio regular y un sueño adecuado, y la práctica diaria de yoga, meditación o ejercicios de respiración, todos los cuales promueven además el bienestar mente-cuerpo. Y el bienestar del suelo pélvico —desde los músculos hasta los tejidos— es fundamental para la salud en general. Una de las mejores formas, además de más fáciles y baratas, de regular el sistema nervioso, aliviar la tensión muscular y cuidar del suelo pélvico consiste en respirar.

A lo largo de este libro verás que te recuerdo que respires por dos motivos. El músculo del diafragma, que controla la respiración, y los músculos del suelo pélvico trabajan de forma conjunta. Si contienes la respiración, la musculatura del suelo pélvico verá limitada su capacidad de relajarse y contraerse. Se ha demostrado que respirar hondo ralentiza el pulso y reduce la temperatura corporal, pero también interviene en la relajación del suelo y en la gestión del dolor. Además, conectar la respiración con ejercicios para el suelo pélvico puede mejorar la calidad y la fuerza de las contracciones. Así que, como le digo a mi hijo cuando está nervioso antes de batear durante un partido de béisbol: utiliza tu superpoder, colega. Tú respira.

¿Que me meta el dedo dónde?

A lo largo de este libro voy a animarte a que te familiarices con tus partes bajas: la vagina, el ano, el perineo y todo el suelo pélvico. Quizá resulte de ayuda que explique qué hace un terapeuta del suelo pélvico y cómo lo hace. En calidad de terapeuta especializada, estoy cualificada para trabajar con los músculos, tejidos y nervios de la zona pélvica. Los músculos se contraen y relajan o mantienen la tensión para crear movimiento. Los nervios son los mensajeros que van del cerebro a los músculos para comunicar con exactitud qué acción debes realizar. Los tejidos actúan como una especie de envoltura que mantiene unidos los músculos y los nervios, como el papel film que cubre un bocadillo. Cuando recibo a una paciente, el primer paso es identificar sus necesidades y cualquier problema que esté teniendo, pero el siguiente consiste en examinar estos tres componentes (los músculos, los nervios y los tejidos).

Los músculos del suelo pélvico son estructuras internas que no podemos evaluar visualmente. Este es probablemente el motivo por el que los problemas de suelo pélvico son también fáciles de ignorar o descartar. Pero para evaluar y tratar adecuadamente estas estructuras, tenemos que examinarlas, como haríamos con un bíceps o un isquiotibial. Y la forma de hacerlo es realizando un examen interno de los músculos del suelo pélvico a través de la vagina o el ano. Una evaluación típica de dichos músculos realizada por un terapeuta especializado en salud pélvica (que debería llevar las uñas cortas) supone algo similar a un examen pélvico ginecológico, pero con menos objetos metálicos, sin estribos y sin que el trasero te resbale por la camilla.

Primero evaluamos cómo se mueven las caderas y la pelvis y comprobamos la fuerza de los músculos abdominales y de la cadera (esta parte con ropa). A continuación, con tu consentimiento, llevamos a cabo un examen interno de la musculatura del suelo pélvico para determinar si está débil o descoordinada o si trabaja bien (esta parte sin ropa interior). Luego, en el paso siguiente, te explico cómo funciona esta zona de tu cuerpo. Para ser una experta en tu cuerpo, debes conocer la anatomía de lo que está bien y lo que está mal. ¿Cómo podemos cuidar de una parte de nosotras mismas si ni siquiera sabemos qué es exactamente, qué hace o cómo funciona? Y, por último, te enseño los mejores ejercicios y te doy consejos de estilo de vida para abordar tus problemas o prevenirlos en el futuro.

Es posible que estés pensando: «Vale, Sara, yo no tengo a mano a una terapeuta especializada en el suelo pélvico ahora mismo, pero quiero saber qué está pasando ahí abajo». Es tu cuerpo, y te animo a familiarizarte con él. No hay absolutamente ninguna razón por la que no debas o no puedas comprender mejor esos músculos.

Explora tu suelo

Tu suelo pélvico hace un montón de cosas por ti. Tienes muchos motivos para valorarlo. Aquí te ofrezco tres formas posibles de examinarlo por ti misma. Necesitarás un espejo, el dedo y una actitud de apreciación y aceptación hacia tu increíble cuerpo. Toma notas a medida que sigues la guía que aparece más abajo, la cual te proporcionará información sobre el funcionamiento de los músculos del suelo pélvico y qué vía de tratamiento seguir en este libro. En el capítulo 2 veremos rutas generales de cuidado, y en los siguientes abordaremos protocolos más específicos para los problemas que pueden surgir.

Identifica tu vulva externa

Túmbate en la cama, desvestida de cintura para abajo, con las piernas abiertas de forma relajada. Utiliza una almohada para apoyar la cabeza y colócate otra debajo de cada rodilla para ayudar a relajar las caderas. Con un espejo entre las piernas, empieza por extender los labios y mirar sin más.

1. ¿Identificas los labios menores (sin vello) en el interior de los mayores (con vello)?
2. ¿Identificas el clítoris?
3. ¿Identificas la abertura de la vagina?

Observa los movimientos externos de tu suelo pélvico

Observa la contracción utilizando el espejo que tienes entre las piernas. Realiza lo que considerarías una contracción del suelo pélvico o kegel.

1. ¿La abertura vaginal, la anal y el perineo se elevan hacia tu cabeza? Eso es un kegel correcto de los músculos superficiales del suelo pélvico.
2. ¿Puedes sostener las contracciones durante cinco segundos o se relajan enseguida? Sostenerlas durante cinco segundos es una señal de resistencia de la capa muscular más profunda del suelo pélvico.
3. ¿Sientes que los músculos se relajan a continuación o tienes la sensación de que se bloquean una vez que los tensas y los contraes? Tus músculos deberían relajarse de manera natural tras una contracción.
4. ¿Los músculos del trasero se te tensan y te elevan de la cama? Al hacer un kegel, el trasero debería permanecer relajado.

A continuación, observa la relajación a través del espejo que tienes entre las piernas. Empuja como si intentases defecar, parir o poner un huevo.

1. ¿El perineo se te eleva de nuevo o no se mueve o empuja hacia tus pies? El movimiento hacia los pies es la dirección correcta para que sobresalga y se relaje.

2. ¿Contienes la respiración para empujar o espiras? Lo ideal sería que respirases en lugar de contener el aliento.

3. ¿Adviertes algún movimiento o contraes y tensas de nuevo? Deberías ver un movimiento hacia abajo mientras empujas con el suelo pélvico.

Examina los músculos internos de tu suelo pélvico

Ahora examina la musculatura de forma interna. Esta parte no requiere espejo, solo el dedo, con la uña recortada y un guante quirúrgico si lo prefieres. Puedes permanecer en la misma posición de antes o tumbarte de costado con una almohada entre las rodillas. Primero llévate el índice (o el índice y el corazón juntos) a la abertura vaginal, que lo ideal es que ya la hayas identificado con el espejo. Lenta y suavemente, introduce el dedo en la abertura hasta el primer nudillo. Aquí estás en la primera capa de músculos superficiales.

1. Realiza una contracción kegel. ¿Notas que se tensan los músculos? Esa tensión es una contracción de los músculos del suelo pélvico.

2. Ejerce una presión suave hacia abajo o de lado a lado. ¿Sientes ardor o sensibilidad? El ardor o la sensibilidad pueden ser una señal de tensión muscular.

En segundo lugar, desliza el dedo hacia dentro y hacia arriba hasta el segundo nudillo y apoya la yema en el lateral de la vagina. La punta de tu dedo se halla al nivel de los músculos del suelo pélvico.

1. Contrae o haz un kegel. ¿Sientes que se tensa la musculatura alrededor de tu dedo? Esta tensión es un kegel.

2. ¿Puedes contraer y sostener la contracción durante cinco segundos y luego relajar los músculos por completo? De nuevo, sostener durante cinco segundos es una señal de resistencia.

3. Ejerce una leve presión con la yema del dedo en el lado derecho y el izquierdo de la vagina. ¿Notas alguna molestia o un lado más sensible que el otro? La sensibilidad puede ser una señal de tensión muscular. (Además, si esta presión te da ganas de hacer caca, bueno, es probable que tengas que hacer caca).

En tercer lugar, desliza el dedo hasta el tercer nudillo, de modo que quede completamente dentro del cuenco de músculos.

1. Dobla la punta de los dedos. ¿Notas el desnivel que supera tu dedo? Si es así, estás en el cuenco de tu suelo pélvico, los músculos más profundos, denominados elevador del ano.
2. Repite los pasos anteriores para contraer y relajar. ¿Puedes contraer y sostener la contracción durante cinco segundos, y luego relajar por completo? Esto es una contracción kegel, que pone a prueba la resistencia y, a continuación, la relajación muscular.
3. Luego presiona los laterales. ¿Los notas tensos, como una cama elástica, suave y blanda, de modo que cede bajo el dedo, o te duele, como cuando te tocas un moratón? Si experimentas dolor, puede ser señal de tensión muscular.
4. Por último, retira el dedo, lávate las manos y date una palmadita en la espalda: ¡acabas de llevar a cabo tu primer autoexamen de los músculos del suelo pélvico!

Conéctalo todo

Recuerdo la primera vez que exploré mi propio suelo pélvico. Me dirigía al curso de formación continua y sabía que llevaría a cabo un examen interno del suelo pélvico y que otra terapeuta me lo practicaría a mí. Antes de salir, pensé: «Bueno, quiero ver qué sensación me produce el mío antes de probarlo con otra persona». Y, como esperaba, no fue nada del otro mundo. En calidad de fisioterapeuta, no se trata más que de examinar una parte del cuerpo como examinaría un pie o un tobillo, salvo porque no me gustan nada los pies, así que en realidad fue mejor.

Te animo a que conozcas tú también esta parte de tu cuerpo. A que la veas. La explores. La evalúes. Es el primer paso. A partir de la autoexploración y el autoexamen, espero que no solo conectes con una parte de tu cuerpo a menudo considerada mística, extraña o prohibida, sino que además determines el estado de tu suelo pélvico para seguir los consejos y llevar a cabo los ejercicios que explico en este libro.

Por ejemplo, si tienes dificultades para relajar el suelo pélvico o experimentas dolor con la presión en la abertura y en las capas más profundas, es probable que sufras tensión o hiperactividad muscular. Si te cuesta contraer los músculos o eres incapaz de sostener una contracción kegel durante cinco segundos, es probable que sufras debilidad o falta de actividad muscular. En el capítulo que sigue hablo de lo que necesitas hacer con tus recientes descubrimientos sobre el suelo pélvico y de las pautas que todo el mundo debería conocer para su cuidado. Si pudiera pegar estos consejos en la puerta de cada retrete, lo haría, pero, por ahora, bastará con el próximo capítulo. Descubramos los secretos del cuidado de tu suelo pélvico.

2

Suelo pélvico para principiantes

En calidad de terapeuta del suelo pélvico, me llegan un montón de preguntas sobre la vagina procedentes de pacientes, de amigos, de familiares e incluso de gente a la que conozco en la cancha de béisbol en la que juegan mis hijos.

> «Últimamente he estado haciendo pis cuatro o cinco veces por noche. Bien podría dormir en el suelo del baño. ¿Es normal?».
>
> «Sabía que los sofocos eran parte de la menopausia, pero no sabía que las relaciones sexuales dolorosas también lo eran. ¿Soy la única mujer de mediana edad que ha empezado a odiar el sexo porque duele?».
>
> «¿Por qué me ha cambiado el olor de la vagina después de dar a luz?».

La gente quiere saber qué es normal y qué no, desde el tacto hasta el aspecto y el olor de su vagina. Para mí no hay temas prohibidos, y me encanta que la gente se sienta cómoda formulando preguntas y hablando de estos temas. ¿Son muchas las mujeres que necesitan hacer pis a lo largo de la noche? Desde luego. ¿Es normal? Por desgracia, muchos profesionales médicos dirán que sí, lo que dejará a las mujeres desesperadas y desmoralizadas. Pero lo cierto es que no es normal ir al baño más de dos veces, y puedes mejorar este tipo de síntomas.

En mis largos años como fisioterapeuta me he dado cuenta de que a menudo se habla del cuidado vulvar y vaginal como una parte de la industria del bienestar, o del *wellness*, metiéndolo en el mismo saco que la belleza. Y dado que la fisioterapia se asocia al fitness, la buena forma física, el cuidado del suelo pélvico no se toma tan en serio como debería. Pero el verdadero cuidado del suelo pélvico va más allá de la buena forma física y la belleza, se trata de atención sanitaria.

El cuidado de la salud es esencial para el desarrollo y el bienestar general, mientras que el *wellness* es como lo que en Nueva Orleans llamamos *lagniappe*, que viene a ser «un detallito extra». Quizá te ayude a tener mejor aspecto y a sentirte mejor, pero no necesariamente contribuye a que funciones mejor. Visitar a un terapeuta especializado en el suelo pélvico es el equivalente de visitar al médico de cabecera, al ginecólogo o al dentista. Debería formar parte del mantenimiento habitual de la salud.

Este libro se centra en el cuidado de la salud, y en ofrecerte ejercicios y nuevos hábitos y herramientas para cuidar de tu suelo pélvico y atender sus necesidades. Si bien a veces es mejor acudir a un profesional, hay un montón de cosas que puedes hacer para conseguir un suelo pélvico sano hasta la vejez. Piensa en ello así: si te lavas los dientes, es mucho menos probable que tengas caries y se te pudran los dientes. Si llevas a cabo un cuidado básico del suelo pélvico, es mucho menos probable que tengas problemas. De modo que empecemos con unas recomendaciones para ayudarte a alcanzar una salud del suelo pélvico óptima. A lo largo del libro hago referencia a muchas de estas pautas, ejercicios y prácticas. Seguramente te irá bien señalar, marcar o doblar las páginas donde aparecen.

Los fundamentos de tu suelo

Si no tengo la almohada perfecta para dormir por la noche, me despierto con un calambre en el cuello y solo puedo girarlo unos grados a la derecha sin hacer muecas. Los músculos del cuello enseguida se me resienten con algo tan sencillo como cambiar de almohada. Luego necesito unos buenos treinta minutos de yoga, un masaje en los hombros y una tanda de acupuntura para librarme del dolor y volver a dormir bien. Como estos músculos, los del suelo pélvico se ven afectados por circunstancias tan simples como un largo vuelo o un episodio de estreñimiento, o tan serias como un acontecimiento traumático o un parto (la lista continúa). La salud del suelo pélvico puede experimentar leves cambios a lo largo del tiempo hasta que surge un problema más importante o sufrir un cambio drástico rápidamente que haga saltar las alarmas. El suelo pélvico requiere mantenimiento para funcionar de manera óptima, y cuando llega una etapa de la vida como la pubertad, el embarazo o la menopausia, la rutina de cuidados debe modificarse para brindar apoyo a nuestro cuerpo.

Es importante conocer lo básico: el equivalente al cepillo y al hilo dental para el suelo pélvico. Aquí tienes mis recomendaciones esenciales para mejorar la salud del suelo pélvico. Entro en mayor detalle en los capítulos siguientes, pero si incorporas algunas de estas pautas, te estarás preparando para tener el suelo pélvico en perfecto estado de salud. Puedes introducir estas directrices en tu vida cotidiana en cualquier momento, cuanto más joven, mejor.

Controla tu postura

Las posturas que adoptas al sentarte, dormir y estar de pie afectan a la posición de tu pelvis y, por lo tanto, influyen en tu suelo pélvico. Una buena postura alinea los músculos y articulaciones de forma óptima y te ayuda a evitar tensar o estirar en exceso los músculos, ligamentos y articulaciones. Igual que cuando desarrollas síndrome de envejecimiento digital en el cuello por mirar el móvil demasiado tiempo, puedes desarrollar problemas en el suelo pélvico por estar en la misma postura demasiado tiempo. La postura es algo sobre lo que tenemos un gran control, y hay hábitos sencillos que resultan enormemente útiles a la hora de prevenir los problemas de suelo pélvico (y pueden mejorar problemas que quizá ya tengamos).

Postura para dormir

Mientras duermes, mantén la postura en una alineación neutra en la medida de lo posible. Yo prefiero dormir en un colchón firme, pues es lo que mejor le sienta a mi espalda, pero el ideal para ti será aquel en el que mejor duermas tú. Aquí tienes algunos consejos para adoptar la alineación óptima en la posición más parecida a tu postura natural al dormir.

Tumbada de costado, dispón las caderas de manera que queden alineadas una con la otra. Te ayudará colocar entre las rodillas una almohada corporal (de apoyo emocional) que te llegue desde los muslos hasta los tobillos. La alineación de las caderas conforma una postura más relajada para el suelo pélvico. Evita levantar una rodilla hacia el pecho, pues eso puede generar tensión en las articulaciones pélvicas y, con el tiempo, provocar dolor.

Tumbada boca arriba, colócate una almohada debajo de las rodillas para quitar presión a la zona lumbar. La presión en la zona lumbar puede derivar en tensión en los músculos de la cadera y del suelo pélvico.

Tumbada boca abajo, intenta mantener el cuerpo recto en lugar de elevar una rodilla hacia el pecho. Una vez más, elevar la rodilla ejerce una presión indebida en las articulaciones pélvicas y deriva en la asimetría de los músculos del suelo pélvico, que a su vez puede provocar problemas con el tiempo.

Postura de pie

Cuando estás de pie, es probable que traslades de un lado a otro el peso del cuerpo ligeramente, lo cual, de hecho, es un modo excelente de evitar que los músculos se tensen en exceso frente a una posición estática. Permítete cambiar. Cuando estamos de pie, también queremos una alineación neutra. Equilibra el peso de manera uniforme entre ambas piernas en lugar de proyectar una cadera. Mantén la cabeza por encima de los hombros y las caderas, con las rodillas y los tobillos en línea recta.

A menudo, cuando alguien sufre tensión muscular en el suelo pélvico, advierto que aprieta los glúteos, lo que tensa la musculatura del suelo pélvico y el esfínter anal. Con el tiempo, esto puede derivar en dolor de coxis o impedir la evacuación de las heces. También veo a gente que proyecta los glúteos, lo que hace que el cuenco del suelo se incline hacia delante, incrementando a su vez la tensión en los músculos de la cadera. Presta atención a tu postura de pie. Para comprobar si adoptas una posición neutral de pie, prueba con esta valoración.

Plántate con la espalda, los hombros y los talones contra la pared. Baja la barbilla de manera que las orejas te queden por encima de los hombros. Comprueba que tienes las caderas, las rodillas y los tobillos alineados. Calcula el espacio que queda entre la zona lumbar y la pared. Si tu espalda está completamente plana y no hay espacio, inclina la pelvis ligeramente hacia delante. Si tu espalda deja un hueco amplio, inclina la pelvis ligeramente hacia atrás. Lo ideal, y dependiendo del tamaño de tu trasero, es que el hueco entre la pared y tu espalda sea pequeño, no una curva exagerada pero tampoco del todo inexistente. Esto sitúa tus costillas por encima de la pelvis en una alineación neutra para aflojar el trasero y liberar esa tensión.

Mírate de costado en un espejo para confirmar que te encuentras en la posición óptima. Observa si dejas la cabeza colgando hacia delante o proyectas las nalgas. Advierte la sensación que produce introducir pequeñas correcciones.

Postura sentada

La mayoría de nosotras pasamos sentadas demasiado tiempo con demasiada frecuencia. Me sorprende cuando veo a bebés y niños pequeños que se inclinan hacia delante para tocarse los dedos de los pies y se llevan los pies a la boca con facilidad. Una vez que los niños van a la escuela y se sientan al pupitre durante seis o siete horas diarias, vemos que sus hombros empiezan a redondearse y se les tensan los tendones de la corva, y la flexibilidad y la libertad de movimiento que tenían disminuyen. Y suele empeorar a partir de ahí. Tras años de escuela, trayectos sentados y luego un trabajo posiblemente durante horas en un escritorio, los músculos del suelo pélvico se nos tensan por falta de movimiento y riego sanguíneo.

Aprende a «sentarte mejor». Muchos retorcemos las piernas como un pretzel, giramos las rodillas y los muslos hacia dentro o inclinamos la pelvis hacia atrás, en lo que se denomina postura sacra, todo lo cual puede crear tensión en la musculatura del suelo. Al sentarte, la espalda debería alcanzar el respaldo de la silla (utiliza un cojín si lo necesitas para proporcionar apoyo a la zona lumbar). Cruzar los tobillos es mejor opción que cruzar las rodillas, porque no acorta o tensa los músculos del suelo pélvico, lo que con el tiempo lleva a la hiperactividad. Si te sientas en el suelo, está bien cruzar las piernas. Intenta cambiar de postura cada treinta minutos o una hora.

¿Llevar tacones puede afectar negativamente a mi suelo pélvico?

Por supuesto, llevar zapatos de tacón coloca los tobillos en una posición de flexión plantar (con los dedos en punta), lo cual puede alterar la posición de la pelvis, incrementar la activación de los músculos abdominales y los glúteos y contribuir a la tensión muscular del suelo pélvico. El aumento en la fuerza por caminar con tacones puede activar aún más el suelo pélvico. Además, los tacones que son demasiado altos o demasiado estrechos pueden llevarnos a sentirnos inseguras, lo que tiene un efecto negativo en el equilibrio, la estabilidad y el funcionamiento del suelo pélvico. En un mundo ideal, lleva zapato plano cómodo o con un tacón de tres a cinco centímetros de altura para proteger tu suelo pélvico.

Ejercicio

El movimiento es el mejor lubricante, y moverse es esencial para la salud del suelo pélvico. Cuando las pacientes me preguntan cuál es el mejor ejercicio que pueden hacer, les digo que caminen. Es gratis. Ejerce escasa presión en las articulaciones. Tiene un impacto leve en el suelo pélvico. Se trata de un ejercicio con carga, excelente para la densidad ósea. Y, además, promueve la circulación en el suelo pélvico (y en el resto del cuerpo). En general, todo ejercicio resulta beneficioso para la salud del suelo pélvico, pero existen algunas recomendaciones concretas acerca de su funcionamiento.

Si acusas dolor o tensión en el suelo pélvico, los ejercicios que lo tensan o que ejercen una presión prolongada en él pueden empeorar estos síntomas. Montar en bici, por ejemplo, puede aumentar la tensión debido a la presión prolongada del sillín en los músculos y los nervios del suelo pélvico. Levantar pesas puede generar tensión debido al acortamiento crónico de estos músculos durante el esfuerzo. Y, aunque parezca contradictorio, las clases de pilates o barra mantienen el suelo pélvico contraído durante periodos prolongados, lo que a veces conduce a una tensión crónica si no se acompaña de ejercicios de relajación. No es que estos ejercicios sean «malos» en sí, pero deben equilibrarse con otros que fomenten la relajación del suelo pélvico. En las próximas páginas te guiaré a través de estiramientos de relajación, en el protocolo de relajación del suelo pélvico. Si montas en bici, levantas pesas o practicas pilates, toma nota e incorpora estos ejercicios de relajación a tu rutina para recuperar la calma después de entrenar.

Además, si tienes los músculos del suelo pélvico debilitados, ejercicios de alto impacto como correr, saltar o levantar mucho peso pueden comprometer aún más su funcionamiento, por lo que será útil fortalecerlo (y tal vez resulte prudente reducir los ejercicios de alto impacto hasta que se produzca una mejoría). La natación o el remo podrían ser buenas opciones si experimentas pérdidas de orina o sensación de presión durante el ejercicio intenso. Pero, una vez más, el ejercicio en general resulta beneficioso para el suelo pélvico y debería formar parte de su mantenimiento.

Espira

Por norma general, contener la respiración no es lo más indicado para el suelo pélvico. Respirar es bueno para ti, pero resulta especialmente importante para tu suelo pélvico cuando estás haciendo un esfuerzo físico. Al respirar, el diafragma se mueve hacia arriba y hacia abajo, y crea un efecto de pistón con el suelo pélvico, proporcionándole espacio para contraerse y relajarse. Cuando contienes el aliento generas una presión que queda atrapada en la cavidad abdominal. Si cargas con una maleta pesada, levantas pesas en el gimnasio o incluso haces fuerza para defecar mientras aguantas la respiración, esa presión no tiene adónde ir, así que buscará la vía que ofrezca menor resistencia. En personas con vagina, esto suele significar que la presión desciende hacia el suelo pélvico, contribuyendo a su debilidad, al prolapso de órganos pélvicos, a las hemorroides y a las pérdidas de orina.

Cada vez que cojo a mi hijo para subirlo al coche, tengo la costumbre de decir: «Vale, colega, un, dos, tres, respira». Espiro mientras lo levanto. Repito el proceso al sacarlo de la bañera, al levantar una caja pesada del maletero o incluso al mover de sitio los muebles del salón por octava vez. Acostúmbrate a espirar cuando hagas un esfuerzo. Es una forma muy eficaz de proteger el suelo pélvico.

Nutrición y dieta

No es necesario que escriba un artículo de diez páginas sobre cómo alimentarse bien. Pero tampoco sería correcto omitirlo por completo. Lo que comes y bebes afecta de forma directa a la salud de tu suelo pélvico. Así que lo resumiré en tres puntos.

Ojo con los alimentos procesados

Los alimentos procesados (prácticamente cualquier cosa que venga en una caja o envoltorio) son prácticos, pero reducen la cantidad de fibra natural que obtenemos de frutas, verduras y cereales integrales. Estos alimentos, densos, ricos en almidón y difíciles de digerir, no solo contribuyen al estreñimiento, sino que además carecen de vitaminas y minerales esenciales para mantener el sistema inmunológico fuerte y el azúcar en sangre equilibrado. Una dieta más baja en grasas y productos procesados, y más rica en frutas y fibra, favorece mucho más el funcionamiento del suelo pélvico y se asocia con menos estreñimiento y molestias abdominales.

Limita los irritantes de la vejiga

Los irritantes vesicales son prácticamente todo lo que considero fabuloso: café, bebidas carbonatadas (incluida el agua con gas), bebidas con cafeína y alcohol. También están en el grupo las comidas picantes y los alimentos y zumos cítricos o ácidos. Estos pueden irritar la vejiga, haciendo que sientas enseguida la necesidad de vaciarla, o llegar a ella a toda prisa, lo que produce unas ganas fuertes y repentinas de orinar. No tienes que eliminarlos por completo, pero si notas que vas al baño con demasiada frecuencia o tienes pérdidas ocasionales, tal vez te convenga reducir su consumo.

Reduce la ingesta de dulces

Yo me saltaría la comida y pasaría al postre cualquier día. Pero el azúcar —incluso los azúcares y edulcorantes artificiales— puede contribuir a la irritación de la vejiga, a las infecciones urinarias e incluso al aumento de peso, lo cual está relacionado con un mayor riesgo de incontinencia. No pienses en absoluto que tienes que eliminar por completo el azúcar y los edulcorantes, pero reducir su consumo nunca está de más para la salud de tu suelo pélvico (y tu salud en general).

Tómate un respiro

El estrés causa estragos en nuestro cuerpo y en nuestro sistema nervioso, y el suelo pélvico no es una excepción. Todos necesitamos incorporar momentos de desestrés a nuestra rutina. Ya sea salir a caminar, pasar tiempo en la naturaleza, hacer una pausa para respirar hondo durante unos minutos o sumergirte en un baño caliente con una taza de té al final del día, tomarte un momento diario para relajarte beneficia a tu suelo pélvico a largo plazo.

Ahora que sabes qué es el suelo pélvico, cómo funciona y algunos conceptos básicos sobre cómo cuidarlo, ya estás lista, ¿verdad? Lamentablemente, no. A muchas de nosotras no nos enseñan los ejercicios fundamentales para el mantenimiento del suelo pélvico. Y, cuando surgen problemas, no nos proporcionan las herramientas para minimizarlos. Empecemos por el ejercicio de suelo pélvico que se presenta a muchas mujeres como el santo grial del cuidado pélvico (y no lo es): el kegel. Los kegels son útiles e incluso importantes, pero no lo son todo en el cuidado del suelo pélvico.

Kegel era un hombre

Tanto si creciste en los ochenta y los noventa, igual que yo, como si llevas las últimas cuatro décadas leyendo revistas de salud femenina y fitness, es posible que lo único que hayas leído o escuchado en relación con el cuidado del suelo pélvico sea algo del estilo:

> «¿Quieres mejorar el sexo? ¡Haz kegels!».
>
> «¿Buscas orgasmos más intensos? ¡Prueba con los kegels!».
>
> «¿Intentas recuperar tu cuerpo después de tener un hijo? ¡Pon los kegels en la lista!».
>
> «¿Tienes pérdidas cuando te ríes? Lo has adivinado: ¡kegels!».

Un kegel no es más que una contracción de la musculatura del suelo pélvico. El nombre proviene de Arnold Kegel, un ginecólogo norteamericano que, en los años cuarenta, desarrolló una máquina para medir la fuerza de los músculos del suelo pélvico y bautizó la contracción muscular como «kegel». Cuesta creer que, décadas más tarde, una contracción vaginal o de suelo pélvico siga llevando el nombre de un médico, un hombre, de mediados del siglo XX. Pero me estoy desviando del tema. Utilizaré el término aquí, pues muchas estáis familiarizadas con él, pero espero que esto con el tiempo cambie.

Detén el flujo de orina

Aunque se ha extendido el uso de «kegel» para hacer referencia a una contracción del suelo pélvico recomendada para fortalecer la musculatura, el término se queda corto. Decir a las mujeres que hagan kegels en caso de debilidad del suelo pélvico es como decirle a alguien con dolor de espalda que haga unos cuantos abdominales. No existe un tratamiento único para los problemas de suelo pélvico. He oído recomendaciones atroces, como hacer dos mil kegels al día o utilizar una rutina llamada el «método de la taza», que consiste en pasearte desnuda, enderezar los músculos del suelo pélvico en un kegel constante y sostener una taza entre las piernas para que atrape las pérdidas de orina. Si bien una cantidad heroica de kegels podría ofrecer alivio a alguna mujer, otras quizá necesitarían un protocolo muy distinto.

Practicar los kegels no es solo cuestión de saber cuándo va bien hacerlos, también es cuestión de saber cómo. Si sufres debilidad en el suelo pélvico, los kegels pueden constituir un gran punto de partida. Aun así, muchas personas desconocen la forma de hacerlos correctamente. No saben cómo utilizarlos de manera progresiva para fortalecer de verdad el suelo pélvico y las paredes vaginales. Y hacer kegels, en realidad, puede agravar algunos problemas. A lo largo de los siguientes capítulos, ofrezco orientación sobre cuándo recurrir a los kegels y cuándo dejar de practicarlos. Pero, dado que surgirán con frecuencia a lo largo del libro, revisemos lo más básico ahora.

Un kegel es una contracción leve, sutil, que puede sostenerse a lo largo de distintos lapsos de tiempo (de un segundo a diez o veinte). Podemos practicarlos sentadas o de pie, y en el momento de acometer una amplia gama de tareas cotidianas, como antes de coger una caja pesada o a un bebé, antes de levantar pesas en el gimnasio o incluso antes de toser o estornudar.

Un kegel activa la parte anterior y posterior de los músculos del suelo pélvico al mismo tiempo. Imagina que detienes el flujo de orina, contienes un pedo en un ascensor, atrapas un arándano con la vagina o sorbes un denso batido con la vagina (mi favorito). Tanto si estás leyendo como si estás escuchando esto ahora mismo, tómate un momento para practicar un kegel.

Siéntate bien erguida, con los pies afianzados en el suelo. Inspira y espira para ayudar a todos los músculos a relajarse y al sistema nervioso a calmarse.

1. Aprieta la parte anterior de los músculos del suelo pélvico en el esfínter urinario como si tratases de detener el flujo de orina. Relaja.

2. Aprieta la parte posterior de la musculatura del suelo pélvico en el esfínter anal (léase culo) como si intentases contener gases. Relaja.

3. Aprieta la parte anterior y posterior simultáneamente y piensa en contraer y elevar esos músculos hacia el hueso púbico. (Evita tensar los del trasero, pues no es lo mismo que contraer el suelo pélvico. Si te ocurre esto porque te ves levantándote del asiento, relaja y vuelve a intentarlo sin apretar las nalgas).

Si te parece que has apretado del mismo modo en las tres ocasiones, en realidad, es bueno, no hay ningún problema. Un kegel involucra tanto la parte anterior del suelo pélvico como la posterior, y esas opciones solo te ofrecen distintas formas de conectar con el músculo y realizar la contracción. Además, después de probar todo esto, ¿cómo sabes si estás haciéndolo de la manera correcta o estás apretando el culo sin más? Primero voy a ahondar un poco en cómo relajar el suelo pélvico y luego te guiaré paso a paso para que valores tu kegel. Anímate. ¡Será divertido!

Pon un huevo

Durante años tuve tendencia a inclinarme hacia el móvil y el ordenador, a veces muchas horas a lo largo del día. Imagina los hombros encorvados, la cabeza hacia delante, los músculos del cuello tensos…, una postura terrible. Empezó a dolerme la cabeza, entonces acudí a un acupuntor e hice yoga para liberar parte de la enorme tensión que acumulaba en esa zona, lo cual ayudó. Saco esto a colación porque los músculos del suelo pélvico son similares a los del cuello y el resto del cuerpo. A la musculatura tensa no le conviene más presión; eso solo agrava el problema. Debemos centrarnos más en la relajación frente a la tensión y la contracción.

Igual de importante que una contracción del suelo pélvico o un kegel para fortalecerlo es la idea de relajarlo. Ya hemos hablado del rango completo de movimiento de estos músculos y de que una relajación total es tan indispensable como la contracción. De ahí que los kegels no puedan ni deban ser el ejercicio recomendado para cualquier problema de suelo pélvico, aunque durante mucho tiempo haya sido así.

Dado que el suelo pélvico trabaja todo el día para retener la orina y las heces y proporcionar soporte a los órganos, lograr que se alargue y se relaje por completo requiere cierta conexión. Para ello, imagina que estás poniendo un huevo. Prueba este ejercicio para comprobar si notas cómo se alargan o se abultan los músculos de tu suelo:

1. Siéntate erguida con los pies afianzados en el suelo. Inspira y espira para ayudar a relajar todos los músculos y a calmar el sistema nervioso. Con la próxima espiración, imagina que estás poniendo un huevo y empuja con el perineo hacia abajo, en dirección al asiento. Luego relaja. El suelo pélvico debería alargarse y abrirse, en lugar de contraerse o apretarse.

2. Hazlo de nuevo, pero esta vez imagina que estás empujando para defecar o dando a luz por la vagina. Debería producirte la misma sensación que antes, pues no es más que otra forma de visualizar el mismo movimiento.
3. También puedes probar a sentarte en el inodoro o tumbarte de costado y colocarte la mano sobre el perineo y la abertura anal. Te dará la sensación de que tienes algo contra lo que empujar.

Fortalecer o alargar

En los próximos capítulos, te ofrezco mi experiencia para ayudarte a determinar si necesitas fortalecer o alargar tu suelo pélvico, en función de los problemas que experimentes. Revisaré los síntomas y afecciones que con mayor frecuencia requieren fortalecer los músculos y también los que con mayor frecuencia precisan relajarlos. Dicho esto, te animo además a que tomes la iniciativa y decidas por ti misma. Si notas cuándo contraes y cuándo relajas, ya has dado un gran primer paso para conectar con tu suelo pélvico y saber qué hacer en el momento en que surjan problemas. Es más, los kegels y poner un huevo por sí solos no son las únicas formas de fortalecer o alargar. Junto con los hábitos y consejos básicos que ya hemos abordado (postura, respiración, movimiento, alimentación y desestrés), incorporar los procedimientos de fortalecimiento o relajación que presento a continuación puede ayudarte a prevenir o superar problemas.

Encuentra tu camino

Antes de diseñar un plan para abordar un problema del suelo pélvico, identifica si es consecuencia principalmente de debilidad o de tensión. Si tienes el suelo pélvico débil, céntrate más en las sugerencias para fortalecerlo que aparecen a lo largo del libro. Y si está tenso, sigue los protocolos de relajación. Revisa las dos listas siguientes, que describen los síntomas más comunes de la debilidad y de la tensión, y toma nota de los que se apliquen a ti.

Síntomas habituales si sufres debilidad / falta de actividad en el suelo pélvico:

- Pérdidas de orina (cualquier cantidad)
- Pérdidas de orina al toser / estornudar / saltar / hacer ejercicio
- Pérdidas de orina con necesidad urgente y repentina de hacer pis
- Sensación de pesadez vaginal que empeora al final del día
- Manchas de heces en la ropa interior
- Sensación de que algo se cae por la vagina
- Sensación de que algo se cae por el ano
- Disminución de la sensibilidad durante el sexo
- Orgasmos débiles

Síntomas habituales de tensión / hiperactividad en el suelo pélvico:

- Dificultad para iniciar el flujo de orina
- Sensación de no vaciar la vejiga por completo
- Dolor o ardor al orinar
- Infecciones del tracto urinario frecuentes
- Flujo de orina en distintas direcciones o interrumpido
- Presión al defecar
- Sensación de evacuación incompleta tras defecar
- Hemorroides o fisuras anales
- Dolor durante las relaciones sexuales

- Dificultad para alcanzar el orgasmo
- Orgasmos dolorosos
- Dolor vaginal, rectal, abdominal o de coxis

Estas listas no son exhaustivas, pero contienen grupos de síntomas que te ayudarán a escoger tu punto de partida para abordar los problemas de suelo pélvico. Si los tuyos coinciden con los de la categoría de debilidad, inicia el protocolo de fortalecimiento. Si se corresponden con los de la categoría de tensión, sigue el protocolo de relajación. Y si no experimentas ninguno de los síntomas mencionados y estás aquí por prevención, trabaja de forma proactiva en el protocolo de fortalecimiento. A medida que avances a lo largo del libro, verás que ofrezco orientación sobre cómo aplicar estos protocolos según cada afección o síntoma.

Protocolo de fortalecimiento del suelo pélvico

El aumento de presión sobre el suelo pélvico (por gestación, manejo de cargas pesadas o exceso de peso corporal), la flaqueza de músculos y ligamentos y los cambios hormonales por la edad o el embarazo pueden contribuir a la debilidad del suelo pélvico. A lo largo del libro abordaré problemas derivados de esta debilidad y, en muchos casos, recomendaré este protocolo de fortalecimiento. (En ocasiones, sugeriré adaptaciones de este protocolo básico).

Dame unos kegels

En general, fortalecer el suelo pélvico implica mucho más que hacer kegels mientras esperas en un semáforo o asistes a una reunión por Zoom. Debes realizarlos en diferentes posiciones durante distintos periodos de tiempo e incorporarlos a tus actividades. Si bien los kegels no son la única herramienta útil para fortalecer el suelo pélvico, son fundamentales como ejercicio y un excelente punto de partida.

Contracciones largas y rápidas. Los músculos del suelo pélvico poseen dos tipos de fibras: lentas, de maratón, y rápidas, de esprint. Las fibras lentas representan el 70 % del suelo pélvico y son principalmente responsables de la resistencia (como cuando te aguantas las ganas mientras cruzas todo el centro comercial hasta los lavabos) o del mantenimiento del tono muscular a lo largo del día (como cuando haces cola y brindan soporte a tu vejiga para impedir el goteo constante de orina). Las rápidas suponen el 30 % de la musculatura y se activan deprisa y con fuerza para evitar pérdidas al toser o al hacer una finta. Con el fin de trabajar los dos tipos para fortalecer todo el suelo pélvico, realiza contracciones rápidas (también conocidas como «kegels *quick-flick*», en inglés) durante un segundo y contracciones más largas (también llamadas «kegels de resistencia») de cinco a diez segundos.

Cambia de posición. Haz kegels en todas las posturas en las que necesites que trabaje el músculo, como estando acostada, de pie, boca abajo en una montaña rusa o a cuatro patas. Intenta también integrarlos en tus actividades cotidianas, como al hacer ejercicio, al levantarte de una silla, al caminar hacia el baño para hacer pis o antes de toser o estornudar.

Relaja entre contracciones. Como con un *curl* de bíceps, no conviene quedarse a medio camino al descender y flexionar de nuevo. Después de cada contracción, relaja el suelo pélvico por completo. Si no estás segura de si lo estás logrando, respira hondo entre contracciones y tus músculos se relajarán de forma natural.

Incrementa la intensidad gradualmente. Si quieres prevenir pérdidas al toser o estornudar, puede bastarte con una sencilla rutina de fortalecimiento con ejercicios de mantenimiento diario. En cambio, si tu objetivo es correr diez kilómetros sin pérdidas, el programa debe ser distinto. Entrena los músculos para lo que les estás pidiendo.

Una vez que domines lo básico, aumenta el tiempo de las contracciones o añade poco a poco pesas o bandas de resistencia a los entrenamientos.

Haz un kegel antes de toser

Esta es una de las cosas que debes recordar y se llama *knack*. El término fue acuñado por el investigador James Ashton-Miller, ya que en inglés *knack* alude al uso de una habilidad o truco. En el caso de la incontinencia urinaria, la maniobra conocida como *knack* consiste en hacer una contracción del suelo pélvico (un kegel) justo antes de toser o estornudar para prevenir pérdidas. Esto entrena los músculos del suelo pélvico para activarse cuando se los necesita y, a medida que se fortalecen y cierran la uretra con mayor eficacia, prevenir pérdidas. Es posible que no funcione de inmediato, pero si entrenas el suelo pélvico para precontraer, esto se convertirá en un gesto casi automático antes de toser o estornudar. Con el tiempo descubrirás que puede ayudarte a evitar esas pérdidas.

Permanece por debajo de tu umbral de tejido

Aunque seas una alumna de sobresaliente que lleva a cabo el protocolo de fortalecimiento a diario, a veces te encontrarás en medio de tu rutina de ejercicios (pongamos corriendo) y de repente —¡uy!— tendrás una pérdida. Si esto ocurre, has alcanzado el umbral del tejido, lo que significa que te has esforzado más de lo que pueden soportar tus músculos y tejidos. Quizá has corrido un poco demasiado lejos o has levantado demasiado peso o has hecho demasiadas repeticiones.

En el caso de que llegues a un punto en el que empiezas a tener pérdidas, para, modifica el entrenamiento o rebaja la intensidad. Esforzarte tanto que te haga sufrir pérdidas no va a beneficiar a tu arduo trabajo de fortalecimiento. Es posible que empeore las cosas. Mantente por debajo del umbral de lo que es capaz de soportar tu suelo pélvico. Esto puede fluctuar dependiendo de lo llena que tengas la vejiga, la hora del día a la que entrenas o incluso el día de tu ciclo menstrual. Pero escucha lo que te está indicando tu suelo pélvico. Podría estar diciéndote que no acaba de ser lo bastante fuerte para esos diez kilos añadidos a tus sentadillas. Haz una pausa.

Evita forzar

Forzar no equivale a fortalecer. Y punto. Con el tiempo, forzar mientras defecas puede debilitar los músculos del suelo pélvico, y eso puede derivar en todo tipo de problemas. Como parte de tu protocolo, no hagas fuerza. Nunca. (Más adelante veremos técnicas que te ayudarán si has estado dependiendo de la fuerza para ir al baño).

Plantéate usar pesas para el suelo pélvico

Las bolas Ben Wa, los huevos *yoni* y las pesas para kegels prometen de todo, desde orgasmos más intensos hasta menos síntomas de incontinencia, mayor satisfacción sexual e incluso equilibrio hormonal. Son herramientas distintas, pero todas sugieren que insertar una bola, huevo o peso en la vagina durante un periodo de tiempo fortalecerá la musculatura del suelo pélvico. Sin embargo, si las utilizas como indican muchas páginas populares de bienestar («métetelo y aprieta un rato»), tus músculos pueden terminar en un estado crónico de tensión, por lo que es fundamental saber cómo usarlas correctamente y de forma eficaz. Las pautas generales que recomiendo son las siguientes:

1. Lava el dispositivo con agua y un jabón suave antes y después de utilizarlo.
2. No uses lubricante para la inserción si no es necesario.
3. Introdúcelo tumbada boca arriba y practica una contracción del suelo pélvico seguida de una relajación total. Realiza tres series de diez contracciones rápidas y tres series de contracciones más largas, de entre cinco y diez segundos, relajando entre contracción y contracción.
4. Una vez que los ejercicios acostada te resulten relativamente fáciles, en una sesión futura, pasa a realizarlos en diferentes posturas (de pie, de rodillas, sentada) y haciendo distintas activida-

des (piensa en medias sentadillas, dando un paso al frente o al costado).

5. Incrementa de manera gradual la cantidad de peso introducido a medida que tus músculos cobran fuerza.
6. Ve despacio. No hace falta que agotes los músculos como te dicen en la clase de levantamiento de pesas. Puedes realizar sesiones de tan solo cinco o diez minutos dos o tres veces por semana.
7. Si experimentas dolor o un agravamiento de los síntomas, para y consulta a un terapeuta del suelo pélvico.

Tu suelo puede fortalecerse levantando pesas, pero utilizar estos dispositivos no te proporcionará más energía, calma o superpoderes vaginales, como muchos aseguran. Así pues, esta actividad puede resultar de ayuda a algunas mujeres, pero no es algo que todas debamos hacer.

Sigue un programa de mantenimiento

No tienes que seguir un programa riguroso de kegels el resto de tu vida, pero tampoco puedes quedarte de brazos cruzados y esperar que la incontinencia y el prolapso se curen para siempre. He comparado el fortalecimiento del suelo pélvico con lavarse los dientes con cepillo y usar el hilo dental. No es obligatorio, pero no hacerlo por lo general deriva en la reaparición de algunos de los problemas que te has esforzado tanto por mejorar. Hay estudios que demuestran que realizar treinta kegels al día cinco veces a la semana puede contribuir a mantener la fuerza muscular. Así que, si no quieres una caries en el suelo pélvico, sigue el programa. A continuación te propongo ejercicios que puedes hacer, además de las contracciones, para fortalecer el suelo pélvico. (Si deseas ver vídeos con instrucciones para realizar los siguientes ejercicios, consulta mi canal de YouTube: https://www.youtube.com/@thevaginawhisperer).

Puentes. Túmbate boca arriba con las rodillas dobladas y los pies afianzados en el suelo. Contrae el suelo pélvico en un kegel, luego activa el core metiendo tripa como si llevaras el ombligo hacia la columna. Aprieta las nalgas y levanta las caderas del suelo hasta que queden alineadas con las rodillas y los hombros. Aguanta cinco segundos, manteniendo una contracción del suelo pélvico y el centro mientras tensas los glúteos. Lentamente recupera la posición inicial y relaja la contracción del suelo y el core.

Compresiones con pelota. Túmbate boca arriba con las rodillas dobladas y los pies afianzados en el suelo y una pelota blanda (del tamaño de un balón de fútbol, aproximadamente) entre las rodillas. Contrae el suelo pélvico en un kegel, luego activa el core y lleva el ombligo hacia la columna. Aprieta la pelota con la cara interna de los muslos, manteniendo una contracción del suelo y el core, y aguanta durante cinco segundos, luego relaja.

***Bird dogs* modificados.** Colócate en cuadrupedia. Contrae los músculos del core y el suelo pélvico y desliza la punta del pie izquierdo hacia atrás hasta extender completamente la pierna al tiempo que elevas el brazo contrario a la altura del hombro. Mantén la espalda recta y el core activado. Eleva los dedos del pie entre quince y treinta centímetros del suelo y luego bájalos. Regresa despacio a la posición inicial, deshaz la contracción del suelo pélvico y el core, y repite con el otro lado. Si experimentas dolor en las muñecas o padeces síndrome del túnel carpiano, apoya el puño cerrado en lugar de la palma. Si se te arquea la espalda o te cuesta mantener el equilibrio, estira la pierna sin levantarla hasta recuperar la estabilidad.

Sentadillas. De pie, con los pies ligeramente más separados que el ancho de las caderas, contrae el suelo pélvico y espira mientras desciendes en una sentadilla, llevando los glúteos hacia atrás y manteniendo el pecho erguido. Aguanta la contracción del suelo pélvico durante todo el movimiento. Regresa poco a poco a la posición inicial y relaja el suelo pélvico y el core.

Zancadas. Ponte de pie con los pies a la altura de los hombros y los dedos apuntando hacia delante. Contrae los músculos del suelo pélvico y del core profundo y da una zancada al frente con la pierna derecha, bajando la rodilla izquierda hacia el suelo hasta que la delantera forme un ángulo de noventa grados y el muslo quede en paralelo al suelo. Regresa a la posición inicial retrocediendo con la pierna derecha y relaja la contracción del suelo pélvico y el centro.

Protocolo de relajación del suelo pélvico

Como ya he mencionado, la relajación del suelo pélvico es igual de importante que su fortalecimiento, si no más. Y poner un huevo no es la única forma de relajar los músculos. En los próximos capítulos, a menudo te recomiendo que incorpores el siguiente protocolo de relajación a tu vida cotidiana. Muchos de los problemas a los que se enfrentan las mujeres ahí abajo —desde las relaciones sexuales dolorosas hasta el dolor de coxis— tan solo requieren relajación.

Respira

El diafragma, el músculo respiratorio que tienes debajo de las costillas, y el suelo pélvico trabajan en armonía. Es posible que, sin darte cuenta, contengas el aliento a lo largo del día, lo cual, a su vez, mantiene tu diafragma en una posición fija y, como consecuencia, tu suelo pélvico también queda inmovilizado. La respiración diafragmática profunda puede ayudar a devolver la movilidad y la relajación a tu suelo pélvico.

Colócate las manos a los lados de la caja torácica. Inspira e imagina que el aire te expande las costillas, abriéndolas como si fueran un paraguas. Las manos pueden proporcionarte un punto en el que concentrarte mientras diriges la respiración hacia las costillas. Esto ayudará de forma natural a que el suelo pélvico libere la tensión y se relaje. Programa estas respiraciones a lo largo del día: en la ducha, después de una reunión estresante, mientras haces cola o antes de acostarte. Las respiraciones profundas ayudan a que tus músculos se acostumbren a un estado más relajado, en lugar de permanecer tensos de manera crónica.

Relaja los músculos externos

Trabajar de forma externa en la pared abdominal, los glúteos, las caderas y los muslos puede promover la relajación de los músculos pélvicos externos, lo cual, a su vez, fomenta la relajación de los músculos internos. El masaje con pelota o el uso de un rodillo de espuma puede constituir un modo de automasajearte y liberar la tensión muscular en casa. Coloca una pelota de tenis o una pelota firme de yoga contra la pared y presiona los músculos externos del trasero contra ella con suavidad, manteniendo la presión durante cuatro o cinco respiraciones, mientras cualquier dolor disminuye poco a poco. Desplaza la pelota a otra zona sensible y mantén la presión. Con un rodillo de espuma, puedes hacer lo mismo tumbada en el suelo.

La terapia con ventosas también es una técnica relativamente fácil que puede realizarse en casa. Mediante el uso de ventosas de silicona y una pequeña cantidad de crema o aceite es fácil practicar una ligera succión mientras deslizas las copas por una zona de tejido tenso o constreñido, como la pared abdominal, la cara interna de los muslos o los glúteos externos.

Masajea el perineo

El masaje perineal se utiliza con mayor frecuencia durante el embarazo para preparar el perineo para el parto vaginal, con el objetivo de reducir el riesgo de desgarros graves y dolor posparto. Esta técnica puede aplicarse igualmente en el posparto, una vez que la cicatriz perineal haya sanado por completo, en general a partir de entre seis y ocho semanas después de dar a luz, aunque puede realizarse meses o incluso años más tarde si persiste el dolor durante las relaciones sexuales o las limitaciones causadas por el tejido cicatricial. Realiza este masaje tres veces por semana, en sesiones de entre cinco y diez minutos. Antes de comenzar haz respiraciones diafragmáticas suaves y estiramientos de relajación del suelo pélvico. Tras el masaje perineal, utiliza dilatadores vaginales si forman parte de tu rutina de cuidado pélvico.

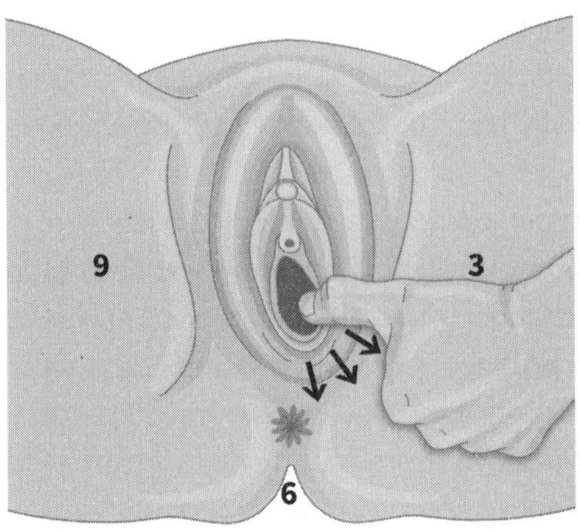

Masaje perineal: pulgar introducido en la abertura vaginal aplicando presión hacia las tres en punto.

Introduce dilatadores vaginales o rectales

Del mismo modo que te das un masaje para reducir la tensión del cuello o los hombros, puedes hacerlo para distender los músculos del suelo pélvico. Los dilatadores vaginales son dispositivos médicos de plástico o silicona con el aspecto de tampones de diferentes tamaños. Los dilatadores anales son similares a los vaginales, pero se insertan en el ano para liberar la tensión muscular de la zona posterior, lo cual puede resultar de ayuda a aquellas que sufren dolor de coxis o rectal o tienen dificultades para defecar.

Los dilatadores suelen ir en juegos de entre cuatro y ocho piezas que aumentan progresivamente de tamaño y diámetro. Deberían introducirse en la abertura vaginal o anal de manera que no produzca dolor, sino que ayude a mantener la relajación del suelo pélvico. Pueden ayudar a liberar la tensión muscular al insertarse, con una leve expansión en la abertura y con el movimiento. Una vez que te sientas cómoda con un tamaño y no experimentes dolor, puedes pasar al siguiente. Los detalles sobre cómo utilizar los dilatadores vaginales se incluyen en el capítulo 6, sobre el sexo, y los dilatadores anales se tratan en el capítulo 4, sobre la evacuación.

Utiliza una varita para puntos gatillo

Las varitas para puntos gatillo son dispositivos curvados que sirven para tratar un punto sensible concreto del suelo pélvico que requiere relajación. Suelen tener el diámetro del dedo índice y ayudan a las mujeres a localizar nódulos de malestar o tensión en la musculatura del suelo pélvico. Se utilizan internamente para mantener una leve presión con objeto de promover la relajación de ese músculo. Pueden usarse en la vagina o el ano, pero si ya has escogido un orificio para utilizar el dispositivo, no lo cambies: introducir algo en el ano y después en la vagina puede transferir bacterias.

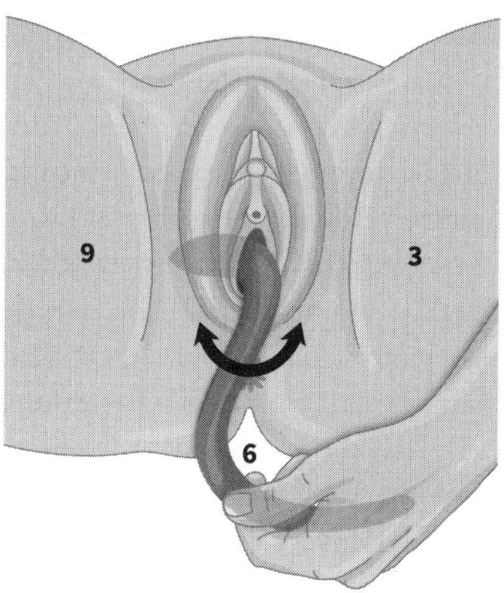

Varita para puntos gatillo insertada en la abertura vaginal con presión aplicada a las nueve.

Una vez insertada, presiona la punta de la varita hacia los músculos del suelo pélvico, buscando un punto sensible. Mantén la presión mientras respiras y el dolor remite. Normalmente una sesión de cinco a diez minutos por semana basta para distender un punto gatillo.

Estíralo

Los estiramientos alargan y relajan los músculos del suelo pélvico. Escoge un momento para hacer pausas de estiramiento y busca la forma de incorporarlas a tu día a día, como hacer una sentadilla profunda mientras te lavas los dientes o un perro boca abajo modificado en tu mesa de trabajo. Realizar estiramientos para la relajación pélvica te ayudará a devolver los músculos a un estado más relajado. En mi consulta, he descubierto que los siguientes estiramientos son lo mejor para relajar los músculos del suelo pélvico. Realiza cada uno de ellos una vez al día, manteniendo el estiramiento durante cinco respiraciones profundas. (Si deseas ver vídeos con instrucciones para realizar los siguientes estiramientos, consulta mi canal de YouTube: https://www.youtube.com/@thevaginawhisperer).

Postura del bebé feliz modificada. Tumbada boca arriba, lleva ambas rodillas al pecho y sepáralas más allá del ancho de los hombros. Mantén la posición y respira cinco veces. Para aumentar el estiramiento, agárrate los tobillos por dentro o coloca las manos en la parte externa de los pies y acércalos al pecho.

Postura del niño. En cuadrupedia, junta los dedos de los pies y separa las rodillas. Lleva los glúteos hacia los talones y estira los brazos hacia delante. Mantén durante cinco respiraciones profundas.

Número cuatro acostada. Túmbate boca arriba con las rodillas flexionadas y los pies separados el ancho de las caderas. Cruza el tobillo derecho sobre la rodilla izquierda y lleva la pierna izquierda hacia el pecho, sujetándote el muslo con ambas manos. Mantén durante cinco respiraciones y repite del otro lado.

Número cuatro sentada. Sentada en una silla, cruza el tobillo derecho sobre la rodilla izquierda. Presiona la rodilla derecha hacia abajo con suavidad y flexiona el torso hacia delante con la espalda recta. Respira hondo cinco veces y cambia de lado.

Estiramiento del flexor de cadera sentada. Siéntate de lado en una silla sin reposabrazos. Estira una pierna hacia atrás y mantén la otra flexionada con el pie apoyado en el suelo, como en una zancada sentada. Respira hondo cinco veces y cambia de lado.

Postura gato-vaca. En cuadrupedia, coloca las manos separadas el ancho de los hombros y las rodillas justo por debajo de las caderas. Inspira hondo arqueando la espalda al tiempo que levantas la cabeza e inclinas la pelvis hacia delante. Espira redondeando la espalda y bajando la cabeza y la pelvis. Haz cinco respiraciones profundas.

Estiramiento *shin-box*. Sentada en el suelo, coloca una pierna delante con la espinilla en un ángulo de noventa grados y la otra detrás doblada en el mismo ángulo. Inclínate hacia la rodilla delantera con la espalda recta para notar cómo se te estira la cadera. Respira hondo cinco veces y cambia de lado.

Enhebrar la aguja. En cuadrupedia, con las muñecas justo debajo de los hombros y las rodillas justo debajo de las caderas, espira y desliza el brazo derecho (con la palma hacia arriba) por debajo del izquierdo. Apoya el hombro en la esterilla si es posible. Relaja la zona lumbar y siente cómo se estiran el hombro derecho, las costillas y la cintura. Mantén durante cinco respiraciones. Apoya la mano izquierda en el suelo, desliza el brazo derecho hacia fuera y regresa a la posición inicial. Repite del otro lado.

Perro boca abajo modificado. De pie detrás de una silla (o una superficie elevada), coloca las manos en el respaldo y empuja las caderas hacia atrás hasta formar una L con el cuerpo. La espalda debe quedar recta en paralelo al suelo. Para intensificar el estiramiento, camina un poco hacia delante y baja el pecho hacia el suelo. Respira hondo cinco veces.

Estiramiento en sentadilla profunda. Empieza de pie, con los pies algo más separados que los hombros y los dedos ligeramente hacia fuera. Despacio, flexiona las rodillas y lleva los glúteos hacia atrás como si fueras a sentarte. Mantén el pecho erguido y la espalda recta. Puedes apoyar los talones en el suelo o colocar una toalla enrollada o una esterilla de yoga bajo los talones para obtener más estabilidad. Mantén la postura durante cinco respiraciones lentas y luego sube poco a poco. Intenta incorporar este estiramiento a tu rutina diaria, por ejemplo, mientras te lavas los dientes o calientas el café por segunda o quinta vez.

Los protocolos son pautas que te ayudarán a mitigar la tensión o debilidad (o ambas cosas) en el suelo pélvico si estás experimentando problemas o deseas prevenirlos. Pero, como con todo en cuestiones de cuidado de la salud, cada persona es distinta, y no existe una receta válida para todas. Si sigues las pautas descritas y tus síntomas empeoran o no mejoran, consulta a un terapeuta especializado en salud pélvica para establecer el tratamiento apropiado para ti y regresa a estos protocolos cuando cuentes con información adicional que se ajuste a tus necesidades.

Cuándo barajar otras opciones

A veces sencillamente se requiere más que ejercicio, una postura correcta y entrenamiento muscular para mejorar o resolver un problema del suelo pélvico. Solucionar estos problemas, habituales y complejos, es como componer un rompecabezas, y en ocasiones no basta con la terapia. Entre los médicos especializados en afecciones de la salud pélvica, se cuentan los siguientes:

- Urólogo (cuidado de la vejiga y la salud sexual)
- Uroginecólogo (médico de la vejiga especializado en anatomía femenina)

- Gastroenterólogo (problemas de estómago, hígado y digestivos)
- Cirujano colorrectal (problemas avanzados de colon, recto y ano)
- Obstetra médico (atiende partos y salud reproductiva)
- Ginecólogo (cuidado de la salud reproductiva y sexual)
- Médico de medicina física y rehabilitación (músculos y nervios)
- Neurólogo (problemas de cerebro y nervios)
- Médico especialista en el manejo del dolor (dolor crónico)

Es posible realizar pruebas más exhaustivas; además, los medicamentos y procedimientos ayudan a tratar o mejorar los síntomas, y en muchos casos la cirugía ofrece a las mujeres el alivio que han estado buscando. La terapia se realiza junto con estos tratamientos adicionales para abordar los síntomas, pero también la causa que origina el problema de suelo pélvico. Estás empoderada con herramientas y técnicas para afrontar los síntomas y saber adónde acudir si necesitas más apoyo. Un tratamiento en equipo es el mejor, y si tus síntomas no remiten con la orientación proporcionada en este libro, visita a un médico.

El dentista para tu suelo pélvico

Muchas mujeres que acuden a mi consulta creen que, en lo que respecta a su salud pélvica, llegan demasiado tarde. Empecemos por el principio: nunca es demasiado tarde. Nunca. Conocer mejor tu cuerpo, implementar hábitos saludables y trabajar para superar o prevenir problemas de suelo pélvico no tiene fecha de caducidad. Puedes incorporar las prácticas básicas de este capítulo a tu vida a cualquier edad o en cualquier etapa, y te garantizo que notarás la diferencia.

Si bien desearía que todas aprendiéramos a cuidar del suelo pélvico antes, son muchas las cosas que podemos hacer para compensar el tiempo perdido. A medida que nos adentremos en los capítulos donde abordo problemas específicos, te iré animando a que no seas dura contigo misma ni te culpes. Esta educación debe integrarse en nuestro sistema de salud para que las mujeres la reciban desde jóvenes y de forma continua a lo largo de su vida. No podemos saber lo que no nos han enseñado. Estás aquí para remediarlo. Cambiar de hábitos requiere disciplina, pero, con compromiso y práctica, puede lograrse. Esta información puede cambiar tu futuro y, si la compartes, también puede cambiar el de otras personas.

Déjame concluir la primera parte con una historia. Tras casi diez años de práctica, empecé a ver a muchas mujeres que se habían sometido a cirugías en las que se les implantaba una malla en la vagina para tratar las pérdidas de orina o el prolapso de órganos pélvicos. El implante de malla quirúrgica era —y sigue siendo— un procedimiento habitual para corregir problemas de prolapso. Un día, al examinar a una de estas mujeres, quedó claro que la malla quirúrgica que debía sostenerle las paredes vaginales se estaba erosionando dentro de la vagina. Esta era la causa de su dolor pélvico, que derivó en una infección y en múltiples intervenciones para retirar los diminutos fragmentos de malla desintegrados que se dispersaban por todo su suelo pélvico.

Si bien me agradecí ser una fuente de confianza y poder ayudarla a manejar el dolor con ejercicios y masajes, también me sentí desalentada por el sufrimiento que ella y tantas otras mujeres con complicaciones por la malla habían vivido. Después de que por fin le retiraran todos los fragmentos y completara la terapia de suelo pélvico, se había liberado de un 80 % del dolor. Pero ojalá no hubiera tenido que pasar nunca por esa experiencia.

Muchos problemas de salud pélvica son tratables y, con la educación y el entrenamiento adecuados, pueden prevenirse. Por ejemplo, una mejora en las prácticas durante el parto reduciría el riesgo de complicaciones posparto, además de cesáreas innecesarias y problemas comunes del suelo pélvico como pérdidas, dolor y prolapso. ¿Y si esas mujeres que se sometieron al implante de malla hubieran recibido orientación sobre prácticas óptimas para el parto, ejercicios posparto o terapia antes de la menopausia para fortalecer el suelo pélvico? Quizá nunca habrían necesitado esta intervención, para empezar, y su experiencia sumamente dolorosa podría haberse evitado.

Creo que es posible crear un sistema preventivo de atención a la salud pélvica, porque ya existe en otras áreas de nuestro sistema sanitario, como la odontología. Desde que somos pequeños empezamos a ir al dentista de manera regular para aprender a cuidarnos los dientes con el cepillado y el hilo dental. También nos hacemos revisiones para detectar caries, deterioro, recesión de las encías o problemas de dentición que requieran seguimiento o tratamiento. Este cuidado continuo se prolonga toda la vida, y cuando surgen problemas se tratan.

Imagina que el cuidado del suelo pélvico estuviera integrado en tu vida de forma tan natural como el dental. Cuando los niños pequeños están aprendiendo a hacer pis y caca, los padres recibirían educación sobre hábitos óptimos para ir al baño. Podrían consultar con un terapeuta pediátrico especializado en suelo pélvico si sus hijos mojan la cama o presentan incontinencia o estreñimiento, preocupaciones comunes en la infancia relacionadas con el suelo pélvico. Durante la pubertad, ¿y si las jóvenes tuvieran revisiones rutinarias con un fisioterapeuta del suelo pélvico que les explicara cosas tan básicas como el modo de insertar un tampón o una copa menstrual, los síntomas anómalos de una menstruación dolorosa (un posible indicador temprano de endometriosis) o las pérdidas de orina al hacer ejercicio (que afectan al 45 % de las deportistas adolescentes)?

En las revisiones anuales con el médico de cabecera o el ginecólogo podrían formularse preguntas sobre hábitos al orinar y defecar, dolor o ardor vaginal, dolor durante las relaciones sexuales, síntomas premenstruales o dolor menstrual, molestias urinarias durante la práctica del deporte y antecedentes familiares de problemas pélvicos. Así se harían las derivaciones adecuadas a un terapeuta especializado en salud pélvica para tratar síntomas urinarios, intestinales, dolor pélvico o relaciones sexuales dolorosas.

A las embarazadas se les debería prescribir de manera automática fisioterapia del suelo pélvico para darles entrenamiento físico y abordar dolores y molestias comunes, que son frecuentes pero totalmente tratables. Una visita posparto al médico o matrona al cabo de seis semanas es insuficiente; debería hacerse una consulta con un fisioterapeuta del suelo pélvico y un seguimiento continuo hasta que la madre volviera al trabajo, al ejercicio, al sexo y a la vida cotidiana sin dolor ni problemas para orinar o defecar. Durante la perimenopausia y la menopausia, las mujeres deberían acudir a un terapeuta del suelo pélvico para aprender ejercicios que fortalezcan el suelo, que se debilita con la edad y el descenso de los niveles de estrógenos y testosterona.

Las conversaciones sobre salud pélvica deberían incorporarse de forma temprana y constante como un elemento más de la atención médica femenina en todas las etapas de la vida. Este enfoque integral aborda no solo los síntomas (como hacerse pis al reír, por ejemplo), sino también las causas (la debilidad del suelo pélvico tras el parto) y cómo mejorarlos (fortaleciendo o relajando el suelo pélvico). No se trata de un modelo de atención sanitaria estrafalario. Un montón de vaginas se beneficiarían.

En los siguientes capítulos exploraremos cada uno de los sistemas individuales relacionados con el suelo pélvico y veremos las distintas etapas de la vida en las que suelen producirse cambios. Una vez más, puede que estés aquí por un problema concreto o simplemente para aprender más cosas sobre tu cuerpo en general, pero te animo a leer todos los capítulos de este libro. Comprenderás realmente cómo funciona tu cuerpo, recibirás información y orientación para abordar cualquier problema de suelo pélvico y aprenderás a prevenir complicaciones en el futuro. Vayamos al grano abordando primero mis dos temas favoritos: hacer pis y hacer caca.

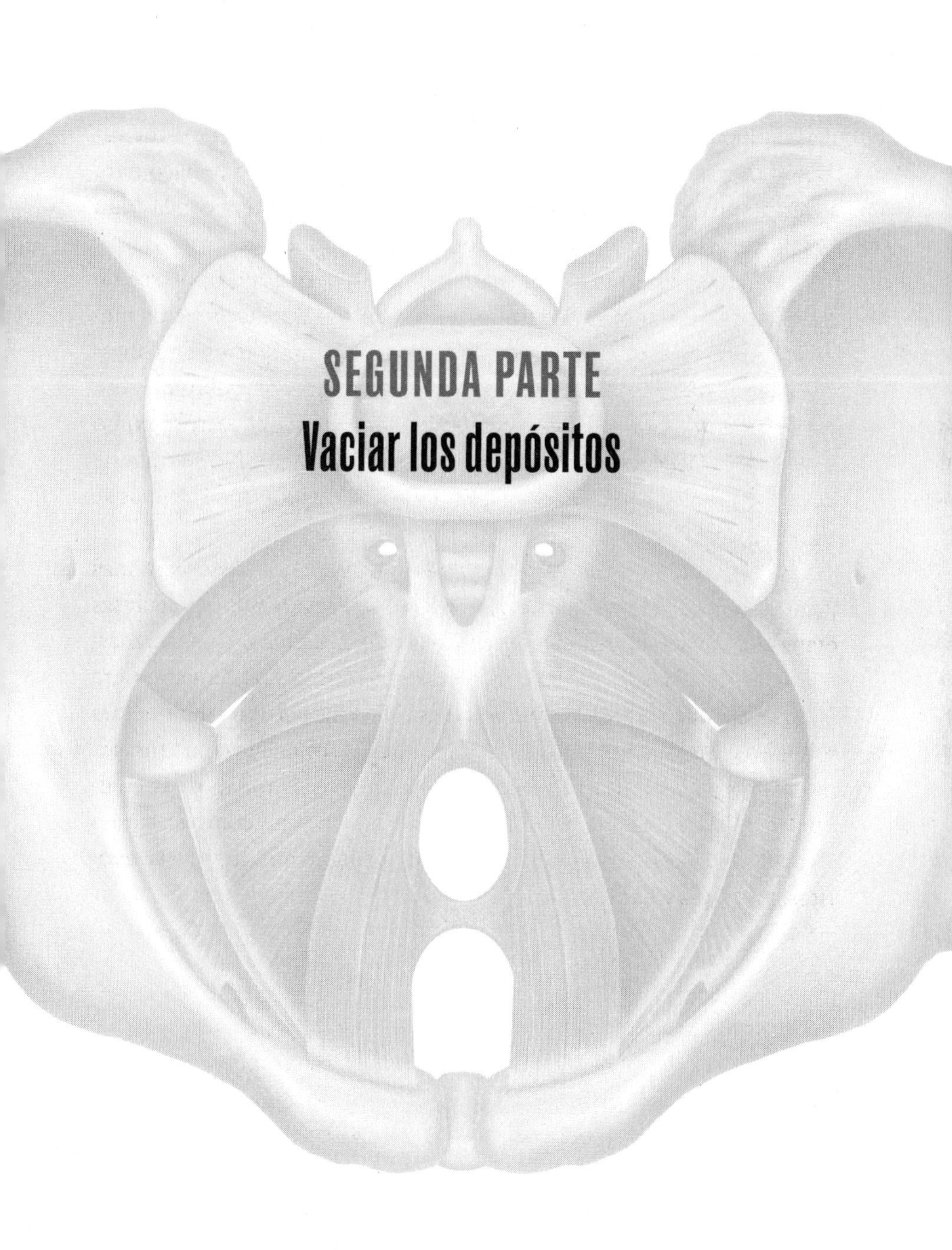

SEGUNDA PARTE
Vaciar los depósitos

3

Controla esa vejiga

Sandra, emocionada por su inminente jubilación como maestra, siempre contaba las horas que faltaban para el paseo del sábado por la mañana con su mejor amiga. Llevaba más de veinte años dando sus dos vueltas al City Park, en Nueva Orleans, lloviera o hiciera sol. Pero, a medida que se acercaba el día de jubilarse, las frecuentes ganas de orinar empezaron a afectar a su rutina. «A regañadientes, dejé el café de la mañana del sábado, evitaba beber agua antes de salir y hacía pis justo antes de marcharme y cuando pasaba por delante del baño, tras cada vuelta. Así me fue bien… durante un tiempo».

Las estrategias de Sandra la ayudaban a mantener la rutina de salir a caminar, pero el problema se agravó. Pronto no pudo ni completar una vuelta sin luchar contra las ganas de hacer pis. Como solo había un baño al inicio del paseo, se ponía una compresa «por si acaso», y en varias ocasiones le resultó muy útil. Y entonces llegó el día en que no logró contenerse. Para cuando llegó al baño no solo tenía la compresa completamente empapada, sino que la orina le goteaba por la pierna. Mortificada y desanimada, Sandra se planteó renunciar del todo a los paseos. Podía sobrellevar lo de dejar el café de la mañana, pero la idea de perderse la rutina de ejercicio con su amiga por miedo a mojarse los pantalones era desoladora.

Orinar parece una función humana muy básica, de modo que esperamos que sea sencilla. Desde que somos unos recién nacidos en pañales y a lo largo de la infancia hasta la edad adulta, no nos paramos a pensar realmente en cómo orinamos. Tenemos ganas, aguantamos hasta que llegamos al baño, nos sentamos en el inodoro (o nos limitamos a agacharnos si está asqueroso) y entonces sale el pis. Fácil, ¿no? Sin embargo, durante determinadas etapas de la vida, estas funciones básicas pueden empezar a cambiar. Los problemas para orinar surgen a cualquier edad, pero, a medida que pasan los años se incrementan las probabilidades de averías en la fontanería. La verdad es que muchas mujeres sufren problemas de orina en algún momento de su vida. La cuestión es que la mayoría de las veces no se trata de un problema de orina sin más, sino también de suelo pélvico.

La relación entre hacer pis y el suelo pélvico es complicada, pero todas podemos prevenir problemas de orina y saber cómo resolverlos una vez que comprendemos la colaboración del suelo pélvico y la vejiga. Antes de que hablemos de qué hacer cuando tu vejiga y tu suelo pélvico no trabajan de forma óptima y conjunta, veamos cómo funciona la vejiga y el importante papel que desempeña el suelo pélvico en el proceso de micción (una pista: ayuda a mantener el pis dentro y a que salga fuera).

El trabajo conjunto del suelo pélvico y la micción

Cuando mis hijos eran pequeños jugaban con trenes. A lo largo de las vías que rodeaban el suelo del salón, instalaban pequeñas estaciones, en las que el tren se detenía antes de llegar a su destino final, debajo del sofá. De forma similar, la orina sigue un recorrido con varias paradas desde donde se produce hasta su destino final: el inodoro.

Primera parada: los riñones. Todas sabemos cómo son las alubias rojas (en Nueva Orleans tenemos la tradición de cocinarlas los lunes con arroz); los riñones se asemejan a estas alubias, están situados entre la parte media y baja de la espalda y miden algo más que la palma de la mano. Tienes dos, y su función es filtrar la sangre, eliminar desechos y producir orina.

Segunda parada: la vejiga. La orina fluye continuamente desde cada riñón, a través de un conducto llamado «uréter», hasta la vejiga, ubicada en la parte baja de la pelvis, donde se almacena hasta que se expulsa del cuerpo. A medida que la vejiga se llena, sus paredes musculares se expanden y envían una señal al cerebro: «¡Eh, me estoy

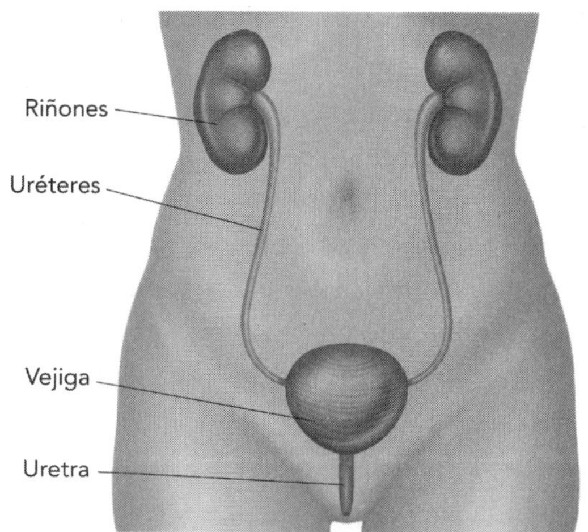

Sistema urinario femenino: vista frontal de los riñones, los uréteres, la vejiga y la uretra.

llenando de verdad!». Para retener la orina, los músculos del suelo pélvico (recuerda ese esfínter urinario del que hablamos en el capítulo 1) se contraen hasta que estás lista para vaciar la vejiga.

Tercera (y última) parada: el inodoro. La orina se traslada desde la vejiga al exterior a través de un conducto tubular de unos cinco centímetros de longitud llamado «uretra», que comienza en la base de la vejiga y atraviesa el suelo pélvico y el esfínter urinario hasta salir por el orificio uretral.

Aquí finaliza la ruta, y la orina termina en el inodoro o el que sea su último destino. Durante este proceso, los músculos del suelo pélvico cumplen dos funciones: comprimir y cerrar el esfínter urinario para retener la orina en la vejiga a medida que se llena y relajarlo para permitir su salida. Así es como debería funcionar. Pero, por desgracia, las cosas no siempre salen como planeamos. A continuación tienes algunas de las quejas y confesiones que me han hecho las mujeres a lo largo de los años:

> «Cada vez que me río tengo una pérdida».
>
> «Tengo que empujar para que empiece el flujo».
>
> «Por la noche me levanto cinco veces a hacer pis y pierdo el sueño».

«Desde que tuve hijos, el flujo de orina me salpica los muslos».

«Cada vez que hago *jumping jacks*, tengo la sensación de que voy a mojarme los pantalones».

El suelo pélvico y la vejiga están interconectados. Igual que cuando en mi casa alguien no está contento (normalmente yo) y todos lo sufren (mi marido y mis hijos). Cuando hay un problema muscular en el suelo pélvico (debilidad, tensión o descoordinación), la función de la vejiga se ve afectada (pérdidas, dolor, esfuerzo, vaciado incompleto, etcétera).

Mi paciente Karissa era universitaria y animadora cuando acudió a mí en busca de ayuda con las pérdidas de orina. Nunca había estado embarazada ni había dado a luz. De hecho, apenas había tenido unas pocas experiencias sexuales desde que empezó la universidad. Me contó que ya en el instituto notaba pequeñas pérdidas al ejecutar saltos o volteretas. Sin darle demasiadas vueltas, se ponía medias negras en los entrenamientos y un salvaslip en los partidos para evitar pasar vergüenza. En la universidad, las pérdidas se volvieron más frecuentes y el uniforme era verde, así que ya no podía disimular la humedad con ropa oscura. No quería dejar de ser animadora, pero tampoco quería enfrentarse a la posibilidad de sufrir una pérdida y que todo el mundo lo viera.

Muchas deportistas y mujeres jóvenes que nunca han estado embarazadas tienen pérdidas de orina, porque los problemas de micción relacionados con el suelo pélvico pueden deberse a multitud de factores, algunos de los cuales a menudo ni barajamos, como:

- Ejercicio de alta intensidad, que con el tiempo incrementa la presión en la vejiga.
- Esfuerzo prolongado durante el parto, que estira los músculos y ligamentos del suelo pélvico y puede causar daños en los nervios.
- Descenso en los niveles de estrógenos, que reducen las paredes de la vagina que sostienen la uretra y la vejiga.

- Posponer la micción, lo que produce tensión en la musculatura del suelo pélvico y dificultades para vaciar la vejiga.
- Esfuerzo crónico al defecar, que debilita los músculos del suelo y afecta al soporte de la vejiga.

En los supermercados o farmacias existe una sección entera dedicada a productos para la incontinencia. Si te has visto en la posición de tener que comprarlos, ¿los dejaste en lo alto del carro de modo que todo el mundo pudiera verlos o deseabas esconderlos debajo de una lechuga o una caja de cereales? Si te identificas con lo primero, ¡felicidades! Adoro esa seguridad. La mayoría, sin embargo, se identifica con lo último. Me encanta que estos productos resulten tan accesibles, pero, teniendo en cuenta la frecuencia con que se usan, el estigma social que los rodea es lamentable. ¿Significa esto que todas las mujeres están abocadas a mojarse las bragas o a hacer pis demasiado a menudo en algún momento de su vida? ¿Y lo aceptamos y escondemos sin más? La respuesta: no.

Tanto Karissa como Sandra necesitaban que alguien susurrase a sus vaginas, al igual que muchas de nosotras en algún momento de nuestra vida. Aunque ahora mismo orines perfectamente y todo parezca estar en su sitio, si tienes suelo pélvico (como todo el mundo), los problemas pueden surgir cuando menos te lo esperes. Este es el motivo por el que conocer la forma adecuada de hacer pis y los consejos de prevención y comprender cómo incorporar la terapia del suelo pélvico a tu vida puede hacerte (a ti y a tu suelo pélvico) un bien enorme.

La forma correcta de hacer pis

Lo creas o no, existe una forma correcta de hacer pis. Desearía poder transmitir esta información a todas las niñas en el momento en que pasan a utilizar el orinal de las mayores para que la llevaran consigo hasta la vida adulta. Las pautas que aparecen a continuación te orientarán sobre las mejores prácticas para orinar con el fin de optimizar la salud de tu suelo pélvico ahora mismo. Después de ponerlas en práctica, enseña estos seis consejos a tus hijas, familiares, amigas, socias y pacientes, pues esta pedagogía sencilla salvará muchos suelos pélvicos.

Siéntate, no te acuclilles

A mí me gusta sentarme, mucho. Solo hay que preguntar a mi marido y a mis hijos. Si vamos a algún parque, seré la primera en encontrar un banco en el que arrellanarme. Quizá porque a menudo estoy de pie mientras trabajo con pacientes o porque mis cansados huesos de madre aceptan cualquier descanso posible, me gusta sentarme. Y, por suerte para mí y para mi suelo pélvico, otro gran momento para aprovecharlo es cuando hago pis.

Sentarte en el retrete para hacer pis ayuda al suelo pélvico y a los esfínteres urinarios a relajarse con el fin de que vacíes la vejiga por completo. Afianza los pies en el suelo, inclínate hacia delante y descansa los antebrazos en las rodillas. Tal vez incluso notes que los músculos del suelo pélvico se te relajan en esta posición, pues es la óptima para orinar.

Puede que algunas de vosotras estéis pensando: «¡Ah, no, Sara! ¡Yo no pienso sentarme en un baño público!». Pero préstame atención. Cuando permaneces suspendida por encima del inodoro, la mus-

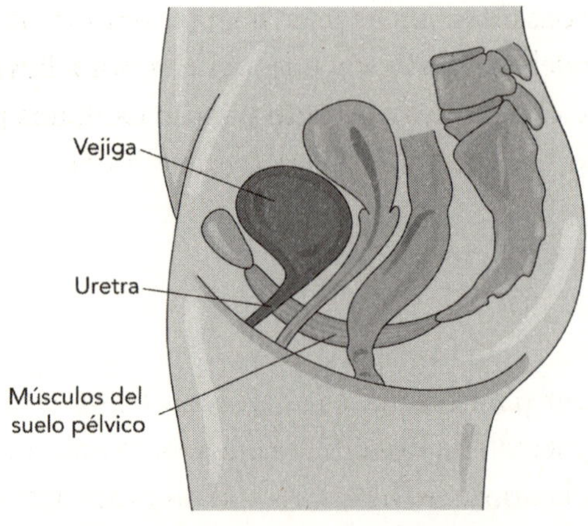

Vejiga femenina (vista lateral).

culatura de tu suelo no se relaja por completo y es posible que la vejiga no se vacíe del todo, lo que te lleva a hacer un esfuerzo y a necesitar orinar de nuevo al cabo de unos minutos, cosa que no es ideal. Si te ves capaz de limpiar la taza del inodoro, desinfectarla con una toallita o cubrir el asiento con papel higiénico, hazlo, por favor, y siéntate.

No obstante, ¿qué deberías hacer si tienes que permanecer de pie para hacer pis? En Nueva Orleans, donde vivo, tenemos el Mardi Gras, que en realidad no se limita a un día, sino que se extiende durante dos semanas y está repleto de fiestas de barrio, desfiles, música, bebida y escasos baños limpios. Si asistes a un desfile, sin duda te verás con la vejiga llena y el único lavabo disponible será el hediondo retrete portátil de la esquina. Dadas las circunstancias, sentarte a hacer pis queda descartado.

Si surge una circunstancia similar, puedes mantener el trasero por encima del inodoro, inclinarte hacia delante y descansar parte del peso de tu cuerpo en los codos (lo llamo «sentadilla hacia delante»). Esta posición es tu plan B en el caso de un retrete no apto para sentarse. ¿Y qué pasa cuando vas de acampada o a un concierto al aire libre o caminas por el mar y tienes que orinar? Si no hay un retrete a la vista, adopta esa misma posición y apoya una mano en una pared o en un árbol a tu espalda para descansar el peso del cuerpo e inclínate hacia atrás (lo llamo «la inclinación hacia atrás»), o lleva una mano hacia delante para agarrarte a una rama o a un poste (el «con una mano») o, si estás entrando en el agua del mar, ponte en cuclillas y descansa el peso en los antebrazos. En todas estas situaciones, inspira hondo varias veces, relaja los músculos del suelo pélvico y deja que la orina fluya. Si no hay papel higiénico (o el que hay no es apto para su uso), una pequeña sacudida al terminar hace que salgan esas últimas gotitas.

Di «no» a orinar con fuerza

Si empujas al hacer pis (léase orinar con fuerza), no estás sola, pero existe una forma mejor. La pared de la vejiga es un músculo que se encarga de expulsar la orina. No hace falta que empujes para vaciar la vejiga. Esa presión adicional puede, con el tiempo, estirar los músculos y ligamentos del suelo pélvico y provocar debilidad en el suelo, pérdidas de orina e incluso prolapso de órganos pélvicos.

¿Está bien si empujo para expulsar esas últimas gotas? No me siento vacía hasta que lo hago.

Tus riñones están filtrando sangre sin parar, lo cual crea orina sin parar. Tu vejiga siempre está acumulando orina. Hipotéticamente, podrías ir soltando gotitas todo el día, pues siempre seguirá fluyendo orina a tu vejiga. La cantidad normal de orina que permanece en la vejiga después de que hagas pis (lo que se denomina «volumen residual») ronda los cincuenta milímetros, en torno a la cuarta parte de una taza. Si sientes que necesitas expulsar esas últimas gotas, intenta sacudir las caderas de un lado al otro y balancearte adelante y atrás varias veces. O prueba la técnica del doble vaciado, que consiste en orinar, limpiarte, levantarte y luego volver a sentarte para intentar liberar las últimas gotas que puedan quedar. Si no sale nada más, levántate sabiendo que has hecho todo lo posible para vaciar la vejiga sin empujar.

No hagas kegels mientras orinas

Los kegels, como sabemos, fortalecen los músculos del suelo pélvico. Al realizarlos mientras orinas, tensas y contraes la musculatura en lugar de relajarla para vaciar la vejiga. Contraer los músculos mientras haces pis envía un mensaje contradictorio a tu cerebro y evita que tu vejiga se vacíe por completo. Orinar es el momento de relajar los músculos del suelo pélvico, no de tensarlos haciendo kegels.

Hay una excepción, y solo una, a esta regla. Muchos terapeutas, incluida yo misma, indican a sus pacientes que traten de realizar una contracción kegel una sola vez mientras orinan para ver si consiguen detener el flujo. Esto puede resultar efectivo para comprobar si estás haciendo el kegel correctamente y si tus músculos se contraen de forma adecuada para contener la orina. De manera que puedes hacerlo una vez a modo de prueba. Luego no vuelvas a hacer kegels mientras orinas nunca.

Haz pis cuando tengas ganas

No quieres perderte detalle de la película, no quieres parar en la gasolinera, no quieres quedarte sin tu sitio en la cola, así que te aguantas. Pero retener la orina cuando tienes muchas ganas causa estrés y tensión en tu suelo pélvico. La frecuencia normal de micción es de cada dos a cuatro horas a lo largo del día y de cero a dos veces durante las horas de sueño, por la noche. Si pospones las ganas de hacer pis, extendiéndolo más de cuatro horas, o las aguantas a menudo a lo largo del día, puede que los músculos de tu suelo pélvico entren en un estado de tensión crónica y tengas dificultades para relajarte cuando por fin vayas al baño. Además, tu vejiga se llena en exceso para acoger un gran volumen de orina y es menos eficiente al vaciarse, lo que comporta un vaciado incompleto y posiblemente incluso infecciones del tracto urinario.

Evita orinar por si acaso

«Creo que debería hacer pis antes de que nos vayamos». Es probable que estas palabras hayan salido de tus labios en algún momento cuando sabes que no vas a tener un baño cerca. Si bien puede parecer una decisión sensata, en realidad no es buena para tu suelo pélvico. Normalmente la vejiga se expande a medida que se llena de orina, y los nervios de la vejiga comunican a tu cerebro que se está llenando y tendrás que vaciarla pronto. Si sueles hacer pis por si acaso y vacías la vejiga antes de que se produzca esa señal de expansión, tu vejiga puede volverse más sensible y señalar las ganas con mayor frecuencia. Antes de que te des cuenta, te ves con ganas de orinar todo el tiempo. Esto es habitual y por completo reversible. Más adelante en este mismo capítulo explico técnicas para suprimir las ganas que te ayudarán a posponer la micción y recuperar la normalidad.

¿Pasa algo por orinar de pie en la ducha? ¿Es malo para mi suelo pélvico?

Orinar en la ducha puede resultar práctico, y estupendo para el medio ambiente, pero hay cierta controversia en torno a si podría dañar o causar algún problema en el suelo pélvico. En mi calidad de experta en orinar en la ducha además de terapeuta certificada en suelo pélvico, puedo asegurarte que no te causará ningún daño siempre y cuando no empujes. En algunos casos, orinar en la ducha se ha demostrado útil, incluso; cuando a las mujeres les cuesta hacer pis o sienten tensión en los músculos del suelo pélvico después de someterse a una cirugía o dar a luz, una ducha caliente y unas respiraciones profundas pueden ayudarlas. Una advertencia: si tienes problemas de urgencia urinaria y el sonido del agua corriente te provoca una necesidad incontrolable de orinar, la ducha puede desencadenar o exacerbar el problema, incluso causar pérdidas. Si no es tu caso, siéntete libre de hacer pis en la ducha.

Hidrátate, pero no te pases

Muchas de nosotras evitamos ingerir líquidos con la esperanza de reducir la probabilidad de hacer pis y sufrir pérdidas durante un día o acontecimiento importante. Pero, sin la hidratación adecuada, tu orina se vuelve demasiado concentrada (como la de color amarillo oscuro de la primera micción matutina), tienes que hacer pis con mayor frecuencia y corres más riesgo de sufrir una infección del tracto urinario. La deshidratación, además, puede provocar estreñimiento. Las heces duras contenidas en la pelvis ejercen presión en la vejiga y también llevan a más urgencia o pérdidas. De modo que la directriz es simple: mantente hidratada. Una hidratación correcta tiene enormes beneficios para tu suelo pélvico. Sorbe agua a lo largo del día en lugar de apurar un vaso entero de golpe y evita tomar bebidas que puedan causar una mayor urgencia de hacer pis (todo lo bueno: café, alcohol, agua con gas y bebidas carbonatadas). Evita asimismo la sobrehidratación. Llenar demasiado la vejiga puede llevarte a orinar con excesiva frecuencia. Si tu pis es cristalino y vas al baño con una frecuencia exagerada, no pasa nada porque reduzcas la ingesta de agua.

A menudo pensamos que estos pequeños detalles —beber menos agua, hacer pis por si acaso solo porque estamos cerca de un baño o aguantar hasta la siguiente parada aunque tengamos ganas— no son gran cosa. Pero, con el tiempo, estas pequeñas decisiones pueden tener un gran impacto en nuestro suelo pélvico. Recuerdo a Maya, una paciente de veinticinco años, maestra, que solía aguantarse las ganas porque no podía dejar solos a sus alumnos en clase. Como resultado, cuando por fin tenía la oportunidad de ir al baño, le costaba iniciar el flujo de orina. Tenía los músculos del suelo pélvico tan tensos de haber contenido la urgencia de hacer pis que debía empujar para iniciar el flujo y sentir que vaciaba la vejiga por completo.

Retrasar de manera crónica las visitas al baño la llevó a desarrollar tensión muscular en el suelo pélvico y a tener que hacer fuerza para orinar, lo que con el tiempo le provocó un estiramiento excesivo de la musculatura y, al final, un prolapso de la vejiga. La parte anterior de su pared vaginal, que sostiene la vejiga, se debilitó tanto por el esfuerzo al orinar que la vejiga la empujó hacia abajo y por la abertura vaginal. Si esto puede resultar devastador para una mujer de cualquier edad, para alguien tan joven como Maya fue especialmente difícil.

Tras hacer terapia durante tres meses, Maya descubrió la causa de su problema: posponer la necesidad de orinar le había provocado el prolapso de la vejiga. Entenderlo le permitió reconocer la importancia de ir al baño cuando lo necesitaba, así que dispuso que un auxiliar acudiera a media mañana para proporcionarle una pausa para el baño. Sin aguantarse y desarrollando más tensión en los músculos del suelo pélvico, fue capaz de relajarse e iniciar el flujo de orina. Ya no hacía fuerza. Con ejercicio y algunos cambios en el estilo de vida, el prolapso mejoró. La historia de Maya es un ejemplo de por qué estos seis hábitos a la hora de hacer pis son esenciales para prevenir los problemas de suelo pélvico y superarlos. (También demuestran que los docentes necesitan más pausas para ir al lavabo).

Cuando surgen problemas para orinar

Ahora que ya conoces el trabajo conjunto de la vejiga y el suelo pélvico, y sabes cómo orinar correctamente, es probable que tengas una mejor idea de cómo surgen los problemas. A algunas mujeres, los síntomas les aparecen de forma repentina; los de otras evolucionan poco a poco, y pasan de una pérdida ocasional al estornudar a provocar la necesidad de usar compresas o salvaslips de forma habitual.

Si estás experimentando algún problema, uno de los primeros pasos es determinar si tu suelo pélvico está demasiado tenso o demasiado relajado. Vuelve al capítulo 2 para identificar si tu musculatura tiende más hacia la tensión o hacia la debilidad. Esta información te guiará mientras lees sobre tus posibles síntomas en las próximas páginas.

Pérdidas de orina

Las pérdidas de orina, también llamadas «incontinencia urinaria», se producen en un momento inoportuno o inapropiado. Pueden ser tan leves como que salgan unas gotas de pis cuando toses o te ríes y tan graves como vaciar el contenido entero de la vejiga cuando te encaminabas al baño. Pero no importa si tus síntomas son leves o graves, hacerse pis encima es simplemente una pesadilla. Una de cada dos de nosotras experimentará incontinencia a lo largo de su vida, y eso puede limitar la capacidad para socializar, hacer ejercicio, mantener relaciones sexuales e incluso viajar. Afecta a nuestra salud mental y emocional, pues consume nuestra mente con pensamientos como: «¿Huelo?», «¿Se ve a través del pantalón?», «¿Dónde está el baño más cercano?».

Hace poco empecé a jugar al tenis para reunirme cada semana con un grupo de amigas y hacer ejercicio al aire libre. Una tarde, durante un partido, salté hacia un lado para devolver una pelota y noté una pequeña pérdida de orina. «¡Mierda!», pensé. No solo me preocupaba tener alguna mancha visible en la entrepierna de los leggings color rosa, sino que durante el resto del partido me contuve de saltar o hacer movimientos rápidos por miedo a que volviera a pasarme. Y perdí. Lo peor es que soy la autoproclamada Mujer que Susurra a las Vaginas. Si yo tengo pérdidas mientras hago ejercicio, ¿qué dice eso de mí? Pues bien, amiga mía, dice que la disfunción del suelo pélvico y las pérdidas de orina pueden ocurrirle a cualquiera, incluso a mí, que me paso el día instruyendo sobre orinar, defecar y el suelo pélvico. Mi cuerpo está cambiando. Estoy probando deportes nuevos y exigiéndole cosas distintas. Y, al igual que el suelo pélvico de muchas de vosotras y de las mujeres con las que trabajo, el mío también necesita cuidados. Clasifiquemos la incontinencia en tres categorías:

Pérdidas al estornudar: incontinencia de esfuerzo

Las pérdidas de orina que se producen al toser, estornudar, reír, saltar, correr o vomitar se conocen como «incontinencia de esfuerzo». A la larga, la presión sobre la vejiga supera la capacidad de los esfínteres urinarios y del suelo pélvico para retener la orina. Por eso se escapa. Karissa, la animadora universitaria que vino a verme porque sufría pérdidas, presentaba este tipo de incontinencia. Es, sin duda, la forma más común en las mujeres, y también la que se trivializa con mayor frecuencia. Pero ninguna pérdida de orina —ni siquiera por un estornudo— debe considerarse normal.

La incontinencia de esfuerzo a menudo se debe a una debilidad o hipoactividad en la musculatura del suelo pélvico, y la solución son ejercicios de fortalecimiento como los kegels. Sin embargo, también pueden producirse pérdidas con la hiperactividad muscular, cuando los músculos del suelo están demasiado tensos y los kegels empeorarían la incontinencia. Por eso, antes de empezar a apretar para mejorar los problemas de pérdidas, es clave determinar si tu suelo pélvico está débil (hipoactivo) o tenso (hiperactivo) para elegir el tratamiento adecuado.

Si padeces incontinencia de esfuerzo y debilidad muscular, aquí tienes un protocolo bastante sencillo para fortalecer y ofrecer soporte a las paredes vaginales y al suelo pélvico.

Realiza ejercicios de fortalecimiento del suelo pélvico. En función de si estás tratando de detener una pérdida cuando estornudas o permanecer seca durante una carrera de diez kilómetros, te conviene entrenar los músculos del suelo pélvico para lo que necesites que hagan. Sigue el protocolo básico de fortalecimiento empezando con contracciones rápidas (tres series de diez repeticiones) y más largas, de cinco a diez segundos (tres series de diez repeticiones), pero deteniéndote si pierdes el ritmo o no puedes mantener la contracción sin contener el aliento, apretar los glúteos y los muslos o incluso doblar los dedos de los pies (la fuerza de los dedos no te ayudará a prevenir pérdidas). Si estás trabajando para mejorar la incontinencia con ejercicios de alta intensidad, puedes realizar estas contracciones junto con movimientos más dinámicos como pequeños saltos, sentadillas, zancadas y, en definitiva, incorporar la contracción del suelo pélvico/kegel y la relajación a cada repetición de fortalecimiento.

Aprieta antes de estornudar. Cada vez que noto que me viene un estornudo, cruzo las piernas y realizo el *knack* (explicado en la página 70) para prevenir una pérdida. Esta precontracción enseña a tu suelo pélvico a activarse cuando necesitas prevenir pérdidas. Ahora bien, puede que no funcione de inmediato o todo el tiempo, pero, al entrenarte para «apretar antes de estornudar» o «hacer un kegel antes de toser», a la larga puedes prevenir esas pequeñas pérdidas… tanto si cruzas las piernas como si no.

Mantente por debajo de tu umbral de tejido. Cuando retomes los entrenamientos, las carreras o los saltos, puede que hagas tus primeros diez *jumping jacks* y pienses: «Hurra, sin pérdidas. ¡Funciona!». Y entonces, en el *jumping jack* número once, mojes las bragas. Esto significa que tu suelo pélvico rinde, pero, después de tanto tiempo, se está fatigando, está trabajando más allá del umbral de lo que puede manejar en ese momento. Lo mismo se aplica a correr o levantar pesas si empiezas a tener pérdidas cuando alcanzas un umbral de distancia o peso. Mantente por debajo del umbral de lo que puede manejar tu suelo pélvico. Este umbral fluctuará dependiendo de lo llena que esté tu vejiga, la hora del día a la que entrenes o incluso la fase en la que estés de tu ciclo menstrual. Escucha lo que te indica tu suelo pélvico y haz una pausa.

Usa un soporte para la vejiga si lo necesitas. La incontinencia de esfuerzo ocurre cuando la presión desde arriba, pongamos por caso al toser o estornudar, supera la capacidad de los músculos del suelo pélvico para sostener la vejiga desde abajo y se produce una pérdida de orina. Colocar un soporte interno para la vejiga dentro de la vagina sirve para aliviar la presión sobre la uretra y la vagina y reducir las pérdidas. Estos soportes pueden ser tan básicos como insertar un tampón, o más avanzados, como un dispositivo que no necesite receta o un soporte recomendado por el médico, por ejemplo, un pesario. Se emplean de forma temporal, mientras trabajas en recuperar la fuerza muscular, o como soluciones a largo plazo para retrasar una cirugía y evitar que las pérdidas o el prolapso empeoren. Puedes utilizarlos solo durante actividades que te provoquen pérdidas o llevarlos todo el día para mayor soporte. Asegúrate siempre de seguir las instrucciones de uso y retirada específicas del soporte que elijas. Por ejemplo, un tampón debe cambiarse cada ocho horas, mientras que algunos pesarios pueden llevarse puestos varios días consecutivos.

«Necesito un lavabo ya»: incontinencia de urgencia

La incontinencia de urgencia es la pérdida de orina que se produce cuando sientes una necesidad apremiante de hacer pis. Sandra, que tenía pérdidas mientras caminaba con su amiga por el parque, sufría este tipo de incontinencia. Si sientes unas fuertes ganas al lavarte las manos o al oír correr el agua y, antes de que te des cuenta, ya te está resbalando la orina por la pierna, tienes incontinencia de urgencia. Como ya he mencionado, orinar en la ducha no causa problemas en el suelo pélvico, pero, si el mero hecho de abrir el grifo de la ducha te provoca una necesidad incontrolable de orinar, puede ser una señal de urgencia urinaria y de un problema de suelo pélvico.

El tratamiento para la incontinencia de urgencia se centra en desarrollar una musculatura fuerte pero relajada y coordinada para ayudarte a posponer las ganas, ordenar a tu vejiga que se calme y retener la orina hasta que llegues al baño. Las mujeres e incluso los hombres que tienen incontinencia de urgencia a menudo orinan por si acaso para evitar el apremio de ir al baño, pues temen no llegar a uno a tiempo.

Suprime la necesidad con la respiración. Tu diafragma, el músculo respiratorio que tienes bajo las costillas, y el suelo pélvico trabajan en armonía. Hacer respiraciones diafragmáticas profundas puede ayudarte a relajar el suelo pélvico. Colócate las manos a los lados de la caja torácica. Al inhalar, imagina que el aire te expande las costillas, abriéndolas como si fueran un paraguas. Las manos te proporcionarán un punto en el que concentrar la respiración para conseguir de manera natural que tu suelo pélvico se distienda. Programa estas respiraciones a lo largo del día: en la ducha, después de una reunión estresante o mientras haces cola, o antes de acostarte.

Suprime la necesidad con kegels. Cuando se produce esa necesidad, deja de moverte, siéntate (si es posible) y aprieta la musculatura del suelo pélvico (kegel) rápido y con fuerza unas diez veces. Esto indica a tu vejiga que deje de enviar la señal de urgencia. Una vez desaparece esa urgencia, continúa con lo que estás haciendo y dirígete al baño con calma. Si reaparece la urgencia, repite el proceso. Si aparece justo cuando estás bajándote las bragas, haz una pausa y aprieta el suelo pélvico con fuerza al tiempo que te sientas en el inodoro. A continuación, respira hondo varias veces para ayudar a relajar el suelo pélvico con el fin de iniciar el flujo de orina.

Suprime la necesidad con distracción. La distracción nos ayuda a apartar la mente de algo y, aunque a menudo sea un inconveniente, en el caso de olvidar la necesidad urgente de hacer pis puede resultar de gran ayuda. Antes te he recomendado que orinaras solo cuando lo necesitases, y distraerte y posponer esa necesidad lo contradice. Pero, dado que la incontinencia de urgencia a menudo te hace orinar con una frecuencia excesiva cuando realmente no necesitas ir al baño, distráete revisando el email, llamando por teléfono o dando un paseo, o sencillamente céntrate en la respiración para apartar la atención del «tengo que ir al baño ya» que se repite sin cesar en tu mente.

Evita alimentos y bebidas que provoquen la necesidad urgente de orinar. Si experimentas la urgencia frecuente de orinar, limitar los alimentos y bebidas que pueden ocasionar dicha urgencia quizá te resulte de ayuda. Las bebidas son prácticamente cualquier cosa que consideramos fabulosa, como el café, las bebidas carbonatadas, como el agua con gas, las bebidas con cafeína y el alcohol. Entre los alimentos se incluyen los picantes y las comidas y los zumos cítricos o ácidos. Estos pueden irritar la vejiga, haciendo que desees vaciarla más rápido, o, como llegan enseguida a ella, provocarte unas ganas repentinas e intensas de ir al baño.

Controla el estreñimiento. Sé que esta parte del libro trata sobre la micción, pero no podemos hablar de pis sin hablar de caca. El motivo es que los órganos que manejan ambas cosas son vecinos en la pelvis y se afectan el uno al otro. Si tu recto está lleno debido al estreñimiento, ocupa más espacio en la cavidad pélvica y presiona la vejiga, lo que puede hacer que orines con más frecuencia o incluso que tengas pérdidas. Además, con el tiempo, hacer fuerza al evacuar debilita los músculos del suelo pélvico. Así que un consejo clave para cuidar tu vejiga es cuidar también tus intestinos. Más sobre esto en el próximo capítulo.

Mezclándolo todo: incontinencia mixta

Finalmente, está la incontinencia mixta. Si experimentas tanto la incontinencia de esfuerzo como la incontinencia de urgencia, perteneces a la categoría de incontinencia mixta. Esto viene a significar que sufres pérdidas al toser o estornudar y, si sientes la necesidad urgente de ir al baño, no sales muy bien parada. El tratamiento de la incontinencia mixta comporta seguir las dos recomendaciones que aparecen más arriba para la incontinencia de esfuerzo y la de urgencia, pero te sugiero que empieces abordando la que te resulte más problemática. Si sientes una necesidad apremiante y tienes pérdidas cuya frecuencia supera los estornudos, puedes plantearte tomar medicación mientras trabajas en fortalecer tu suelo pélvico. Si sufres pérdidas ocasionales con el agua corriente pero siempre te ocurre cuando sales a correr, céntrate más en el protocolo de fortalecimiento y las estrategias para la incontinencia de esfuerzo.

Micción frecuente a lo largo del día

Como he mencionado antes, la frecuencia normal para orinar es de entre dos y cuatro horas a lo largo del día. La micción frecuente a menudo se debe a una afección llamada «síndrome de la vejiga hiperactiva» (SVH), que causa una necesidad frecuente y repentina de hacer pis que cuesta controlar. La micción frecuente también puede ocasionar pérdidas si no logras llegar a tiempo al baño. Si la sufres, trata de no estresarte; aquí tienes unas cuantas medidas que puedes tomar para mitigar el problema.

Utiliza técnicas para suprimir la urgencia

Si crees que vas al baño con demasiada frecuencia porque tienes una necesidad constante de hacer pis, pon en práctica las técnicas de supresión de la urgencia que se explican en este capítulo.

Programa pausas para hacer pis durante el día

Intenta incorporar lo que se conoce como «micciones programadas»: una estrategia para ayudarte a aumentar gradualmente el tiempo entre visitas al baño. Pon una alarma y ve a orinar cada vez que suene. Si sientes la necesidad de ir antes de que suene, utiliza las técnicas de supresión de la urgencia para resistir ese impulso. Si suena la alarma y no tienes muchas ganas de orinar, ve de todos modos. Luego reinicia el temporizador y espera hasta la señal siguiente para volver a ir. El objetivo de este método es entrenar la vejiga para que tenga un patrón más regular de llenado y vaciado.

Pongamos que activas ese temporizador para que salte cada treinta minutos. Una vez que eres capaz de ir al baño cada treinta minutos, incrementa el intervalo en quince minutos más, para que suene cada cuarenta y cinco. Continúa con este patrón hasta que alcances los sesenta. Alarga los intervalos poco a poco con el fin de preparar tu vejiga para aumentar su capacidad. Sin embargo, si un cuarto de hora te parece imposible, limita los incrementos a cinco minutos. Tu objetivo es llegar a situarte entre las marcas de las dos y las cuatro horas entre pausas. Una vez que aguantes con confianza durante más de dos horas a lo largo del día, puedes dejar las pausas programadas y empezar a ir al baño cuando tengas ganas.

Micción frecuente mientras duermes

Muchas de nosotras nos despertamos de noche para orinar, y si se trata de una o dos veces, es normal. Pero con el embarazo, el envejecimiento, los cambios hormonales, los efectos secundarios de algunos medicamentos, la sobrehidratación por la noche o unos hábitos vesicales no del todo óptimos, algunas mujeres pierden horas de sueño porque se despiertan varias veces cada noche. No deberías despertarte más de dos veces para orinar; no es bueno para la salud en general. Prueba estos consejos para reducir las visitas nocturnas al baño y obtener ese descanso tan merecido.

Controla las micciones antes de acostarte

Si te vas a la cama y tienes que hacer pis a pesar de que acabas de orinar, haz kegels para intentar suprimir la necesidad. Luego respira hondo varias veces para ayudar a relajar el sistema nervioso y la urgencia de la vejiga. Si la necesidad apremiante persiste, distráete, lee un libro, ojea el móvil, escucha alguna meditación…, cualquier cosa que aparte tu mente de las ganas de hacer pis.

Pon una alarma

Si te despiertas varias veces a lo largo de la noche, utiliza una alarma para permitir que tu vejiga aprenda a expandirse de manera gradual. Empieza poniendo un temporizador para despertarte cada dos horas, luego extiéndelo a tres, hasta que solo te despiertes una vez por la noche.

Concentra los líquidos al principio

Si orinas múltiples veces antes de acostarte, o si te despiertas múltiples veces por la noche, planifica tomar entre el 50 y el 70 % de tus líquidos diarios antes del mediodía y detén la ingesta dos horas antes de acostarte. Esto proporciona a tu vejiga tiempo para llenarse y vaciarse varias veces antes de irte a la cama.

Dificultad para iniciar el flujo de orina

Tener dificultades para iniciar el flujo a menudo es consecuencia de la tensión muscular del suelo pélvico. Este problema, conocido como vacilación o retención urinaria, puede deberse a causas relacionadas con el envejecimiento, la tensión de los músculos del suelo pélvico, enfermedades como la diabetes, efectos secundarios de medicamentos o cirugía, obstrucción del orificio de la vejiga y disfunción nerviosa, entre otras. En el caso de la tensión del suelo pélvico, concéntrate en la relajación para mejorar.

Aplica el protocolo de relajación de los músculos del suelo pélvico

El protocolo descrito en el capítulo 2 te ayudará a relajar la musculatura del suelo pélvico. Concéntrate en los estiramientos enfocados a liberar la tensión de la cadera y el suelo pélvico, como el estiramiento de la figura cuatro, la postura del niño y la del bebé feliz modificada.

Evita retener la orina demasiado tiempo

Aguantarte de manera crónica durante un periodo de tiempo prolongado (más de cuatro horas a lo largo del día) puede producirte tensión en el suelo pélvico y un estiramiento excesivo de la vejiga. Esa tensión te causará dificultades para relajar el suelo pélvico cuando llegue el momento de orinar. Ponte como objetivo orinar dentro de los marcos temporales de entre dos y cuatro horas a lo largo del día y de entre cero y dos veces por la noche, entre seis y ocho micciones en total.

Siéntate para hacer pis

Sentada, como ya he mencionado, es la postura óptima para orinar. Ayuda a los músculos del suelo pélvico a iniciar el flujo.

Rociar para relajar

Rocía agua tibia en la abertura de la uretra usando una botella perineal (una botella de plástico diseñada para ayudarte a limpiar la zona perineal) mientras respiras hondo y esperas a que comience el flujo de orina. Si necesitas más ayuda, abre el grifo del lavabo o la ducha. Aunque no sea una opción muy ecológica, el sonido del agua corriente puede desencadenar la necesidad de orinar y contribuir a que el suelo pélvico se relaje.

Respira

Mientras estás sentada, realiza esas inspiraciones diafragmáticas profundas para favorecer la relajación muscular del suelo pélvico.

¿Y si siento que tengo la vejiga paralizada? Da igual lo que haga, no puedo orinar en un lugar público o fuera de casa.

El síndrome de la vejiga tímida es una dificultad más grave para iniciar el flujo de orina porque la vejiga «se paraliza». El término médico es «paruresis», y consiste en la incapacidad de orinar en presencia de otros o el miedo a no ser capaz de iniciar o sostener la micción cuando hay otras personas cerca. Esto tiene más probabilidades de ocurrir en baños públicos o si hay gente alrededor, pero puede suceder incluso cuando una está en su casa y teme que alguien oiga el flujo de orina. La terapia del suelo pélvico por sí sola no suele ser adecuada para resolverlo eficazmente; a veces se requiere un catéter para ayudar a vaciar la vejiga. Si crees que sufres esta afección, pide cita con el médico y trabaja con un terapeuta especializado en salud mental para abordar la ansiedad que rodea la micción, pues se ha demostrado que la psicoterapia, la medicación y la meditación resultan eficaces.

Flujo disperso o intermitente

Una amiga me confió que, después de dar a luz a su hija, le había cambiado el ángulo de la orina y, cada vez que hacía pis, el flujo salía pulverizado hacia delante y hacia los lados. Hasta entonces no le había pasado nunca, pero descubrió que, si se inclinaba hacia delante y hacia un lado al orinar, caía en el agua del inodoro en lugar de salpicarle los muslos. El flujo disperso o intermitente puede darse cuando el esfínter urinario está tenso o contraído mientras la vejiga elimina la orina. Piensa en cuando abres una manguera y colocas el pulgar en la boca: el agua puede salir en un hilillo o dispersarse en distintas direcciones. De forma similar, si la vejiga se contrae para eliminar la orina pero encuentra resistencia por parte de un esfínter contraído o de unos músculos pélvicos tensos, el flujo puede salir en distintas direcciones o iniciarse y detenerse. Consulta con un profesional médico, como un urólogo o un uroginecólogo, para descartar afecciones más graves, aunque es probable que la causa sea la tensión muscular en el suelo pélvico.

Adopta la postura correcta

Como ya he mencionado en la sección dedicada a los consejos para orinar de forma correcta, recuerda sentarte siempre para facilitar que tu suelo pélvico y tu esfínter urinario se relajen.

No pospongas la necesidad de orinar

Cuanto más te aguantes, más se te tensará la musculatura del suelo pélvico. Cuando sientas la necesidad de orinar, deja lo que estés haciendo y ve al baño.

Practica la relajación de los músculos del suelo pélvico

Utiliza el protocolo de relajación de los músculos del suelo pélvico que aparece en el capítulo 2 para relajar la musculatura de forma más regular. Concéntrate en los estiramientos que facilitan la relajación muscular, como la postura gato-vaca, la del niño y la del bebé feliz modificada.

Cuando hago pis, el flujo sale con fuerza. A veces tengo que tensar los músculos para ralentizarlo. ¿Esto es similar al flujo disperso, y debería relajar o fortalecer el suelo pélvico?

Es probable que lo que ocurre sea que tienes la vejiga realmente llena, y que, una vez que relajas la musculatura del suelo pélvico, la pared de la vejiga (que es un músculo) empuje la orina tan rápido y tan fuerte que te dé la sensación de tener una manguera entre las piernas. Si han pasado más de dos horas, vacía la vejiga cuando lo necesites y evita posponer la micción durante un periodo prolongado de tiempo. Si estás yendo al lavabo con frecuencia (menos de cada dos horas) y continúa ocurriendo, debes «estirar» la vejiga siguiendo los consejos del apartado «Micción frecuente a lo largo del día».

Ardor durante la micción

El ardor cuando haces pis puede ser señal de muchas cosas. En primer lugar, podría apuntar a una infección bacteriana, una infección por hongos levaduriformes, una infección del tracto urinario o una de transmisión sexual. En caso de ardor, acude a un profesional médico para asegurarte de que no tienes infección. De ser así, trata primero la infección. Si el ardor persiste, es probable que tus músculos del suelo pélvico se hallen implicados.

¿Alguna vez te has dado un golpe en el codo y has sentido un dolor agudo y punzante que te bajaba por el antebrazo hasta el meñique y el anular? A menudo decimos «Me he golpeado en el hueso de la risa», aunque en realidad no tiene ninguna gracia, y solo te has comprimido el nervio cubital, lo que te ha producido una extraña sensación de ardor y hormigueo en la mano, donde termina el nervio. De un modo similar, se te puede comprimir o irritar un nervio en cualquier parte del cuerpo, incluido el suelo pélvico. Los músculos y tejidos tensos en el recorrido de los nervios pélvicos a veces ocasionan ardor o dolor en la abertura uretral, por donde sale la orina. Para aliviar el ardor nos conviene liberar la tensión a lo largo de todo el nervio, además de concentrarnos en la relajación de la musculatura del suelo pélvico.

Siéntate, relájate y respira cuando hagas pis

Cuando anticipamos el dolor, a menudo tensamos el cuerpo para protegernos frente a una sensación indeseada. Si antes hemos experimentado ardor al orinar, es posible que nos anticipemos a ese dolor y tensemos los músculos para orinar mientras, simultáneamente, tratamos de relajarlos. Cuando intentas iniciar el flujo, siéntate y respira hondo para relajar el sistema nervioso y el suelo pélvico. A medida que empieza el flujo, aunque arda, continúa respirando profundamente para favorecer que tu suelo pélvico y tu esfínter permanezcan relajados.

Masajéate los músculos del trasero

Está todo conectado. La tensión en los glúteos y otros músculos unidos a la pelvis también puede incrementar la tensión de tu suelo pélvico. Coloca contra la pared una pelota firme, por ejemplo, de tenis o yoga, y presiónala con el trasero. Gira las caderas de lado a lado y arriba y abajo hasta que notes un punto doloroso y mantén la pelota en ese punto mientras respiras varias veces. Repite en ambos glúteos, de tres a cinco minutos en cada lado, una vez al día.

Estíralo

Estirar puede suavizar y alargar los músculos del suelo pélvico, lo cual ayudará a aliviar el ardor. En el protocolo de relajación del suelo pélvico, concéntrate en la postura del niño, la del bebé feliz modificada y la del número cuatro tumbada para liberar la tensión muscular de la cadera. Están explicadas con detalle en el capítulo 2.

Dolor vesical / síndrome de la vejiga dolorosa

Desde que empecé a practicar como fisioterapeuta especializada en salud pélvica hasta hoy he visto a muchas mujeres (y hombres) que sufren un dolor vesical que solo se ve aliviado cuando vacían la vejiga. Sin embargo, cuando la vejiga vuelve a llenarse poco a poco regresa el dolor. De modo que estas personas orinan de diez a quince veces por hora tratando de obtener algún alivio. Esta afección, tras descartar las infecciones del tracto urinario o una enfermedad más severa de la vejiga, se conoce como cistitis intersticial (CI) o síndrome de la vejiga dolorosa (SVD). Es similar al síndrome del intestino irritable (SII), aunque en la vejiga. Suele diagnosticarlo el urólogo, y el tratamiento incluye medicación, electroestimulación de los músculos o los nervios o incluso cirugía. Pero existe una conexión muy clara entre el dolor de vejiga y la musculatura del suelo pélvico.

Casi todas las pacientes con síndrome de la vejiga dolorosa/cistitis intersticial presentan unos músculos del suelo pélvico hiperactivos o hipertónicos, y tratar el suelo constituye un requisito indispensable para mitigar estos síntomas debilitantes. Dado que acostumbra a hallarse tenso o hiperactivo en presencia de dolor, te recomiendo que sigas el protocolo de relajación del capítulo 2, pero quizá también quieras probar algunas de las pautas que aparecen a continuación.

Presta atención a tu cuerpo y a tu trasero

Las personas con síndrome de vejiga dolorosa a menudo tensan los músculos de los glúteos y del suelo pélvico sin darse cuenta. Esta tensión crónica puede producir dolor, por lo que es importante que observes si aprietas los glúteos a lo largo del día. Pon un temporizador en el móvil o pega un pequeño punto rojo en la pantalla del ordenador y, cada vez que suene la alarma o veas el punto rojo, haz una pausa y comprueba si estás apretando. Respira hondo, mueve las caderas y cambia de posición para ayudar a que esos músculos se relajen.

Utiliza una varita para puntos gatillo

En el capítulo 2 he explicado cómo utilizar una varita para puntos gatillo con el fin de relajar puntos gatillo del suelo pélvico o áreas tensas en los músculos. En el caso del síndrome de la vejiga dolorosa, trata los músculos de los lados del suelo pélvico, pero también los tejidos que rodean la uretra internamente. Los localizarás cuando la varita llegue más allá del hueso púbico apuntando a la una y las once en punto, si visualizas la uretra como las doce en punto.

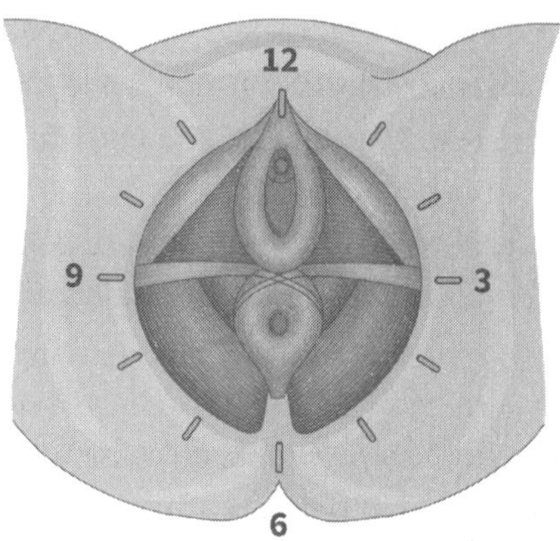

Diagrama de reloj pélvico sobre los músculos del suelo pélvico.

Estira los abdominales

La tensión en la parte baja del abdomen también puede contribuir al dolor vesical. Estiramientos como el de enhebrar la aguja y los del perro boca abajo y el gato-vaca modificados (véase el capítulo 2) son parte importante de una rutina de estiramientos diaria para el dolor de vejiga.

Calienta

Utilizar almohadillas o parches térmicos sobre la pared abdominal puede aliviar las molestias. No los dejes sobre la piel más de treinta minutos seguidos y asegúrate de que no estén demasiado calientes, ya que podrían causarte quemaduras.

Vaciado incompleto de la vejiga

Tu vejiga se asienta como un globo desinflado sobre el suelo pélvico. Si llenas un globo de aire hasta que esté a punto de estallar, creas una gran presión dentro. De un modo similar, a medida que tu vejiga se llena de orina, se expande y se crea presión en su interior. Esto se denomina presión vesical. Para prevenir las pérdidas de orina, tu esfínter urinario se tensa en la base de la vejiga para contrarrestar la presión dentro de la vejiga. Cuando orinas, tu esfínter urinario se relaja y las paredes de la vejiga, que son musculares, se contraen para crear presión con el fin de expulsar la orina.

En una orquesta, si un instrumento está desafinado, la música no sonará bien. En el caso de la orina, si tienes demasiada tensión en el suelo pélvico y tu esfínter no se relaja lo suficiente o las paredes de la vejiga están débiles y no creas una presión de adecuada al contraerlas, es posible que no se vacíe bien. Todas las piezas tienen que trabajar correctamente de forma conjunta para que las cosas fluyan.

Deja que fluya

Cuando tienes la sensación de que no estás vaciando la vejiga, te asalta el impulso de empujar mientras orinas o expulsar esas últimas gotas al final. Incluso si el flujo es débil, con el tiempo, empujar te debilitará el suelo pélvico. Es mejor que te sientes y respires hondo varias veces y dejes que la orina fluya.

Doble micción

Una vez que hayas terminado de orinar, pero antes de levantarte del inodoro, balancea las caderas adelante y atrás, y luego de lado a lado varias veces. Después, límpiate, levántate y vuelve a sentarte. Relaja los músculos del suelo pélvico y observa si salen algunas gotas más. Esta técnica se llama «doble micción». Si expulsas unas gotas adicionales, genial. Si no, levántate y vete con la tranquilidad de que tu vejiga está vacía.

Concéntrate en la relajación de los músculos del suelo pélvico

Utiliza el protocolo de relajación del suelo pélvico descrito en el capítulo 2. Concéntrate en los estiramientos diseñados para aliviar la tensión muscular, como la postura del niño y la postura del bebé feliz modificada.

En ocasiones, si aprieto y distiendo los músculos vaginales varias veces, salen algunas gotas más. ¿Esto es bueno o malo?

Esta maniobra es totalmente aceptable siempre que no empujes esas últimas gotas. Apretar los músculos de la vagina constituye, en esencia, una contracción kegel, y hacer tres o cuatro kegels después de haber acabado de orinar por completo puede liberar las gotas adicionales de orina que quedan en la uretra. Resulta útil si tiendes a gotear un poco en el asiento del inodoro o en la ropa interior después de ir al baño. Solo asegúrate de hacer un kegel en lugar de empujar.

Orina como una campeona

Como he mencionado antes en este capítulo, los problemas para hacer pis suelen ser poca cosa cuando empiezan. Tal vez una pequeña pérdida aquí o allá y un cambio de muda de vez en cuando. Quizá orinas por si acaso antes de llevar a tus hijos al colegio, y de nuevo al volver a casa. En ocasiones sientes la necesidad cuando riegas el jardín. Luego pasa a sobrevenirte cada vez que te lavas las manos. Hasta que, con el tiempo, estos pequeños inconvenientes se transforman en problemas más grandes y difíciles de manejar.

La próxima vez que vayas al baño observa cómo haces pis. ¿Estás relajada o fuerzas el flujo? ¿De verdad tienes ganas o solo vas por si acaso? Ahora que cuentas con las herramientas necesarias para afrontar estos problemas comunes, estás mejor preparada para orinar como una experta y, por consiguiente, llevar la mejor vida posible.

4

Exclusiva sobre la caca

Después de años lidiando con el estreñimiento de forma intermitente, Lashona, administradora hospitalaria y madre de un niño de siete años, acudió a mí en busca de terapia porque estaba experimentando dolor al defecar. A medida que pasaban los años, cada vez le costaba más evacuar, y sufría un dolor agudo y punzante con cada intento: «Es como si me clavaran un picahielos en el mismo ano», me contó. Empezó a trabajar desde casa para poder recurrir a la bañera y a su almohadilla térmica y calmar el dolor después de hacer sus cosas. «Al principio solo me ocurría de vez en cuando, y pensé que con el tiempo desaparecería, pero ya han pasado meses. Me despierto cada día temiendo ir al baño».

Tanto si te cuesta evacuar como si sufres pérdidas de heces, tienes hemorroides persistentes o experimentas dolor con las deposiciones, tu suelo pélvico se halla implicado. Recuerda la anatomía del suelo pélvico descrita en el capítulo 1. El suelo pélvico femenino tiene tres aberturas: la vaginal, la uretral, por donde se vacía la orina, y la anal, por donde tanto heces como gases abandonan el cuerpo. El esfínter anal (también conocido como ano) y la abertura uretral (el orificio por donde haces pis) son vecinos. Así como los problemas para orinar a menudo están relacionados con el suelo pélvico, las dificultades para defecar también.

Las aguas mayores han sido una parte importante de mi vida. No solo porque hago caca, limpio la caca de mis hijos y hablo de caca mientras cenamos, sino también porque enseño a la gente que sus dificultades al respecto a menudo son una señal de que hay problemas con los músculos del suelo pélvico. Mi objetivo es empoderar a la gente para que defeque mejor, porque el modo de evacuar es un factor fundamental en la protección de tu suelo pélvico. Muchos problemas gastrointestinales, desde las hemorroides y las fisuras hasta los pedos y el estreñimiento, pueden tratarse mediante una terapia del suelo pélvico que podemos hacer en casa. Pero antes de profundizar en cómo hacer caca correctamente y mejorar estas afecciones, tengo un anuncio de servicio público: si estás experimentando pérdida de peso, disminución del apetito, dolor abdominal, sangrado con las deposiciones o un cambio repentino en estas, te animo a consultar primero a tu médico de cabecera. Es aconsejable descartar afecciones o enfermedades que podrían ser más sistémicas y graves.

Cómo interactúan el suelo pélvico y las deposiciones

¿Alguna vez te sientes hinchada tras una comilona o unas vacaciones? Si tienes suerte, a la mañana siguiente te levantarás, tomarás una taza de café, harás algunas compras online y luego, ¡pam!, te entrarán ganas y defecarás a lo grande. Después te encontrarás la mar de bien el resto del día. Sentarnos en el trono de manera que a continuación nos sintamos ligeras y relajadas suele alegrarnos el día. En cambio, el estreñimiento, el dolor al defecar o una eliminación incompleta pueden hacer que nos sintamos malhumoradas, cansadas e incómodas, y causar estragos en nuestro suelo pélvico.

La caca son desechos, y su recorrido comienza después de que la comida entre por la boca. La comida viaja por el esófago y llega al estómago. Allí, los ácidos gástricos descomponen los alimentos, que a continuación pasan al intestino delgado, el cual, aunque podamos pensar lo contrario, no es precisamente pequeño: mide unos siete metros de largo de media. En el intestino delgado se absorben los nutrientes de las partículas de los alimentos ya digeridos. Lo que no se absorbe pasa al intestino grueso, también conocido como colon. Este es más corto, ronda el metro y medio, pero mide unos cinco centímetros de ancho, poco menos que la parte superior de una lata de refresco. En el colon es donde ocurre toda la magia. Recibe los restos de comida digerida, los deshidrata y forma las heces. Las contracciones musculares del colon empujan los desechos hacia abajo hasta que llegan al recto.

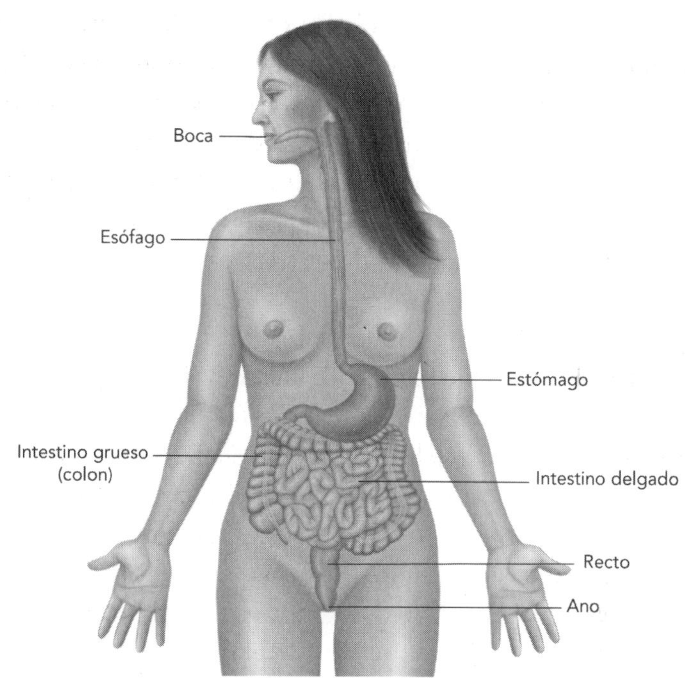

Sistema digestivo femenino: vista frontal de los intestinos, el colon, el recto y el ano.

El recto actúa como pasaje entre el colon y el esfínter anal, por donde las heces salen del cuerpo. Cuando una pequeña cantidad de gases o desechos llega al recto, el cerebro determina si se trata de aire y solo necesitas tirarte un discreto pedo o si es materia fecal y tienes que ir al baño. Tu suelo pélvico responde contrayéndose para retener lo que contiene el recto y se tensa para evitar que salgan las heces. Los músculos específicos del suelo pélvico responsables de mantener el control de los intestinos son el músculo puborrectal y el esfínter anal.

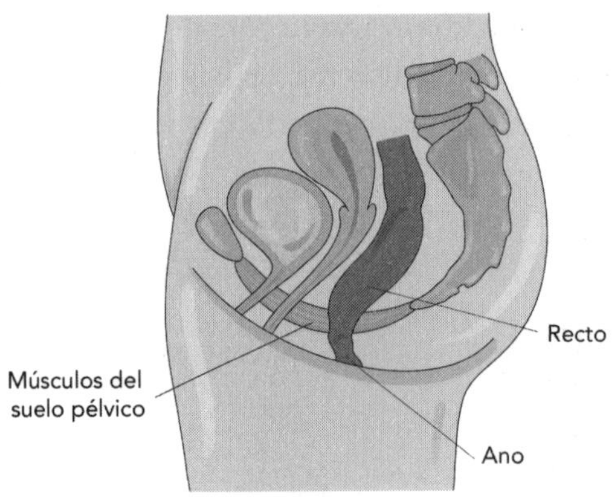

Vista lateral del recto femenino.

El músculo puborrectal rodea la parte inferior del recto y lo acoda como si fuera una manguera a medida que se llena. La parte más baja del tracto digestivo es el ano, un conducto corto que sigue al recto y constituye la vía final de salida de las heces. El ano tiene dos esfínteres: el interno y el externo, que funcionan como mecanismos adicionales para retener las heces y se relajan para permitir su salida. Serían los bailarines de refuerzo en el espectáculo de la deposición.

Para que las heces salgan del cuerpo, el músculo puborrectal se relaja, y un leve empuje crea presión para aflojar los esfínteres anales y liberar las heces en el final del trayecto. Toma nota de esta diferencia con la micción. Al defecar, debes empujar, pero recuerda que tienes que espirar y respirar con calma mientras lo haces. Al orinar no deberías empujar, ya que la vejiga, con sus paredes musculares, expulsa la orina mientras tú te relajas.

Todo el proceso digestivo desde la boca hasta el ano lleva entre uno y tres días. Influirá lo que comes (la carne y el queso son más difíciles de descomponer que la fruta y la verdura), la hidratación (no tomar suficiente agua retarda el proceso), lo rápida o lentamente que se contrae tu colon para propulsar la comida (determinados alimentos y afecciones pueden ralentizarlo) y la capacidad de los músculos de tu suelo pélvico de relajarse para evacuar (la tensión y la descoordinación muscular del suelo pueden impedir la evacuación). Una forma de poner a prueba tu digestión es ingiriendo maíz, que no se descompone bien y acabará en el inodoro. Cómete una mazorca o un cuenco de maíz y observa cuándo aparecen los granos en tus heces. El tiempo transcurrido entre su ingesta y la llegada de los granos con las heces te dará una idea bastante aproximada de cuánto tardas en digerir los alimentos.

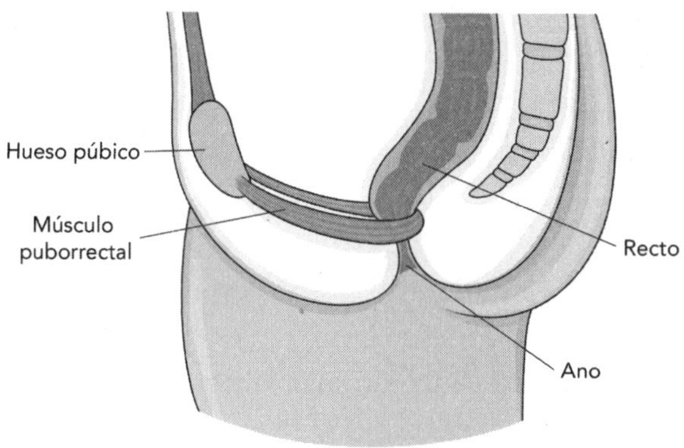

Vista lateral del músculo puborrectal, que contrae el recto para retener las heces.

Todo tu sistema gastrointestinal está relacionado con la salud de tu suelo, desde el tipo de alimentos que comes hasta cuándo los comes y cómo los procesan tu estómago y tu colon. Además, no es el único sistema que afecta a la salud intestinal, como ocurre con muchos problemas de salud pélvica.

Una de mis primeras pacientes, una joven universitaria llamada Shannon, se quejaba de dificultades para vaciar la vejiga. (Este capítulo trata sobre hacer caca, no pis, pero no te me vayas). Cuando acudió a mi consulta le pregunté por su salud pélvica en general, como hago con todas mis pacientes. ¿Cómo eran sus hábitos vesicales, su ciclo menstrual, su horario de deposiciones y su salud sexual? Me contó que llevaba lidiando con el estreñimiento desde que era una cría. No quería hacer caca en la escuela, de modo que se aguantaba todo el día hasta que llegaba a casa. Entonces le dolía defecar, de modo que lo evitaba, y a menudo pasaba varios días sin ir al baño. Esto la llevaba a hacer fuerza cuando lo intentaba, lo que con el tiempo le originó un debilitamiento de los músculos del suelo pélvico, lo cual, a su vez, conllevó un leve prolapso de la vejiga. Todo esto le impedía vaciar la vejiga por completo. Así que, aunque presentaba un problema vesical, la causa estaba en las deposiciones.

El caso de Shannon es solo uno de los muchos a los que me enfrento a menudo en la consulta. Y pese a que se han escrito libros enteros sobre la eliminación y la salud intestinal, estos no suelen centrarse en el papel del suelo pélvico en los problemas que surgen. Muchas de las quejas gastrointestinales habituales pueden relacionarse con problemas del suelo pélvico:

> «Se me queda la caca atascada justo en la abertura y no consigo que salga».
>
> «Mis heces son muy finas y me da la impresión de que no evacúo del todo».
>
> «Mis deposiciones son como piedras, y solo voy al baño una o dos veces por semana, eso con suerte».
>
> «Tengo que estar sentada entre treinta y cuarenta y cinco minutos para ponerlo en marcha».
>
> «Por mucho que me limpie, me mancho la ropa interior».
>
> «Cuando me entran ganas de ir al baño, pienso que no voy a llegar a tiempo».

¿Por qué se tuerce algo tan natural? El mundo moderno va rápido; nos pasamos el día sin prestar atención a qué comemos y bebemos (y cómo comemos y bebemos). No siempre sacamos tiempo suficiente para hacer ejercicio. Aceleramos las pausas para ir al baño y a veces nos obligamos a ir (o lo posponemos pese a necesitarlo). Y no practicamos unos buenos hábitos de eliminación. Todos estos comportamientos causan estrés en el suelo pélvico e interfieren con nuestra capacidad de disfrutar de unas deposiciones agradables, blandas y consistentes. Cuando no haces caca, o no puedes hacerla, te sientes como… una caca. Así que hagamos algo al respecto.

La manera correcta de hacer caca

Hace una eternidad, la gente se ponía en cuclillas encima de un agujero en el suelo para defecar. Con el tiempo se crearon las letrinas para que la gente hiciera sus necesidades en un solo lugar y alejar el olor de los hogares. En algún momento, esas letrinas evolucionaron hasta incorporar una silla que permitía a la gente sentarse en lugar de acuclillarse. Y cuando se dispuso de agua corriente, los retretes se trasladaron del exterior al interior de las casas para que la gente no tuviera que salir al frío o a la oscuridad para utilizar el retrete. Así es como llegamos a la situación moderna, que es más cómoda y acogedora, pero no necesariamente emplea la posición óptima para defecar. En resumen, a medida que el mundo ha evolucionado, en realidad nos hemos alejado de la mejor forma de hacer caca. Resulta que lo habíamos hecho bien desde el principio.

Adopta la posición óptima para defecar

En términos de salud del suelo pélvico, debes ponerte en cuclillas. ¿Recuerdas ese músculo puborrectal del que hemos hablado hace unas páginas? Ponerse en cuclillas relaja y alarga dicho músculo, esencialmente

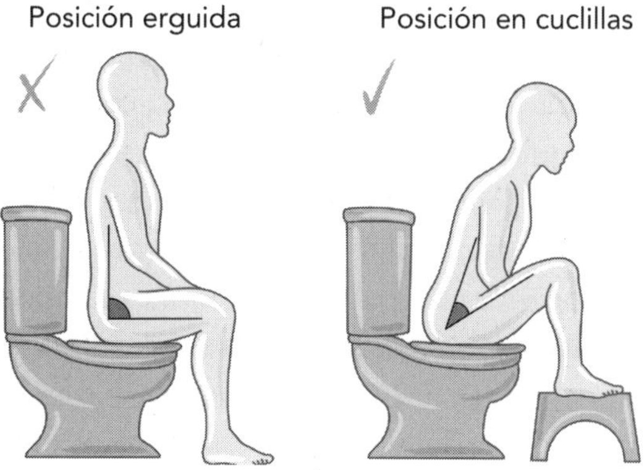

Sentarse erguido en el retrete y, para relajar el suelo pélvico, sentarse con los pies elevados e inclinado hacia delante.

enderezando el recto y el ano para que tus deposiciones salgan de manera directa en lugar de tener que hacer un giro enrevesado y a menudo desafiante. La posición en cuclillas es la primera regla de la forma correcta de hacer caca.

Dado que en general no contamos con un agujero en el suelo para evacuar, y tampoco es que lo queramos, nos quedan las formas de replicar esa posición. Siéntate en la taza y coloca los pies en un escabel o taburete de inodoro para que las rodillas te queden por encima del nivel de la cadera. Subir las rodillas por encima de las caderas mejorará el vaciado, disminuirá el esfuerzo y aumentará la eficiencia.

Gracias a algunos defensores de la postura correcta para defecar, la cantidad de reposapiés que existen en el mercado ha revolucionado la forma de defecar en los inodoros modernos. Estos taburetes están disponibles online y en tiendas, pero también puedes hacerte uno tú misma colocando unos bloques de yoga o cualquier otro soporte de altura similar bajo los pies. Solo asegúrate de tener los pies elevados al menos quince centímetros.

Evita forzar

Cuando sentimos las ganas de defecar y sencillamente no podemos, deseamos empujar con todas nuestras fuerzas para sacar esas molestas heces. Espira de forma enérgica para ayudar a vaciar sin tensar en exceso el suelo pélvico. Estas respiraciones deben ser largas y lentas, no demasiado agresivas. Algunas formas de hacerlo mientras empujas suavemente son espirar como si estuvieras apagando cincuenta velas de cumpleaños, soplar a través de una pajita (muy útil para los niños), inflar las mejillas y fingir que estás haciendo burbujas o emitir sonidos como grrr, muuu o hummm. Puede que necesites respirar así varias veces mientras empujas para evacuar, y no pasa nada. Contener la respiración o forzar, en realidad, dificulta las deposiciones, las vuelve más duras y menos expeditivas, y aumenta la tensión en el suelo pélvico, lo que obstruye la evacuación. Ya he explicado que empujar un poco está bien, pero la clave está en no contener la respiración ni generar más presión sobre el suelo pélvico.

¿Está bien usar el bidé después de evacuar? He oído que puede causar infecciones.

El bidé es una herramienta excelente para lavar tanto el ano como la vulva. A mí me gusta especialmente después de las evacuaciones, durante la menstruación y en el posparto inmediato. Existen muchos modelos de bidé que pueden instalarse con facilidad en el inodoro de casa. Ofrecen diferentes ángulos e intensidades de rociado, e incluso la posibilidad de escoger agua caliente o fría. No se ha demostrado que lavarse en exceso en el bidé aumente el riesgo de infecciones vaginales o urinarias, hemorroides o fisuras. De hecho, va bien para reducir la necesidad de limpiarte con fuerza si sientes molestias. Lo que sí puede provocar es picor, y es importante recordar que las bacterias a veces se acumulan en el rociador, por lo que si el bidé se instala en el inodoro, debe limpiarse y desinfectarse junto con la taza. Por lo demás, me declaro fan del bidé.

En la medida de lo posible, crea una rutina

¿Has notado que a veces te entran ganas de hacer caca quizá unos treinta minutos después de comer? A tu sistema digestivo le gusta la rutina, y comer siempre a una hora del día similar y en cantidades parecidas ayuda a tus órganos a adoptar un ritmo que facilita un proceso de evacuación óptimo.

Mucha gente come y luego va al baño. Envidio a esas personas, pues su sistema es regular y predecible. Lo que entra por lo que sale. Comer desencadena el reflejo gastrocólico, que provoca contracciones musculares en el colon para empujar las heces hacia el recto y generar la necesidad de evacuar. A menudo, si estamos estreñidos, evitamos comer porque nos sentimos llenos, pero comer algo más bien ayuda a que la cosa se mueva. Si tu rutina te lo permite, intenta comer a la misma hora todos los días, así favorecerás que este reflejo se active entre treinta y cuarenta y cinco minutos después de comer, lo que te ayudará a defecar con mayor facilidad. Es posible que tengas que madrugar más, si el reflejo se produce por la mañana, con el fin de tener tiempo suficiente para ocuparte de tus asuntos antes de marcharte al trabajo.

No pospongas la necesidad

La frecuencia ideal varía entre tres veces al día y tres veces por semana. Aunque la norma convencional apunta a una vez al día, en realidad muy pocas personas tienen ese hábito y defecar cada dos días sigue estando dentro de un rango normal de motilidad.

Hay quien evita hacer caca en lugares públicos o cuando está fuera de casa. Y muchos otros, yo incluida, simplemente no pueden ir al baño cuando les entran ganas porque están ocupadas, en una reunión o dando clase. Si no puedo interrumpir lo que estoy haciendo, me aguanto, y la urgencia acaba por desaparecer. Luego regresa, pero para entonces las heces son duras, de modo que requieren más esfuerzo y presión, lo cual, con el tiempo, puede debilitar el suelo pélvico. Además, cuando las heces permanecen en el recto durante periodos prolongados una y otra vez, el recto se estira, se vuelve flácido y pierde eficacia para expulsarlas.

Posponer la evacuación de manera crónica puede acarrear problemas mayores, como la impactación fecal completa, que requiere tratamientos más agresivos para vaciar el intestino. ¿El mensaje clave? No retrases la urgencia si puedes evitarlo. Y organiza tu rutina para que, si sueles sentir la necesidad por la mañana o después de comer, tengas tiempo suficiente para vaciar el depósito.

Mantén las heces como helado cremoso

Al salir, las heces deberían ser blandas, como uno de esos helados de máquina. Que sean demasiado blandas puede resultar problemático, ya que cuesta más retenerlas, lo que genera mayor urgencia e incluso pérdidas antes de llegar al baño. En este caso, para endurecer las heces, añade alimentos que aporten volumen a tu dieta, como patatas, arroz y pan blancos, manzanas y plátanos.

En cambio, unas heces demasiado duras es probable que te causen daños en el suelo pélvico y quizá no tengas nunca la sensación de haber vaciado por completo. Para ablandarlas, aumenta el consumo de fruta y verdura frescas, reduce los alimentos procesados y los lácteos, mantente bien hidratada y prueba lo que una de mis pacientes, que sufría de estreñimiento durante el embarazo, llamaba sus «ciruelas rescatadoras». Después de cada comida ingería una o dos ciruelas pasas para dar a su cuerpo un pequeño impulso de fibra a lo largo del día que la ayudara a defecar.

Por increíble que parezca, existe una tabla, llamada «escala de heces de Bristol», que puedes usar para comparar tus deposiciones y comprobar qué es lo que te hace falta. La próxima vez que vayas al baño llévate este libro contigo y compara tus heces con la imagen que aparece más abajo.

Si son del tipo 1 o 2 y bolitas más duras, te conviene ablandarlas. Si son del tipo 3 o 4 y salen blandas, como helado cremoso, sigue trabajando así. Si son del tipo 5, resultan un poco blandas y quizá debas añadir algo de fibra. Los tipos 6 y 7 indican diarrea, lo que sugiere que los intestinos están irritados o inflamados y es preciso aumentar el volumen de las heces.

Tabla de heces de Bristol

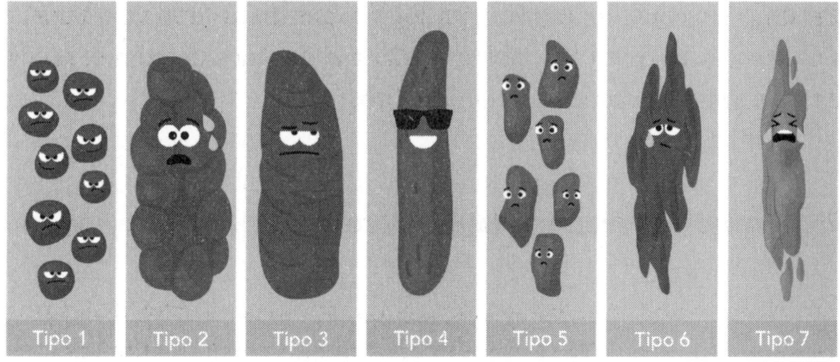

Escala de heces de Bristol.

Afloja el trasero

¿Recuerdas las normas de postura del capítulo 2? Tu forma de sentarte o estar de pie afecta a tu suelo pélvico y a cómo defecas. Estar de pie con los glúteos hacia fuera (inclinando la pelvis hacia delante) o metiendo los glúteos (inclinando la pelvis hacia atrás) influye en la tensión y el funcionamiento de los músculos del suelo pélvico necesarios para la eliminación. De nuevo, lo mejor es una alineación neutra. Advierto que muchas personas con problemas para defecar tienden a apretar las nalgas, de modo que presta atención a tu trasero mientras estás sentada y de pie, y adopta las mejores posturas para evitar tensar la espalda en exceso.

Maneja el estrés

Casi todas las mañanas me despierto, preparo el almuerzo de mis hijos, los saco adormilados por la puerta y me tomo un café a trompicones con una barra de granola mientras los llevo en coche a la escuela. Mi sistema nervioso dista mucho de estar descansado, y mi ano, de estar relajado. No son las condiciones ideales para cuando aparecen las ganas de hacer caca.

El proceso de defecar se ve estimulado por un estado de «descanso y digestión» en nuestro sistema nervioso. En un mundo sumamente estresado, nuestro instinto de «lucha o huida» se halla en guardia a menudo, y esto impide que alcancemos la relajación necesaria para una evacuación saludable. Es probable que hayas oído la expresión «culo apretado» para describir a una persona ansiosa o muy tensa. Una persona tensa puede, de forma bastante literal, tener el ano contraído, lo que dificulta su capacidad para defecar. En realidad, el término «culo apretado» resulta bastante preciso en este caso. Por otro lado, cuando nuestro sistema nervioso está calmado es cuando el colon puede hacer su magia para relajar los músculos del suelo pélvico y los esfínteres anales con el fin de que se vacíen.

Para adoptar un ritmo regular de evacuación debes controlar los niveles de estrés. El ejercicio, un sueño adecuado, las comidas saludables, el tiempo sin pantallas, los vínculos cercanos con familiares o amigos, la acupuntura, la terapia y toda una lista de rutinas de autocuidado pueden ayudar. Sea lo que sea que te funcione para manejar el estrés, hazlo. No solo por tus deposiciones, sino por tu salud general y tu calidad de vida.

Si sigues los siete consejos anteriores, vas bien encaminada para defecar correctamente y minimizar el riesgo de sufrir problemas de suelo pélvico. E incluso así —dado que hay un millón de cosas que pueden afectar al suelo pélvico— cabe que surjan problemas. Y en este caso también podemos hacer muchas cosas.

Llevo desde niña bregando con el estreñimiento. ¿Es esa la causa de mis problemas de suelo pélvico actuales?

Muchísimas personas batallan con los trastornos intestinales durante la infancia. Los niños retrasan ir al baño porque están demasiado ocupados jugando. Se sienten avergonzados o son demasiado tímidos para hacer caca en la escuela o en lugares públicos. Se sientan en inodoros altos, lo que les impide ponerse en cuclillas. Es probable que todos estos hábitos influyan en el estreñimiento infantil. Al final, las heces que permanecen durante un periodo prolongado en el recto se vuelven duras y expulsarlas resulta doloroso, lo cual lleva a que los críos no quieran defecar. Estos niños de adultos a menudo se convierten en los pacientes que acuden a mí y me informan de que llevan la mayor parte de su vida sufriendo estreñimiento y ahora lidian con problemas de suelo pélvico. Un recto lleno puede causar también enuresis nocturna (léase mojar la cama) e incontinencia crónicas en niños y debilitar la musculatura del suelo pélvico debido al esfuerzo repetido.

Cuando surgen los problemas con la caca

Margaret vino a verme por primera vez por dolor abdominal e hinchazón. El dolor había empezado años antes, cuando comenzó a viajar por trabajo de manera más asidua. Como asesora empresarial tomaba un avión todos los lunes por la mañana y a continuación tenía una semana repleta de reuniones, *happy hours* y cenas de trabajo. Volvía a casa el jueves por la noche. Rara vez pasaba una semana en casa, a menos que cogiera vacaciones.

No sabía que lo que necesitaba era la terapia pélvica, pero, tras años viendo a gastroenterólogos, haciendo cambios en la dieta y medicándose, la incomodidad se había vuelto insoportable. Cuando vino a verme, hablamos de su rutina y enseguida constatamos que se había desincronizado con el ejercicio, comía fuera de forma habitual y salía temprano a toda prisa hacia reuniones matinales, lo que le dejaba poco tiempo al despertar para atender a la necesidad de defecar si surgía. No se atrevía a abandonar las reuniones y, para cuando regresaba a la habitación del hotel al acabar el día, le apretaban los pantalones, tenía el vientre hinchado y el dolor abdominal era casi insoportable. Este círculo continuó durante meses.

Le pregunté qué atención había recibido antes de acudir a mí. Me dijo que había buscado la ayuda de un médico que le recetó suplementos de fibra y le recomendó que bebiera más agua. Al cabo de unos días de fibra, tenía gases y estaba aún más hinchada, y dejó de tomar los suplementos. Entonces probó con medicamentos sin receta para combatir la hinchazón y los gases, cuya eficacia fue mínima. De modo que tomó otra medicación para aliviar el dolor, pero eso le causó aún más estreñimiento. Tras varios meses sin alivio, descubrió sangre en el inodoro tras defecar y sufría un dolor agudo en el recto al ir al baño. El tercer gastroenterólogo le examinó el abdomen con rayos X y descubrió que estaba completamente saturada de heces. Fue entonces cuando su médico le sugirió la terapia de suelo pélvico, pues era un tratamiento que aún no había probado.

Como puedes imaginar, Margaret ya no estaba solo desesperada. Estaba sumamente preocupada. Le dije que si podía comprometerse a realizar terapia de suelo pélvico de manera regular, conseguiría revertir muchos de los síntomas. Y así, se prometió a sí misma justo eso: durante los cuatro meses siguientes hizo que su cita para la terapia encajara con su apretada agenda de viajes. Integró en su estilo de vida técnicas de masaje para el abdomen, estiramientos para ayudar a aliviar el malestar abdominal y la tensión del suelo pélvico, mejores rutinas de alimentación y ejercicio cuando estaba fuera de casa. Sus síntomas sin duda mejoraron. El dolor disminuyó, iba al baño dos o tres veces por semana (toda una mejora respecto a una vez a la semana), y sabía cómo volver a encarrilarse si empezaba a experimentar dolor o incomodidad.

Margaret no está sola. Muchas personas tienen problemas para defecar y carecen de la conciencia, las herramientas o los consejos necesarios para mejorarlos. Abordemos los retos más habituales con consejos que te ayudarán.

Estreñimiento

El estreñimiento es la principal dolencia gastrointestinal en Estados Unidos y puede manifestarse de numerosas formas. Se trata de la enfermedad crónica de tener deposiciones difíciles que requieren un esfuerzo para evacuar, de vaciar el intestino de forma incompleta, de defecar menos de tres veces por semana y de hacer fuerza cada vez que se necesita ir al baño. Para hacer este dilema aún más interesante, existen tres tipos principales de estreñimiento.

Muuuy lento: estreñimiento por tránsito intestinal lento

El estreñimiento por tránsito lento se produce cuando las contracciones involuntarias del colon no son ni eficaces ni eficientes para mover las heces hacia el recto y permitir su eliminación. Este tiempo de tránsito más lento hace que las heces se endurezcan, lo que dificulta todavía más su expulsión. La mayoría de las personas experimenta este tipo de estreñimiento en algún momento. Ya sea durante unas vacaciones en las que, de repente, no defecas en una semana, cuando has comido demasiados daditos de cheddar en un cumpleaños, porque estás ovulando y tu progesterona se halla en aumento o cuando estás deshidratada por los picos de calor del verano, el movimiento lento del intestino es habitual.

Atrapada y sin poder salir: estreñimiento por obstrucción de salida

¿Notas que tienes las heces atascadas en la abertura, como si hubieran atravesado el colon, pero, por más que empujes o te esfuerces, simplemente no quieren salir? El estreñimiento por obstrucción de salida es una situación en la que las heces se mueven a través del colon y llegan al recto, pero una vez allí no pueden «salir» debido a la incapacidad para relajar los músculos del suelo pélvico o a una falta de coordinación de los mismos. Aunque no te lo parezca, los músculos del suelo pélvico no se relajan ni coordinan adecuadamente para permitir una evacuación completa.

¿Es seguro extraer heces duras del recto manualmente?

En caso de estreñimiento severo, cuando las heces están tan compactadas que no pueden evacuarlas, algunas personas sienten la necesidad de insertarse un dedo en el ano para retirarlas. Esta técnica, conocida como «extracción manual» o «desimpactación», requiere introducir el índice (preferiblemente lubricado y enguantado) en el recto, romper poco a poco la masa fecal con un movimiento de tijera y a continuación retirarla con un movimiento circular. Esta maniobra se repite hasta que el recto quede libre de heces endurecidas. La extracción manual puede resultar apropiada como técnica de emergencia (yo misma tuve que practicársela a mi hijo en un episodio grave de estreñimiento durante unas vacaciones familiares), pero no debería convertirse en un método habitual, ya que el contacto constante con los dedos puede dañar los tejidos y el esfínter. Lo ideal es que tu sistema digestivo funcione de forma regular y permita evacuar sin ayuda manual. En lugar de recurrir a esta técnica con frecuencia, consulta con un gastroenterólogo o un terapeuta especializado en suelo pélvico.

Estreñimiento mixto: por tránsito lento y por obstrucción de salida

Las hay que tienen la «suerte» de presentar ambos tipos de estreñimiento: por tránsito intestinal lento y por obstrucción de salida. Estas dos formas pueden superponerse con facilidad. Si es tu caso, probablemente notes el abdomen hinchado y lleno, y además tengas la sensación de que las heces están atascadas en el recto y se niegan a salir.

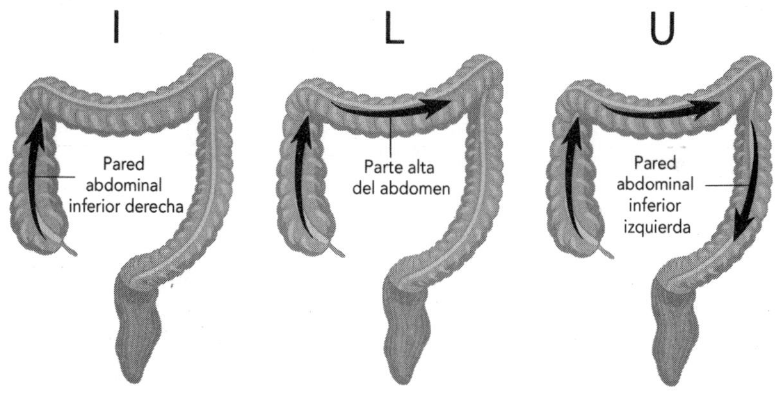

Masaje abdominal a lo largo del colon de derecha a izquierda.

Para las tres formas de estreñimiento, recomiendo las siguientes estrategias de la terapia del suelo pélvico.

Recurre al masaje abdominal. El colon se halla ubicado como una U invertida en la cavidad abdominal. Un masaje abdominal a diario durante quince minutos, con una presión moderada (de uno a dos centímetros de profundidad), durante un periodo de cuatro a ocho semanas, reduce la hinchazón, acelera el tránsito intestinal y disminuye la incontinencia fecal y el estreñimiento. También puede estimular el sistema nervioso parasimpático, responsable de ayudar a vaciar los intestinos. El masaje abdominal es gratis, puedes hacértelo tú misma y no tiene efectos secundarios negativos.

Para realizarlo, acuéstate boca arriba con el abdomen descubierto. Colócate una mano en la parte inferior derecha del abdomen. Con una presión firme y moderada, haz movimientos circulares con los dedos en un masaje profundo. Traza de cinco a diez círculos y ve subiendo por el lado derecho hacia las costillas, como si formaras una I, y repite. Al llegar a la parte superior derecha del abdomen, pero por debajo de las costillas, pasa al lado izquierdo, trazando una L, y masajea la zona superior del abdomen, bajo la caja torácica. Cuando llegues al lado superior izquierdo, desciende hacia la parte inferior izquierda del abdomen, dibujando una U. Estás masajeando con presión firme siguiendo el recorrido I–L–U a lo largo de la pared abdominal. Una vez en la parte inferior izquierda, puedes repetir este proceso durante un total de diez minutos de masaje.

Realiza estiramientos diarios. Si los músculos del suelo pélvico forman parte de tu problema para defecar, sigue el protocolo de relajación del capítulo 2. Te recomiendo que lo hagas a solas, lejos de tus seres queridos, porque es probable que liberes algunos gases durante estos estiramientos. La mejor posición para relajar el suelo pélvico y el músculo puborrectal es en cuclillas o elevando las rodillas por encima del nivel de las caderas. Realiza estos estiramientos a diario, por la mañana o por la noche, y después de cualquier ejercicio o entrenamiento:

- Postura del niño
- Postura del bebé feliz
- Estiramiento en sentadilla profunda

Respira. No puedo contar las veces que les he dicho a mis hijos: «Respira hondo, colega», sabiendo perfectamente que debería decírmelo a mí misma a lo largo del día. No hay duda: respirar lenta y profundamente ayuda a calmar el sistema nervioso, reducir el dolor y mejorar la consistencia y frecuencia de las deposiciones. Haz sesiones de treinta minutos de respiración lenta y profunda, cinco días a la semana, inhalando durante cuatro segundos y exhalando durante seis.

Emplea una mecánica adecuada para evacuar. Adoptar una postura correcta al defecar es esencial para quienes tienen dificultades para vaciar por completo. Coge tu reposapiés (o taburete para evacuar) y sigue las instrucciones anteriores para dar con la posición óptima, lo que facilitará una evacuación más completa.

Ayuda al perineo. Sentada en el inodoro, envuélvete los dedos con papel higiénico y llévalos al perineo, apuntando hacia arriba. Con una presión firme desde los dedos hacia el perineo, realiza una maniobra de empuje para defecar. Este empuje es el ejercicio de «poner un huevo» del capítulo 2. Prueba esta maniobra sentada en el inodoro con los pies afianzados en el suelo, y luego con los pies elevados sobre un taburete. Nota cómo el perineo presiona contra tus dedos y trabaja en ello de forma lenta y suave, repitiendo de cinco a diez veces, hasta que te sientas segura de poder reproducir esta maniobra al defecar.

Prueba con un dilatador anal. Si tienes obstrucción de salida, es probable que también sufras tensión o rigidez en el músculo puborrectal, lo que provoca una relajación deficiente o descoordinada al intentar evacuar. Esto puede tratarse con posturas de yoga y estiramientos como los mencionados previamente, pero también puede resultar de ayuda la distensión manual de estos músculos, mediante el estiramiento y el masaje profundo de puntos de presión dentro del ano. Una forma eficaz de hacerlo por tu cuenta es con un dilatador anal. Los dilatadores tienen un aspecto similar a los tampones y vienen en tamaños que van aumentando progresivamente. Aunque a menudo se usan por vía vaginal para relajar y desensibilizar los músculos del suelo pélvico, también pueden emplearse por vía rectal.

Dos detalles importantes para usarlos correctamente: primero, una vez que hayas usado el dilatador por vía rectal, no lo utilices por vía vaginal y viceversa. Elige un orificio y no lo cambies. Existen dilatadores diseñados específicamente para uso anorrectal, con un mango más largo y un diseño que hace más cómodo insertarlo. Segundo, usa mucho lubricante. Si utilizas un condón de látex, no recurras a un lubricante a base de aceite. Si usas un lubricante de silicona, no utilices un dilatador de silicona. El lubricante a base de agua suele ser seguro con dilatadores anales. Los detalles sobre el uso de dilatadores aparecen en el protocolo de relajación del capítulo 2.

Cuando me voy de viaje, mis evacuaciones siempre se ralentizan. ¿El estreñimiento del viajero existe de verdad?

Nada comparable con volver a casa y reencontrarte con tu inodoro después de cuatro días de viaje sin defecar. El estreñimiento del viajero es de lo más común para muchas personas debido a los cambios en la alimentación, los largos periodos de tiempo sentadas y una disminución de la ingesta de agua. Incluso los cambios de huso horario pueden afectar (literalmente).

Para favorecer unas buenas deposiciones mientras viajas, mantente hidratada, lleva contigo probióticos, ciruelas pasas o suplementos de citrato de magnesio, que pueden ayudar a mantener las heces blandas y más fáciles de evacuar. Plantéate llevar un taburete o colócate la maleta o una papelera bajo los pies al defecar para adoptar esa posición óptima en cuclillas. En vuelos largos, además, pasea por el pasillo cada hora, y, en viajes por carretera, para y sal del coche cada dos horas.

Incontinencia fecal

He estado a punto de hacerme caca encima en tres ocasiones. En 2007, me dirigía a mi primer día de trabajo en Austin, Texas. Me quedaría corta si dijera que estaba nerviosa. Me pasé los veinte minutos del trayecto con retorcijones en el estómago. Miré la hoja impresa de MapQuest (eran los días previos al iPhone y las aplicaciones de mapas), y el sudor comenzó a perlarme la frente a medida que me acercaba. Tenía que ir al baño... urgentemente. Por suerte, al girar para enfilar el desvío a apenas medio kilómetro de mi nuevo lugar de trabajo, apareció una luz brillante, un refugio: Starbucks. Me desvié rápidamente hacia el aparcamiento, dejé el coche y entré tambaleándome mientras intentaba apretar el culo con cautela para evitar un accidente. Por fin llegué al baño, me bajé los pantalones a toda prisa, me senté y solté una evacuación monumental. Al cabo de unos minutos de dulce alivio, me limpié y recorrí el último tramo hasta mi nueva clínica para comenzar mi carrera como fisioterapeuta pélvica. La mayoría de nosotras, en algún momento de nuestra vida, viviremos algo así, o peor.

La incontinencia fecal se define como la pérdida urgente, accidental e involuntaria de heces o gases. Aunque menos del 10 % de las mujeres afirman sufrirla, es probable que la cifra real supere el 20 %, y muchas podríamos tener un incidente en algún momento de nuestra vida, como me ocurrió a mí en Austin aquel día. Quienes la padecen suelen sentir vergüenza, lo que es posible que lleve al aislamiento social, la baja autoestima y la incapacidad para trabajar, y constituye una de las principales razones de ingreso en residencias de ancianos. Si alguna vez lo has vivido, sabes lo frustrante y humillante que resulta.

Entre los factores que contribuyen a la incontinencia fecal se cuentan la urgencia, las heces blandas y el acceso limitado a un baño. Con la edad se produce una disminución de la masa muscular y, como en el caso de la incontinencia urinaria, pueden aparecer las dificultades para retener los gases o las heces. Las mujeres con mayor riesgo son aquellas que han dado a luz recientemente, han sufrido un desgarro perineal de tercer o cuarto grado durante el parto, han tenido prolapso de órganos pélvicos, se han sometido a una resección de colon o radioterapia pélvica o padecen lesiones nerviosas.

La capacidad de retener las heces y llegar a tiempo al baño depende de tres mecanismos: el esfínter anal interno, el esfínter anal externo y los músculos del suelo pélvico (incluido el puborrectal). Por lo que respecta a la incontinencia fecal, suele existir un déficit o debilidad en una o varias de estas zonas. Hemos hablado largo y tendido de la importancia del músculo puborrectal en relación con el estreñimiento, pero si este músculo está débil y no acoda la manguera (o sea, el recto) de forma eficaz, las heces pasan directamente al ano sin excesiva resistencia. Y si además el esfínter anal está debilitado, retenerlas se convierte en un verdadero reto. Las heces blandas lo complican aún más. Para abordar la incontinencia fecal, empieza por aquí:

Facilita el acceso al baño

Asegúrate de que te resulta fácil llegar a un baño si sufres de incontinencia. Es una modificación clave en tu estilo de vida mientras empiezas a implementar algunas de las estrategias que describo a continuación. En casa, comprueba que el camino hacia el baño se encuentre despejado en caso de urgencia o pérdidas. Duerme en el lado de la cama que esté más cerca. Coloca una luz nocturna o prepara iluminación suficiente para llegar. Incluso puedes dejar una toalla en la mesita de noche por si la necesitas. Piensa en la posibilidad de poner un inodoro portátil junto a la cama si el trayecto hasta el baño es más largo de lo que puedes manejar. Abordar la incontinencia no siempre es cuestión de hacer que desaparezca, sino de implementar estrategias que hagan la vida más fácil y llevadera. Cuando viajes en tren o en avión, ve al baño antes de subir y elige un asiento de pasillo por si necesitas usar el lavabo durante el trayecto.

Fortalece tu suelo pélvico

Comienza con el protocolo de fortalecimiento del suelo pélvico del capítulo 2. A medida que tus músculos se fortalezcan y logres mantener una contracción kegel en posición acostada o sentada durante más tiempo (unos diez segundos), pasa a realizar las contracciones de pie. Trabaja hasta llegar a diez segundos de contracción de pie y aumenta de manera gradual hasta veinte para mejorar la resistencia muscular del suelo pélvico y llegar al baño a tiempo.

Cuando sientas la necesidad de evacuar, contrae el suelo pélvico entre diez y veinte segundos de pie junto al inodoro, antes de sentarte. La vez siguiente, hazlo en la puerta del baño. Luego, practica sostener la contracción entre diez y veinte segundos desde el pasillo. Lograr contener la urgencia sin pérdidas te ayudará a sentirte más segura de tu capacidad para prevenir pérdidas cuando estés fuera de casa.

Aumenta el volumen de tus heces

Agarrar un puñado de piedras (el equivalente a heces duras) es relativamente fácil. Ahora imagina agarrar compota de manzana: se te escurriría entre los dedos y sería más difícil de retener. La dificultad cuando se combinan las heces blandas con los músculos del suelo pélvico débiles está en que cuesta retenerlas. Esto puede provocar unas ganas intensas, dificultad para llegar al baño a tiempo o pérdidas y manchas en la ropa interior. Endurecer un poco las heces puede resultarte útil.

Consigue la consistencia adecuada, firme pero no excesivamente dura, pues que sea demasiado blanda puede hacer que no salga de una sola vez. Lo ideal es que se encuentre entre los tipos 3 y 4 en la escala de heces. Si estás tomando ablandadores de heces o magnesio, quizá te convenga reducir la dosis. Asimismo, llevar un registro de lo que comes y bebes puede ayudarte a identificar cualquier posible desencadenante del ablandamiento de las heces, como alimentos ricos en grasa, lácteos, gluten, picantes y cafeína. Reducir su consumo puede ser útil. Si no es suficiente, ingerir alimentos que den volumen a las heces, como arroz, pan, patatas blancas y avena, puede contribuir. También puedes probar un suplemento de fibra sin receta como Metamucil. Ten en cuenta que algunos a veces provocan gases, por lo que no son ideales para todo el mundo.

Vacía por completo

Si estás defecando varias veces al día (más de tres), es posible que no vacíes del todo en el primer intento, y esto puede derivar en una mayor urgencia o visitas frecuentes al baño más tarde, lo que incrementa el riesgo de incontinencia. Para evacuar completamente, siéntate, eleva los pies sobre un reposapiés o un taburete de inodoro, inclínate hacia delante y exhala poco a poco mientras haces un leve esfuerzo.

Revisa tu dieta

Determinados alimentos contribuyen más a ablandar las heces. En Texas, donde viví un tiempo, abundaba el queso, y la salsa de queso era tan común como el kétchup en la mesa. También hacía de las suyas en mi sistema digestivo. A la mañana siguiente, tras deleitarme untando las patatas en queso la noche anterior, mis heces eran blandas. Y la situación no mejoró hasta que me marché de Texas, porque evitar las patatas con queso allí es casi imposible. Otros alimentos conocidos por ablandar las heces y provocar malestar gastrointestinal son el café, las comidas picantes y las grasas. Algunas personas, además, son sensibles al gluten o a los lácteos. Para averiguar qué alimentos podrían estar causando esas heces blandas, trata de implementar una dieta de eliminación. Comienza suprimiendo los alimentos más potencialmente irritantes y luego reintrodúcelos uno a uno para ver cómo reacciona tu cuerpo. Esto puede ayudarte a identificar al culpable de tus deposiciones sueltas o irritables.

Mantén una buena higiene

Este consejo no solucionará necesariamente tus problemas para hacer caca, pero es esencial que lo sigan aquellas personas que padecen incontinencia fecal, manchas o pérdidas. Tener la piel húmeda durante periodos prolongados puede causar irritación y deterioro cutáneo. Usa compresas para la incontinencia sea cual sea el tipo de pérdida en lugar de compresas o salvaslips para la menstruación. Las compresas para la incontinencia son mejores para alejar la humedad de la piel. Cámbiatelas con frecuencia; si ocurre cualquier tipo de pérdida, cambia la compresa. Consejo de experta: si llevas ropa interior para la incontinencia, coloca una compresa para la incontinencia dentro. Así, en caso de sufrir una pérdida, esta queda contenida en la compresa, y solo tienes que quitártela y reemplazarla por una nueva, en lugar de tener que quitarte la ropa. Me lo agradecerás si alguna vez la utilizas en plena noche.

Lavarte en el bidé o rociarte agua en el ano para limpiarte te evitará tener que frotarte una y otra vez. Incluso puedes conseguir un bidé portátil que te quepa en el bolso o la mochila. Si se produce irritación cutánea, intenta pasar parte del día sin ropa interior para incontinencia ni compresas, para que la piel respire, y aplica una crema barrera que se venda sin receta para proteger los tejidos. Lleva siempre una muda contigo, así como una bolsa de plástico para guardar lo que se ensucie en caso de accidente.

Sin duda, la incontinencia resulta incómoda y afecta a tu vida cotidiana, pero espero que implementar algunos de estos métodos te ayude a mitigarla para poder continuar disfrutando de tu día a día y haciendo las cosas con las que disfrutas.

Tengo la ropa interior manchada. ¿Significa eso que sufro incontinencia fecal y debilidad en el suelo pélvico?

También conocido como «ensuciamiento fecal», este tipo de manchas en la ropa interior suele aparecer tanto con la incontinencia como cuando estás estreñida. A menudo se debe a que el líquido se filtra alrededor de las heces duras y sale hasta la ropa interior, o porque no estás vaciando por completo y necesitas limpiarte mejor. En este caso, si resuelves el estreñimiento, el ensuciamiento debería mejorar.

Sigue los consejos para el estreñimiento, incluyendo adoptar la posición adecuada para evacuar, con los pies elevados, y asegúrate de que tus heces sean blandas pero no demasiado pastosas. Después de evacuar contrae el suelo pélvico apretando el esfínter anal para mover cualquier resto de heces hacia la abertura anal. Limpia la zona con agua usando un bidé o una botella perineal, o sécala con una toallita húmeda o papel higiénico.

Hemorroides y fisuras anales

Las hemorroides existen en el ano de todas las personas y solo se vuelven problemáticas cuando se agrandan o resultan incómodas. Comúnmente llamadas «almorranas», pueden dar la sensación de tener unas pequeñas bolas que sobresalen del ano. Dependiendo del tipo de hemorroide que tengas —interna o externa—, es posible que notes picor o hinchazón anal, dolor al sentarte y durante o después de defecar, o que veas sangre cuando te limpias o en el agua del inodoro. Si sufres cualquier tipo de sangrado al hacer caca, consulta a un gastroenterólogo o un cirujano colorrectal para asegurarte de que no se trata de algo más serio.

Las hemorroides son venas prolapsadas en el ano y el recto, resultado de esfuerzos crónicos, estreñimiento, levantar mucho peso o aumentar la presión pélvica, como ocurre durante el embarazo o el parto. Suelen tratarse con medicamentos y analgésicos (y, en casos más graves, con cirugía), pero los ejercicios del suelo pélvico y la educación sobre la mecánica adecuada para evacuar son fundamentales para reducir las molestias y evitar que se vuelvan crónicas. Las hemorroides tienden a reaparecer debido al esfuerzo excesivo. Para aliviarlas de forma duradera es necesario minimizar el esfuerzo al defecar, asegurarse de vaciar completamente los intestinos e implementar estrategias para calmar los tejidos sensibles y reducir el dolor.

Las fisuras anales son diferentes de las hemorroides. Parecen más bien pequeños cortes o desgarros cerca del esfínter externo que causan dolor y sangrado al evacuar. Imagina que intentas ponerte una camiseta con un cuello tan estrecho que no pasa por la cabeza. Tiras de ella y se rompe una costura para que puedas ponértela. Lo mismo ocurre con la piel que rodea el ano. A veces se producen pequeñas grietas, normalmente por expulsar heces duras o por penetración anal durante el sexo. Las mujeres con tensión aumentada en el suelo pélvico (léase, con el culo más apretado) presentan un riesgo mayor, ya que los músculos de su esfínter anal no se relajan bien, y por eso se producen estos pequeños desgarros cuando algo intenta entrar o salir del ano. El tratamiento para las fisuras es similar al de las hemorroides, ya que se centra en la relajación de los músculos del suelo pélvico, sobre todo en la parte posterior.

Enfría la zona

Para aliviar las hemorroides o las fisuras, el hielo puede ser tu aliado. Si alguna vez has dado a luz por vía vaginal y te has puesto una compresa fría en la ropa interior, verás que esto no es diferente, solo que se acerca más al ano. Colócate con suavidad una compresa fría cubierta (nunca directamente sobre la piel) entre los glúteos durante veinte minutos, varias veces al día. La norma general para aplicar el hielo es veinte minutos de aplicación y veinte minutos de reposo, para permitir que los tejidos recuperen el riego sanguíneo.

Calma tu trasero

Un baño de asiento, que básicamente consiste en sentarte con el trasero en un balde o recipiente con agua, puede proporcionar alivio. Aunque el agua fría suele contribuir a reducir las hemorroides inflamadas, es posible que un baño tibio con sales de Epsom también te resulte útil para aliviar el dolor. Prueba ambas opciones para ver cuál te funciona mejor. Prueba, asimismo, las toallitas con agua de hamamelis (como las de la marca Tucks) para limpiarte, o incluso puedes ponerte una fría de la nevera entre las nalgas. Por último, un medicamento sin receta (o con receta) te ayudará a aliviar los síntomas. Piensa en algo como Preparation H. Uno de mis favoritos es una pomada de medicina china llamada Mayinglong, a base de almizcle.

Usa un cojín para sentarte

Sentarse puede volverse muy doloroso cuando las hemorroides están inflamadas. Usar un cojín con un orificio central acostumbra a ir bien, pero, en lugar de uno hinchable, opta por uno de espuma densa con un hueco en el centro. Es más firme y cómodo. Consejo de experta: si quieres mantener el problema de hemorroides en la clandestinidad, hazte con un cojín que quepa dentro de una bolsa de lona. Ni siquiera necesitas sacarlo. Simplemente coloca la bolsa sobre el asiento y siéntate.

Sé delicada

Trata de no permanecer sentada en el inodoro más de cinco minutos, ya que la presión prolongada sobre el esfínter anal puede agravar los síntomas. Puede que te venga mejor no usar un taburete para evacuar cuando las hemorroides están inflamadas. Exhala mientras haces un esfuerzo para evitar ejercer una presión excesiva sobre las hemorroides, y límpiate después con agua en el bidé o con una botella perineal. También puedes darte toques suaves con papel higiénico húmedo en lugar de frotar con fuerza.

Mantén la caca blanda

A menudo son las heces duras las que causan desgarros, de modo que asegúrate de hidratarte, comer alimentos ricos en fibra y no procesados, y usar un ablandador de heces o un suplemento natural para mantenerlas blandas.

Relaja el trasero

Las hemorroides y las fisuras aparecen cuando el esfínter anal, los glúteos o ambos se hallan tensos. De los estiramientos de relajación del capítulo 2, puedes hacer el estiramiento gato-vaca o el del número cuatro, o masajear con una pelota los músculos de la cadera y los glúteos para liberar la tensión externa. No olvides comprobar si aprietas los glúteos a lo largo del día.

Heces finas como lápices

Las heces finas y alargadas suelen ser una señal de tensión en los músculos del suelo pélvico. Como cuando aprietas un tubo de pasta de dientes, si la abertura (tu esfínter anal) es demasiado estrecha, la evacuación sale muy fina y larga. Estás expulsando algo, pero es probable que no estés vaciando por completo. La solución es abrir la puerta.

Relaja el suelo pélvico

El protocolo de relajación del suelo pélvico te ayudará a liberar la tensión en el esfínter anal y en el suelo pélvico en general.

Relaja los glúteos

La tensión en los glúteos puede aumentar la tensión en el suelo pélvico. Coloca una pelota firme, por ejemplo, de tenis o yoga, contra la pared y presiona el lateral de los músculos del trasero (izquierdo o derecho) contra la pelota. Mueve las caderas de lado a lado y de arriba abajo hasta que encuentres un punto sensible, y mantén la pelota en ese punto durante varias respiraciones profundas. Repite en ambos lados de los glúteos de tres a cinco minutos por lado, una vez al día.

Ponte en cuclillas

Cuanto más practiques la posición en cuclillas, más relajación lograrás en el suelo pélvico y, en concreto, en el esfínter anal. Sostén una sentadilla profunda o la postura del niño durante sesenta segundos seguidos, respirando hondo y de manera relajada mientras mantienes el suelo pélvico en una posición de descanso.

Encuentra la mejor postura para defecar

Ponerse en cuclillas es, sin duda, la mejor opción si tienes heces muy finas. Una vez más, la postura puede influir mucho en el modo de evacuar. Si tienes dificultades con este tipo de deposiciones, existen asientos de inodoro con plataformas para los pies que te permiten ponerte en cuclillas sobre la taza. Puede parecer extraño al principio, pero no te está mirando nadie. ¡Tú pruébalo!

Para muchas personas, el trabajo del suelo pélvico, algunos hábitos nuevos y el ejercicio son suficientes para resolver los problemas de evacuación, pero la terapia del suelo pélvico suele ser solo una parte del rompecabezas. Hay otros tratamientos para los problemas intestinales, como la electroestimulación, el *biofeedback*, la cirugía, el bótox o el implante de un dispositivo de estimulación. Seguir trabajando en el suelo pélvico junto con estas otras opciones es fundamental, pero existen otras medidas cuando no basta con la terapia. Si recurres a estas técnicas y tus síntomas no mejoran o empeoran, si el dolor te despierta por la noche, si experimentas pérdida o aumento de peso o si tus síntomas te afectan emocional o psicológicamente, consulta con un gastroenterólogo y un cirujano colorrectal.

Evacúa como una campeona

A veces los niños poseen una sabiduría innata, y es útil que nos recuerden esta verdad básica. Cuando mi hijo mayor tenía dos años empezó a salirse de la cuna todas las mañanas. El menor tenía apenas seis meses, yo me sentía increíblemente exhausta y no estaba dispuesta a sacrificar ni un minuto más de sueño por mi ágil criatura. Después de buscar soluciones en internet (como poner una red sobre la cuna o pasarlo a una «cama de niño mayor», ninguna de las cuales estaba lista para probar), decidí dar la vuelta al picaporte de su habitación para que se cerrara desde fuera en lugar de desde dentro. Imaginé que si trepaba por la cuna y la puerta estaba cerrada, al menos no lograría salir de la habitación, y yo podría oírlo por el monitor si había una emergencia. Tal vez no fuera el mejor truco de crianza, pero la privación del sueño conduce a los padres a tomar medidas drásticas.

Parecía la solución perfecta. Muchas noches, justo después de salir de su habitación, oía el golpe de sus pies al caer al suelo, seguido del sonido del picaporte moviéndose mientras intentaba abrir la puerta. Minutos después lo oía volver derrotado a su cuna. «Dulce victoria», pensaba mientras me iba feliz a mi habitación en busca del necesitado descanso. Este plan funcionó durante semanas, hasta una mañana.

Era sábado, y había disfrutado de siete horas seguidas de un sueño de lujo. Pero, al despertar, advertí que mi hijo estaba inusualmente callado en su habitación (siempre una situación sospechosa con un niño pequeño). Corrí por el pasillo, abrí la puerta de su habitación y vi, y olí, caca por todas partes. Mi hijo se había metido la mano en el pañal, había sacado la caca y la había untado por las paredes, el suelo, los cajones, la puerta y los juguetes. Toda la habitación apestaba. Como suele pasar cuando un niño pequeño te derrota, suspiré (quizá sollocé un poquito), me calcé unos guantes de goma y me puse a trabajar. Lo metí en la bañera y lo lavé a conciencia, luego fregué, limpié y desinfecté cada centímetro del suelo y las paredes de su habitación. Y adivina qué hacía él mientras yo estaba de rodillas limpiándolo todo. Sonreía.

Y entonces lo recordé: «Ah, claro, no es saludable aguantarse las ganas». Lo hizo porque tenía que hacerlo. Hacer caca es natural, pero no siempre resulta fácil, oportuno o sencillo. Sea cual sea la situación, siempre acabará encontrando la salida, aunque ojalá de una forma más cómoda y menos desastrosa.

Concluyo esta historia con una sabia reflexión: comprométete con hábitos saludables para defecar, porque te ayudarán a cuidar tu suelo pélvico durante muchos años. Obsérvate mientras evacúas. ¿Estás exhalando? ¿Evacúas mejor con los pies sobre un taburete o en el suelo? ¿Tus heces son suaves como helado de máquina o duras como bolas flotando en el agua? Los problemas de evacuación relacionados con el suelo pélvico pueden comenzar como poca cosa, pero convertirse con el tiempo en problemas crónicos. Para mantener una salud óptima, sigue los consejos y ejercicios de este capítulo. Mantén tu compromiso y establece una rutina para tus intestinos. Y, por lo menos, hazte con un taburete para evacuar. Te prometo que te cambiará la vida para mejor.

TERCERA PARTE
Transiciones del suelo pélvico

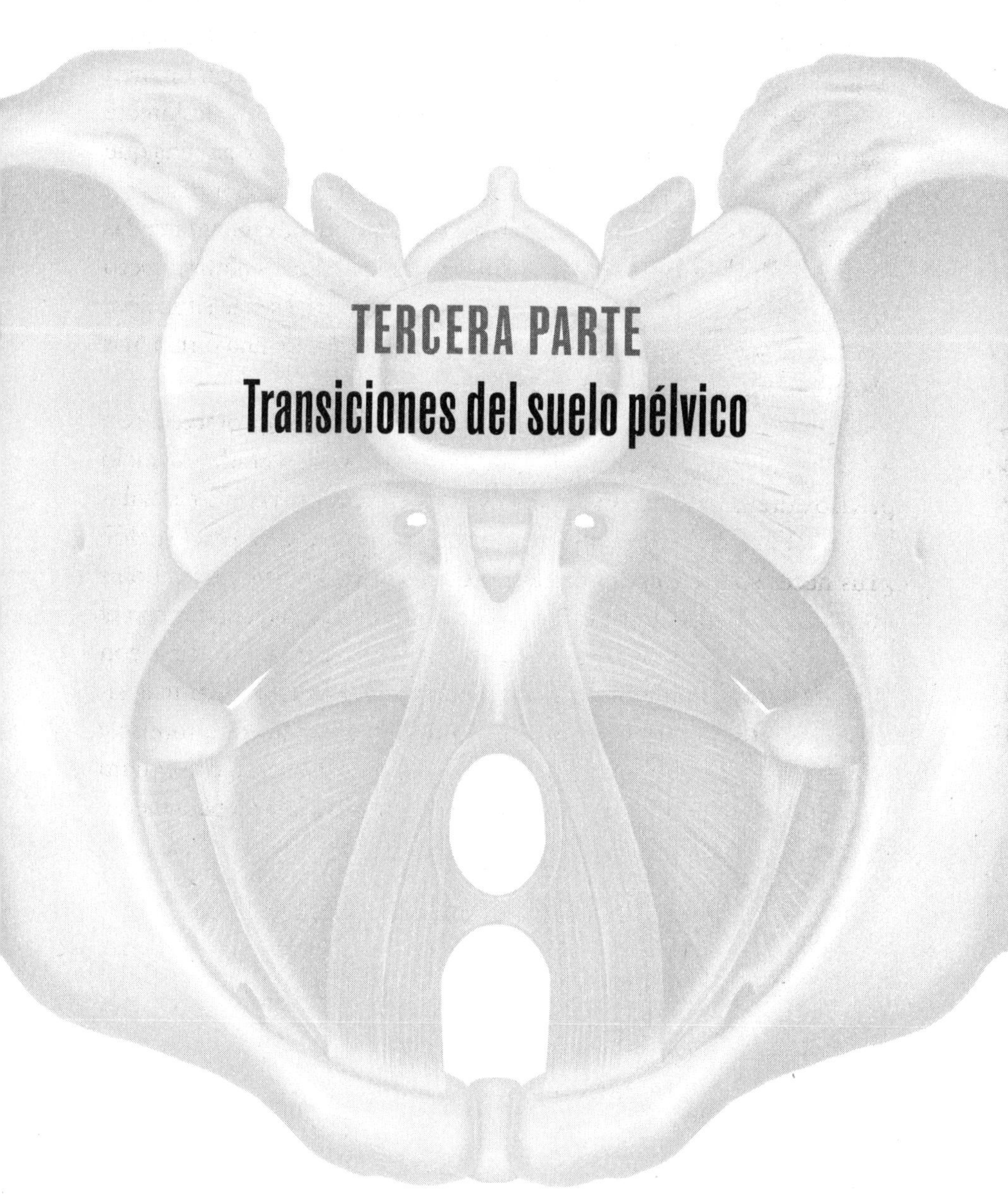

5

El poder de tu menstruación

Hacemos pis y caca durante toda la vida, pero entre los diez y los dieciséis años se produce un cambio natural con enormes implicaciones para nuestro suelo pélvico: la regla. El día que una joven tiene su primer periodo es un día que probablemente recordará siempre. Yo tenía diez años y estaba a punto de ponerme aparatos en la consulta del ortodoncista. Justo antes de que comenzara el procedimiento, fui rápidamente al baño, oriné, me limpié y vi sangre en el papel higiénico.

—¡Maaamááá! —grité, esperando que siguiera justo delante del cubículo. Estaba entrando en pánico, como cabe esperar de cualquier niña de diez años.

—¿Sí, Sara? —respondió ella, tranquila y serena.

«Uf, pensé. ¡Aquí llega la ayuda!».

—¡Creo que acaba de bajarme la regla! —exclamé, mirando la mancha rosada en el papel.

—Cachis... Bueno, cariño, no llevo nada encima. Vas a tener que esperar hasta que lleguemos a casa —me dijo.

No era la respuesta que esperaba..., ni la que necesitaba. No hay palabras que describan la sorpresa, el asombro y el susto que se lleva una niña cuando la visita por primera vez la famosa prima. Nerviosa y confundida, enrollé un trozo de papel higiénico, me lo puse en las bragas y crucé los dedos. Ya estaba nerviosa por los aparatos, y me pasé las siguientes tres horas en la silla del ortodoncista mirando las baldosas del techo y rezando por no mancharme mis pantalones cortos favoritos de Esprit.

Esa misma tarde mi madre entró en mi habitación, me dio un libro sobre la menstruación y una caja de compresas, y me dijo: «Avísame si tienes preguntas». Luego salió por la puerta. Esa fue mi educación sobre salud reproductiva. Mi introducción a la menstruación. El momento en que me hice mujer.

Durante los años siguientes, me ponía compresas grandes (siempre con alas) una semana al mes y me preocupaba que alguien oyera el frufrú al sentarme. Me llevaba un jersey a la escuela por si tenía que atármelo a la cintura para cubrir manchas de sangre. Mi experiencia fue bastante típica de una joven que creció en los años noventa, dejada a su suerte en una de las transiciones más importantes del desarrollo. Cabría pensar, y esperar, que con el paso de las décadas esta experiencia de maduración sería más educativa, comprensiva y ceremoniosa. Lamentablemente no es el caso. Las mujeres que se sentaban en el baño leyendo los laterales de una caja de tampones son las que ahora están criando hijas, y, por mis conversaciones con amigas y pacientes, la tendencia a guardar silencio en torno a la salud menstrual perdura. Y prácticamente no existe educación sobre cómo afecta la menstruación al suelo pélvico.

Las adolescentes buscan orientación en sus madres, tías, médicas y otras mujeres adultas de confianza para entender sus periodos y cómo cuidar su cuerpo y su suelo pélvico. Cuando estos temas se tratan en voz baja, o no se tratan en absoluto, se sienten ofuscadas por sentimientos de vergüenza y confusión sobre su cuerpo desde el principio. Es posible que experimenten dolor, molestias o síntomas relacionados con el suelo pélvico y no sepan adónde acudir o que existe ayuda siquiera.

De media, las mujeres empiezan a menstruar a los doce años, lo que significa que podemos tener alrededor de cuatrocientos cincuenta ciclos menstruales a lo largo de la vida. La mitad de la población mundial menstrúa, y, sin embargo, en casi todas las culturas, hablar del tema sigue siendo incómodo y a menudo se evita. La educación debería comenzar cuando somos pequeñas, para que entendamos lo que nos espera. Las conversaciones sobre la pubertad deben ir más allá de ojear un folleto en la consulta del pediatra. Sería bueno que hubiera tampones y compresas en los baños públicos, como hay papel higiénico. Las mujeres necesitan información precisa sobre su salud menstrual y pélvica, y así podrán transmitirla a la generación siguiente en el momento en que su actitud hacia la menstruación aún se está formando. Para que las jóvenes desarrollen una relación positiva con su cuerpo, debe modelarse esta mentalidad.

La primera menstruación, conocida como «menarquia», ocurre durante la pubertad, una etapa de cambios físicos, hormonales y emocionales. La pubertad suele darse entre los ocho y los trece años, y la menarquia es el acontecimiento central de esa transición vital. La menarquia, del griego «mes» y «comienzo», marca la transición de niña a mujer. Hay culturas que celebran la menarquia como un hito importante. En algunas zonas de la India, por ejemplo, los padres invitan a familiares y amigos cercanos a una fiesta o ceremonia para destacar el paso de niña a mujer. En distintas culturas, la menstruación se considera sagrada, y la sangre menstrual, una fuente de fuerza y poder femeninos. Las jóvenes se sienten más empoderadas en su cuerpo, y la visión cultural de la transición refuerza su seguridad. Pero estos puntos de vista, en su mayoría, siguen siendo excepciones.

En muchos países, entre ellos Estados Unidos, la menstruación a veces se considera algo impuro, sucio o inapropiado para tratarlo en público. Hay jóvenes que faltan a la escuela durante el periodo debido al dolor pélvico o a la falta de productos de higiene menstrual. En algunas culturas, a las mujeres no se les permite visitar los templos ni dormir con sus maridos mientras menstrúan. Son muchos los que creen que las mujeres deberían tener prohibido mantener relaciones sexuales durante la menstruación, ya que se considera algo repulsivo o impuro. En ciertas tradiciones, las mujeres no pueden acudir al rezo, cocinar, socializar ni realizar determinadas tareas domésticas mientras están menstruando. Aunque la intención original quizá fuera permitir que descansaran, estas normas fomentan sentimientos de vergüenza, miedo y ansiedad.

Llevar bien el hecho de tener la regla es difícil incluso con recursos, educación y acceso a productos menstruales. Pero el mutismo que la rodea resulta excepcionalmente perjudicial, porque crea una cultura de silencio en torno a nuestro propio cuerpo. Nos impide escuchar, confiar y buscar respuestas cuando sufrimos dolor o molestias en el suelo pélvico. El secretismo y la vergüenza que envuelven el ciclo menstrual pueden llevar al absentismo escolar o laboral, lo cual abre aún más la brecha de género y la de educación. En resumen, la forma en que hablamos de la menstruación en la juventud moldea la relación que tenemos con nuestro cuerpo y nuestro suelo pélvico en la edad adulta. Necesitamos sacar la menstruación de la oscuridad para distinguir qué es normal, qué no lo es y cómo buscar ayuda cuando surgen problemas menstruales.

Los problemas menstruales están íntimamente ligados al suelo pélvico. Las fluctuaciones hormonales durante el ciclo influyen en la lubricación vaginal, la consistencia y frecuencia de las evacuaciones y la fuerza del suelo pélvico. Y el estado de los músculos del suelo pélvico puede limitar el uso de algunos productos menstruales. En este capítulo, mi objetivo es instruirte sobre tu ciclo menstrual y su impacto en el suelo pélvico, pero también ayudarte a abrazarlo y sentirte orgullosa de él. Este proceso natural de tu cuerpo no tiene nada de lo que avergonzarse. Cuando entendemos y cuidamos nuestro cuerpo durante el ciclo, incluso podemos empezar a apreciarlo y celebrarlo por su magia.

Cómo interactúan el suelo pélvico y la regla

¿Alguna vez te ha preguntado el médico: «¿Cuál fue el primer día de tu último ciclo menstrual?»? Muchas de nosotras nos rascamos la cabeza como respuesta. Nos cuesta acordarnos del día exacto del mes, y a veces ni siquiera recordamos la semana. Y, de todos modos, ¿en qué día comienza realmente? ¿El día que empiezan los dolores? ¿O el día que ves una mancha antes de ponerte a sangrar de verdad?

Tu ciclo menstrual comienza oficialmente el día que se inicia el sangrado, ese es el día uno, y termina el día antes de que empiece el siguiente periodo. Un ciclo completo suele durar entre 24 y 38 días. Esta horquilla puede variar a lo largo de la vida. Por ejemplo, el ciclo puede ser más corto en la adolescencia y más largo cuando te acercas a la menopausia. Además, la duración varía de una persona a otra, ya que se ve influida por la genética, la geografía, las enfermedades, el estilo de vida, los medicamentos e incluso la raza. Tu ciclo es el resultado de una sinfonía de comunicación entre el cerebro, las hormonas y los órganos reproductores. Esta sinfonía es única para cada mujer, y si un solo instrumento desafina, afecta a todo lo demás.

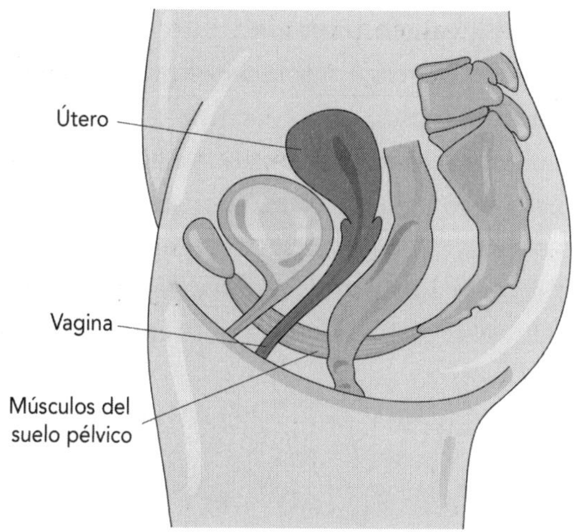

Vista lateral del útero y la vagina.

Los órganos principales en esta sinfonía son los ovarios, donde se producen las hormonas y se liberan los óvulos, y el útero, donde se forma el revestimiento endometrial y donde este se desprende si no hay implantación de un óvulo fecundado. Las hormonas que se producen afectan a la fuerza, la relajación y el tono del suelo pélvico, así como a la lubricación vaginal. El útero y los ovarios tienen funciones distintas pero interconectadas en este ciclo mensual. Empecemos con el útero.

¿Qué ocurre en el útero?

El útero, un órgano hueco con forma de pera, se encuentra en la pelvis femenina y es responsable del embarazo, la menstruación, el parto y el nacimiento. La palabra «útero» proviene del latín *uterus*, que significa «matriz». Vale la pena señalar que la palabra griega *hysteria* también significa «útero» y es la misma que se utiliza para describir a mujeres con angustia psicológica (que se creía causada por disfunción uterina). En otras palabras, en otros tiempos, ser mujer y tener dolor o angustia se asociaba con un trastorno psicológico. **Léase: no estamos enfermas; las fluctuaciones hormonales que afectan a nuestro ánimo forman parte del estado natural de nuestro cuerpo.**

El ciclo uterino consta de tres fases: la menstruación (cuando sangras), la fase proliferativa (desde que concluye el sangrado hasta la ovulación) y la fase secretora (desde la ovulación hasta el sangrado siguiente). Durante cada fase se producen cambios en el útero, el suelo pélvico y el cuerpo en general, y las hormonas son un poco como una montaña rusa.

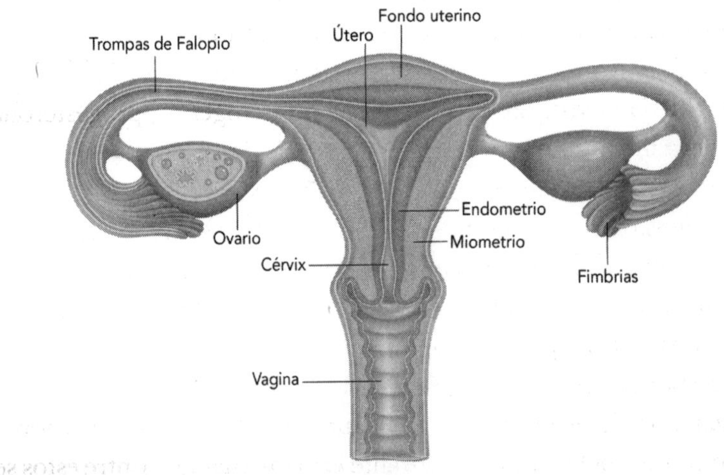

Sistema reproductor femenino: útero, vagina, ovarios y trompas de Falopio.

Menstruación: estoy hinchada y sangrando

La menstruación, también conocida como regla o periodo, es el tiempo que transcurre desde que empieza el sangrado menstrual hasta que termina. Dura una media de cuatro a seis días, aunque puede variar entre tres y ocho. Antes de la menstruación, el revestimiento del útero se engrosa preparándose para la implantación de un óvulo fecundado. Si no se produce la implantación, no hay embarazo, y entonces ocurre la menstruación: en ese momento el revestimiento se desprende y sale en forma de sangre.

La sangre menstrual es una mezcla de sangre y del revestimiento uterino, llamado «endometrio», que se elimina a través del cérvix y sale del cuerpo por la vagina. La cantidad normal de sangre menstrual por ciclo es de treinta a ochenta mililitros, lo que equivale aproximadamente a una barra de mantequilla. Durante la menstruación, el tono muscular del suelo pélvico, la capacidad de contraerlo para evitar pérdidas o sostener los órganos pélvicos, está en su punto más bajo debido a que baja el nivel de estrógeno. Esta combinación de sangrado y tono bajo puede causar mayor presión y pesadez en la pelvis y la vagina. Y, si alguna vez el primer día de sangrado te has sentido como si te saliera una bola de bolos por la vagina, sabes exactamente de qué hablo.

Durante la menstruación, los niveles de estrógeno y progesterona se encuentran en su punto más bajo. Los niveles bajos de estrógeno con la regla no solo reducen el tono del suelo pélvico, sino que también pueden causar fatiga, dolores de cabeza, sueño irregular, irritabilidad y disminución del deseo sexual. (Esto explica por qué el primer día de regla estoy agotada, me duele la cabeza y quiero meterme en la cama a las ocho de la tarde). Los niveles bajos de progesterona también suelen ser los responsables de las heces blandas durante el periodo.

Muchas mujeres informan de un aumento de síntomas relacionados con el suelo pélvico antes y durante la menstruación. Entre estos se cuentan la sensación de pesadez o presión en la vagina, el dolor pélvico y el dolor al orinar o defecar. Algunas investigaciones sugieren que el rendimiento y la resistencia de los músculos del suelo pélvico disminuyen durante el periodo. Por eso, mientras estás sangrando, quizá prefieras descansar, hidratarte y pausar los ejercicios del suelo pélvico.

Cuando una mujer presenta los niveles de estrógeno más bajos, sea en la fase inicial del posparto o durante la lactancia, sea al acercarse a la menopausia o en determinados momentos del ciclo menstrual, esto afecta al suelo pélvico, y no de la mejor forma: el resultado es que tenemos menos fuerza y soporte. Abordaremos el efecto de las hormonas en el suelo pélvico en el capítulo dedicado a la menopausia, pero recuerda esto: las hormonas son piezas clave en la salud del suelo pélvico.

Fase proliferativa: la de «pongámonos en marcha»

Después de la menstruación entramos en la fase proliferativa, que transcurre desde el último día de sangrado hasta la ovulación, cuando uno de los ovarios libera un óvulo maduro. Este viaja por la trompa de Falopio, donde permanece entre doce y veinticuatro horas, esperando a ser fecundado por un espermatozoide. Durante esta fase, los niveles de estrógeno se elevan de forma constante, lo que estimula el engrosamiento del revestimiento uterino, que se prepara para la implantación de un óvulo fecundado. Si el óvulo se implanta, se produce el embarazo. Si no, el revestimiento se desprende, se genera la menstruación y el ciclo comienza de nuevo.

Cuando el estrógeno alcanza su punto máximo, justo antes de la ovulación, el moco cervical se vuelve más fino y resbaladizo. Este dato me habría resultado útil cuando era una adolescente confundida y, una vez al mes, me veía lo que parecían claras de huevo en la ropa interior. Así que, a mi yo joven y a todas las demás: es normal. Y es sano. El incremento del estrógeno también contribuye al tono y la fuerza del suelo pélvico y engrosa las paredes vaginales durante este pico previo a la ovulación. Es posible que también experimentes un aumento del deseo sexual y la libido. De modo que esta fase no solo es ideal para hacer ejercicios de fortalecimiento del suelo pélvico, sino también para ir al asunto (con protección, si no deseas quedarte embarazada). El aumento de estrógeno desencadena, asimismo, picos en otras dos hormonas: la hormona luteinizante (LH) y la hormona foliculoestimulante (comúnmente conocida por sus siglas en inglés, FSH), que finalmente estimulan la ovulación. La progesterona permanece baja durante toda la fase proliferativa hasta después de la ovulación. La duración total de la menstruación y la fase proliferativa es de aproximadamente catorce días basándonos en el ciclo medio, de veintiocho.

Fase secretora: la de «déjame en paz, no me toques, estoy cansada»

La última fase del ciclo uterino es la secretora. Comienza cuando se libera un óvulo de los ovarios (ovulación) y termina con el inicio de la siguiente menstruación. Esta fase dura alrededor de catorce días y completa el ciclo menstrual. En ella, el revestimiento uterino espera la implantación de un óvulo fecundado. Si se produce, estás embarazada; si no, el revestimiento empieza a descomponerse y se prepara para desprenderse en la siguiente menstruación.

La progesterona es la hormona principal durante esta fase. Su nivel aumenta con el fin de preparar el útero para la implantación, pero también es la responsable de los síntomas premenstruales desagradables: hinchazón, fatiga, tristeza y estreñimiento. Si te preguntas por qué te aprietan tanto los vaqueros y tus heces son duras como piedras antes del periodo, se debe a la progesterona. Durante la fase secretora, los niveles de estrógeno son generalmente bajos, lo que reduce el moco cervical y puede causar sequedad vaginal. El estrógeno tiene un último pico en medio de esta fase, lo que comporta otro momento del ciclo en el que el tono y la fuerza del suelo pélvico están en su punto más alto.

Corrí un maratón, el único de mi vida, a los veintiséis años, cuando vivía en Austin, Texas. Entrené durante seis meses; me levantaba temprano los sábados para correr con mi grupo de entrenamiento y después tomar baños fríos en Barton Springs y disfrutar de un plato hasta arriba de tortitas. Tanto el entrenamiento como la carrera en sí fueron uno de los mayores retos físicos y mentales a los que me he enfrentado (el embarazo y el parto se llevan la palma). Y, mientras entrenaba, descubrí que los días justo antes y durante la regla eran los de peor rendimiento, pues me notaba los pies como de cemento y no lograba dar con mi ritmo de carrera.

Los días posteriores me sentía como si volara, con un estallido de energía que me proporcionaba las mejores carreras. Me habían dicho que el sueño y la nutrición afectaban al rendimiento, pero averigüé por mí misma que mi ciclo menstrual también influía. Ahora que lo sé, durante la regla me decanto por entrenamientos más suaves y restaurativos como el yoga, caminar o montar en bici. Y en los días posteriores, cuando tengo más energía, me encanta hacer ejercicio de forma más intensa o pasar más tiempo en la bicicleta estática. La conclusión es esta: nuestro cuerpo se halla en un ciclo constante durante los años que menstruamos, y comprender ese ciclo y las hormonas implicadas nos permite trabajar siguiendo los ritmos de nuestro cuerpo, no en contra de este.

Tengo una hija pequeña. ¿Cuándo debería empezar a hablarle del ciclo menstrual?

Nunca es demasiado pronto. Lo que transmite el mensaje de que se trata de un tema vergonzante o tabú es el hecho de no hablar de ello. Por ejemplo, si tu hija tiene cinco años y pregunta por las compresas, los tampones o incluso las pastillas anticonceptivas que ve en el baño, explícale qué son. Si pregunta por qué te estás limpiando sangre, dile que, cuando mamá no está embarazada, su útero elimina su revestimiento. Responde a sus preguntas a medida que surjan, haciéndole saber que puede hablar contigo abiertamente. Puedes ir incorporando más información con el tiempo, quizá cuando notes cambios en su olor corporal, vello, pechos o genitales. Usa recursos como libros, vídeos e incluso redes sociales.

Necesitamos normalizar estas conversaciones, no solo con las niñas, sino también con los niños. Mis hijos están familiarizados con mis maquetas del suelo pélvico y la vulva, que suelen andar por casa, y cuando hacen preguntas sobre su cuerpo o el mío, se responden, en lugar de cerrarlas con un «de eso no hablamos». No hay una edad o un momento «perfecto» para mantener una conversación sobre la menstruación. Abre la puerta poco a poco y asegúrate de que tus hijos saben que pueden llamar cuando lo necesiten con total libertad, seguridad y confianza.

¿Qué les está pasando a tus ovarios?

Los ovarios son un par de glándulas pequeñas en forma de óvalo, ubicadas a ambos lados del útero y unidas a él por ligamentos. La palabra «ovario» proviene del latín *ovum*, que significa «huevo». Los ovarios producen, almacenan y liberan óvulos durante la ovulación, en la mitad del ciclo menstrual. Durante los años fértiles, el tamaño de los ovarios puede variar desde el de una uva hasta el de un kiwi, y después de la menopausia se reducen al de una alubia.

Piensa en ellos como el equivalente femenino de los testículos en lo que se refiere a la producción de hormonas. Además de almacenar y liberar óvulos, producen estrógeno, progesterona y andrógenos, entre los cuales se incluye la testosterona. Cuando la ovulación se vuelve menos frecuente y acaba por detenerse con la menopausia, los ovarios dejan de producir estas hormonas, y el cuerpo prácticamente se convierte en un desierto hormonal, lo cual causa estragos en el suelo pélvico. El ciclo ovárico consta de dos fases. La primera es la folicular, que tiene lugar antes de la ovulación y se superpone con la menstruación y la fase proliferativa del útero. La segunda es la fase lútea, que se produce después de la ovulación y se superpone con la fase secretora del útero.

Fase folicular: la de «estoy sangrando, pero me siento bastante bien»

La fase folicular va desde el primer día del periodo hasta la ovulación. Cada mujer nace con una cantidad fija de óvulos, almacenados en folículos dentro de los ovarios. Al nacer, una mujer puede tener entre uno y dos millones de folículos, que son sacos llenos de líquido del tamaño de un grano de arena. Para cuando llega la primera menstruación, quedan entre doscientos mil y trescientos mil. Cada año, los folículos mueren lentamente y se ven reabsorbidos por el cuerpo. Resulta alucinante pensar que, cuando naces, tu cuerpo ya contiene las células que podrían convertirse en tus futuros hijos.

Durante esta fase, hay un folículo que crece más rápido que los demás, alcanza el tamaño de una uva y, alrededor del día 14 del ciclo menstrual, libera un óvulo maduro. Algunas mujeres no notan que se produce la ovulación, mientras que otras pueden acusar un calambre leve o dolor en un lado del abdomen. Desde la primera regla hasta la última, se libera un óvulo por ciclo menstrual. (En casos raros pueden liberarse dos, lo que resulta en mellizos si ambos son fecundados). Cuando la ovulación se detiene (por algunos tipos de anticonceptivos, tras la extirpación quirúrgica de los ovarios o con la menopausia), dejan de liberarse óvulos y el embarazo ya no es posible. En el momento en que llega la menopausia, los óvulos restantes, que pueden ser menos de mil óvulos, mueren.

En esta fase, la progesterona permanece baja y el verdadero protagonista es el estrógeno. Este, producido en los ovarios, se mantiene bajo hasta el último momento, y entonces se eleva rápidamente, lo que provoca un pico de LH y marca el final de la fase folicular y el inicio de la ovulación. Ese aumento de estrógeno hace que la vagina sea más respetuosa con los espermatozoides e incrementa el deseo sexual y el flujo cervical (secreción vaginal). Tienes treinta veces más flujo cervical al final de la fase folicular que al principio. Este pico alrededor del día 7 del ciclo también se asocia con una mayor fuerza y tono muscular del suelo pélvico. Una vez más, vemos el poder del estrógeno y su influencia en nuestro suelo pélvico.

Fase lútea: la de «dame unos pantalones elásticos y una tableta de chocolate»

La fase lútea sigue a la folicular y va desde la ovulación hasta el inicio del periodo siguiente. Se superpone con la fase secretora del ciclo uterino y dura una media de catorce días, pero puede variar entre nueve y dieciséis. Durante este tiempo, el folículo que acaba de liberar el óvulo se convierte en una nueva estructura llamada «cuerpo lúteo», que genera mucha progesterona y algo de estrógeno por si se produce un embarazo. El aumento de progesterona contribuye a ralentizar el colon, causando estreñimiento e hinchazón y una disminución del flujo cervical y la secreción vaginal.

Si un óvulo fecundado se implanta en la pared del útero, se produce el embarazo y las hormonas siguen aumentando. Si no, el cuerpo lúteo se descompone y deja de producir hormonas, que disminuyen bruscamente, llevándonos a esa etapa premenstrual de hinchazón y brotes de acné hasta que empieza el periodo. Los síntomas que acompañan la caída hormonal son dolores de cabeza, fatiga, sensibilidad en los senos, hinchazón, acné, cambios de humor, sequedad vaginal, libido baja. Después de esta caída, y de pasarte el día en pantalones elásticos hasta la hora de acostarte, comienza tu periodo y el ciclo se reinicia.

Curiosamente, algunos estudios han demostrado que, debido al aumento de estrógeno y testosterona durante la fase lútea, las mujeres tienen mejor tono muscular en el suelo pélvico comparado con otras etapas del ciclo menstrual. El otro momento en que ocurre esto es hacia la mitad de la fase folicular, cuando el estrógeno tiene su primer pico. Este relevante hecho explica por qué síntomas como la incontinencia urinaria o la sensación de pesadez por prolapso pueden resultar menos molestas hacia la mitad de los ciclos folicular y lúteo (en torno a los días 7 y 21 del ciclo menstrual). Tal vez te convenga hacer ejercicios del suelo pélvico durante estas fases para obtener mayores beneficios.

Aunque lo único visible es la sangre menstrual, entre bastidores existe un sistema reproductor perfectamente orquestado para brindar apoyo a un posible embarazo y actuar como la máquina hormonal que es la base de la salud femenina.

Estas influencias hormonales no se limitan a la vagina y al suelo pélvico. Afectan a todo el cuerpo. Los picos de estrógeno durante la pubertad, el embarazo y tanto la fase folicular como la secretora contribuyen a la irritabilidad, los cambios de humor y las emociones exacerbadas. Combinados con la montaña rusa mensual de progesterona, es posible que te cabrees mucho con ese conductor que no ha puesto el intermitente, con tu pareja por dejar el fregadero lleno de platos sucios o con tu hijo por dejar tirado el Lego que acabas de clavarte en el pie. El punto del ciclo en el que nos encontramos influye en nuestro humor; mi marido estará encantado de confirmarlo. Y las influencias no se limitan a lo emocional. Incluso la salud del cerebro se ve afectada. Los niveles bajos de estrógeno y progesterona pueden causar niebla mental, olvidos, fatiga e indecisión o ansiedad.

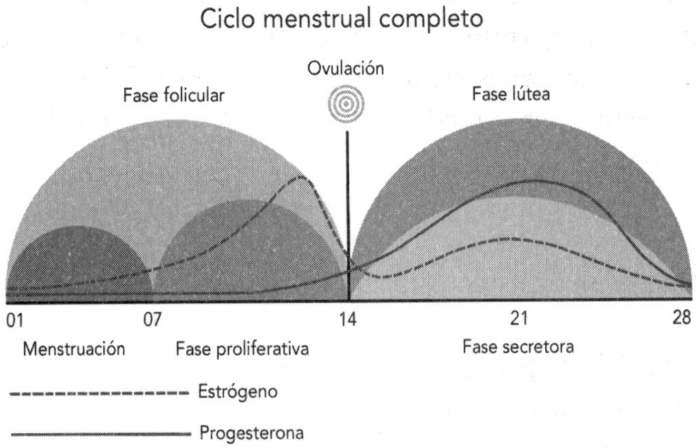

Diagrama del ciclo menstrual con las fluctuaciones hormonales de cada fase.

A pesar de lo sofisticado del sistema, como ocurre con muchos otros problemas que afectan al suelo pélvico, pueden surgir complicaciones relacionadas con la regla. Una de cada diez mujeres experimenta menstruaciones dolorosísimas, con dolor pélvico y abdominal y espasmos musculares. La mayoría de ellas sufren durante años antes de recibir un diagnóstico preciso. Los problemas menstruales pueden aparecer desde la primera menstruación, después del parto, tras cambiar de método anticonceptivo, al sufrir un trauma o al acercarnos a la menopausia. Entre las quejas más comunes estarían:

> «Cada mes siento unos calambres tan fuertes que tengo que faltar al trabajo uno o dos días».
>
> «Soy incapaz de ponerme un tampón. Simplemente no me resulta cómodo. Y llevar compresa limita lo que puedo hacer».

«Siento un dolor punzante en el lado izquierdo de la vagina unos días después de la regla, y me deja sin aliento».

«Desde que iba al instituto, mis periodos han sido tan dolorosos que tenía que faltar a clase».

Conocer bien el ciclo menstrual entero, incluidas las fluctuaciones hormonales, nos ayuda a entender los síntomas que podemos experimentar como resultado de lo que ocurre en nuestro sistema reproductor (hola, senos sensibles y heces duras). Este es el primer paso. El segundo es aprender a cuidarte y descubrir qué le funciona a tu cuerpo.

Tu suelo pélvico y el protocolo menstrual

La salud del suelo pélvico está íntimamente ligada al ciclo menstrual de diferentes maneras. Como has leído en las páginas anteriores, el ciclo afecta a los intestinos, a la lubricación vaginal y al tono muscular, entre otras cosas. Además, los productos menstruales que usas también influyen en tu suelo pélvico. Durante los años fértiles, que pueden abarcar entre veinticinco y cuarenta años de tu vida, hay prácticas básicas que te ayudarán a optimizar la salud de tu suelo.

Haz un seguimiento de tu ciclo

Una de las medidas más empoderadoras que puedes tomar para hacerte con el control de tu ciclo y tu suelo pélvico es llevar un registro. Para ello usa un calendario a la antigua usanza o el móvil, anotando el día que comienza y termina tu regla, y cualquier síntoma que experimentes a lo largo del mes. Este seguimiento te permite observar y dejar constancia de si el flujo es abundante, ligero, con coágulos, o cualquier otra característica. Hacerte una idea de tu normalidad te permite detectar posibles anomalías o alteraciones.

Prueba distintos productos menstruales

En países desarrollados como Estados Unidos tenemos la suerte de contar con un montón de artículos para manejar el flujo menstrual: compresas, tampones, copas y discos menstruales, y ropa interior absorbente. Hay quien incluso decide sangrar libremente sin recurrir a ningún producto. Independientemente de si están en el instituto, si practican ejercicio con entusiasmo o solo quieren ir a la piscina cualquier día del mes, contar con distintos productos menstruales mejora la calidad de vida de las mujeres.

Probar cosas diferentes te ayudará a descubrir qué te resulta más cómodo. Por ejemplo, insertar un tampón puede ser un gran paso para alguien a quien acaba de venirle la regla por primera vez y, como los músculos del suelo pélvico deben relajarse para la inserción, quizá sea mejor comenzar con compresas hasta que se sienta más cómoda.

Si optas por compresas o tampones, elige productos de algodón orgánico sin blanquear (cuantos menos ingredientes mejor, siempre) para minimizar la irritación en tejidos sensibles y limitar la exposición a químicos agresivos. Si te decantas por la copa menstrual, puede que necesites probar varias, pues las hay de distinta flexibilidad, capacidad, forma y material. En cuanto a los discos menstruales, algunos son desechables y otros reutilizables, y se colocan de forma diferente en el canal vaginal con respecto a las copas. También puedes combinar productos, como copa menstrual con ropa interior absorbente en días de flujo abundante y un tampón mini o un salvaslip en los días más suaves.

Conoce los diferentes anticonceptivos y cómo te afectan

Todos los métodos anticonceptivos presentan ventajas e inconvenientes, así que te recomiendo que hables no solo con profesionales de la salud, sino también con amigas para averiguar qué se adapta mejor a ti y a tus necesidades. Las opciones incluyen métodos de barrera como los preservativos, que impiden que los espermatozoides entren en el canal vaginal, anticonceptivos hormonales como la píldora, el parche, el anillo vaginal y los dispositivos intrauterinos (DIU). Algunos de estos métodos alteran el ciclo reproductivo y pueden afectar a la salud del suelo pélvico.

Los anticonceptivos hormonales son geniales para evitar el embarazo, pero pueden provocar efectos secundarios no deseados. El anillo anticonceptivo, que se inserta y descansa alrededor de la base del cérvix durante tres semanas, requiere habilidad para insertar los dedos en la vagina de forma cómoda. El DIU es un dispositivo de plástico o metal en forma de T que se implanta en el cérvix y se halla conectado a un hilo. Algunas pacientes declaran haber experimentado dolor pélvico severo tras su inserción o extracción, tanto que puede desencadenar tensión muscular en el suelo pélvico a largo plazo. También existe mayor riesgo de desplazar un DIU al retirar una copa menstrual. Además, las opciones de anticonceptivos hormonales que contienen estrógeno y progesterona sintéticos pueden causar sequedad vaginal, dolor durante las relaciones sexuales y vulvodinia (dolor en la zona de la vulva), que describo en el capítulo 11, dedicado al dolor pélvico. Estos cambios hormonales pueden alterar tu estado de ánimo y tu libido.

Deberías explorar a conciencia las ventajas, inconvenientes, factores de riesgo y efectos secundarios de todos los tipos de anticonceptivos si decides escoger la contracepción. Averigua qué anticonceptivo es apropiado para ti y qué efectos puede tener en el suelo pélvico.

Me dijeron que debía hacerme duchas vaginales después de la regla para limpiar la vagina. ¿Es una buena práctica?

La ducha vaginal es el proceso de lavar el interior de la vagina, y en la mayoría de los casos se practica para reducir el olor o lograr una sensación de limpieza, tras sudar, la menstruación o antes o después del sexo. Suele implicar el uso de una solución, desde un gel perfumado hasta algún mejunje casero. Mi opinión al respecto es simple: no recomiendo la práctica de las duchas vaginales en absoluto. Introducir una solución en la vagina no solo puede alterar la flora y el microbioma naturales, lo que incrementa el riesgo de infección, sino que puede introducir nuevas bacterias en el canal vaginal, el cérvix y el útero, y provocar así infecciones, enfermedades e incluso problemas de fertilidad. La vagina es como un horno con autolimpieza; no es necesario hacer nada para limpiarla. Puedes enjuagar el exterior, la vulva, entre los labios y alrededor del clítoris, rociando con agua en la ducha o con una botella perineal o usando un limpiador muy suave si lo deseas. Pero nunca debes introducir nada dentro para lavarla. Si notas mal olor, picor o irritación, consulta a un profesional médico para descartar cualquier infección u otra afección.

Problemas de regla

El cuerpo es complejo, el suelo pélvico es complejo, así que, si le sumamos el ciclo menstrual, todo se vuelve aún más complejo. Dada la cantidad de factores que intervienen en él, desde las hormonas hasta los músculos, órganos y demás, nuestro ciclo puede desencadenar problemas. Tratar los signos tempranos de la disfunción del suelo pélvico puede ahorrarnos años de dolor y dificultades. Por poner un ejemplo, muchas pacientes con problemas pélvicos severos recuerdan haber experimentado dolor al usar tampones cuando eran más jóvenes. A menudo me pregunto si habrían evitado los problemas pélvicos que surgieron en etapas posteriores si entonces hubieran tenido la oportunidad de hablar de los problemas a los que se enfrentaban.

Algunas afecciones menstruales y ginecológicas, como la endometriosis y el síndrome de ovario poliquístico (SOP), pueden causar dolor pélvico severo. Otras, como el síndrome premenstrual (SPM), provocan dolor abdominal y tensión muscular en el suelo pélvico. Incluso la ausencia de menstruación, la amenorrea, puede producir debilidad en el suelo o sequedad vaginal. Si manchar de sangre la silla de tela blanca con los pantalones cortos (me ha pasado mientras escribía este libro) puede resultarte vergonzante, el dolor y los problemas pélvicos relacionados con la menstruación pueden resultar traumáticos y afectar a tu capacidad para asistir a clase o al trabajo, mantener relaciones sexuales o incluso quedarte embarazada. Habla con tu ginecólogo, por supuesto, pero hay muchas más cosas que puedes hacer para prevenir y aliviar los problemas.

Menstruación dolorosa / dismenorrea

La menstruación dolorosa, denominada «dismenorrea», es el trastorno ginecológico más común que experimentan las mujeres menstruantes. Contrariamente a la creencia popular, los periodos dolorosos no son normales. Pueden presentarse calambres leves, pero el dolor menstrual severo no es esperable. ¿Hinchazón? Sí. ¿Fatiga? Tal vez. ¿Dolor intenso? En absoluto. La dismenorrea se debe a una o varias afecciones como el SOP, los fibromas en el útero, la endometriosis y la adenomiosis. Como resultado de estos trastornos, es probable que la mujer experimente tensión muscular severa en el suelo pélvico, la zona lumbar y la pared abdominal, hasta tal punto que le resulte debilitante. Profundizaré en la endometriosis en la próxima sección. Sigue estos pasos para manejar el malestar durante tu menstruación.

Ejercicio

La investigación no deja lugar a dudas: hacer ejercicio leve o moderado durante la regla puede reducir el dolor. El movimiento aumenta el flujo sanguíneo, ayuda a relajar los músculos tensos y libera endorfinas que combaten el dolor y mejoran el estado de ánimo. Mientras estás menstruando, seguramente te bastará con algo tan simple como una caminata de treinta minutos o una clase intensa de yoga de una hora. Recuerda: la fuerza de los músculos del suelo pélvico se ve algo comprometida durante la menstruación, por lo que se recomienda optar por entrenamientos de menor intensidad.

Masaje

El masaje es una forma excelente de aliviar la tensión que provoca el periodo. El masaje abdominal resulta muy eficaz para calmar los calambres que acompañan al dolor menstrual. Si una sesión con un masajista profesional se sale de tu presupuesto, puedes utilizar una pelota para masajear los músculos tensos de la cadera. O sigue el protocolo de relajación del suelo pélvico del capítulo 2 para orientarte sobre masajes externos e internos.

Prepara tu kit de cuidado menstrual

Hazte con un conjunto de artículos y herramientas para manejar el dolor y la incomodidad durante los días difíciles. Te recomiendo encarecidamente que incluya lo siguiente:

Dispositivo de electroestimulación nerviosa transcutánea (conocido por sus siglas en inglés, TENS). Se trata de un dispositivo con electrodos que pueden colocarse sobre la pared abdominal o la parte baja de la espalda para aliviar el dolor. Utilízalo de treinta a sesenta minutos varias veces al día, en función de tus necesidades, pero no lo uses cerca del agua ni mientras duermes.

Almohadilla térmica. Muy útil para el dolor abdominal y los calambres. El calor distiende los músculos tensos y alivia el dolor. Asegúrate de colocar suficientes capas de tela entre la almohadilla y la piel, y aplícate el calor de veinte a treinta minutos, luego haz una pausa para evitar quemaduras.

Medicamentos. Antiinflamatorios o analgésicos pueden ayudar a manejar el malestar asociado al dolor menstrual, ya sea abdominal, lumbar, rectal, pélvico o incluso los dolores de cabeza premenstruales. Consulta con el farmacéutico las opciones adecuadas.

Endometriosis

La endometriosis es una afección ginecológica que se produce cuando un tejido similar al revestimiento uterino crece fuera del útero. Este tejido se infiltra en la cavidad pélvica, se pega a los órganos y puede formar adherencias entre los ovarios, el colon, la vejiga y las trompas de Falopio. Esta enfermedad no solo causa un dolor pélvico y abdominal atroz, sino que también puede provocar dolor al defecar, dolor durante las relaciones sexuales y dolor pélvico variable a lo largo del ciclo menstrual. Además, es una de las principales causas de infertilidad en las mujeres en edad reproductiva. La endometriosis puede comenzar con la primera menstruación y prolongarse hasta la menopausia, lo que significa que es posible que una mujer sufra durante décadas sin conocer siquiera la causa ni el tratamiento.

Recuerdo a Leigh, una mujer de cuarenta y tantos años que llamó a mi consulta después de las cinco una fría tarde de diciembre, lloraba de dolor. Estaba a punto de salir cuando contesté al teléfono. Desesperada, Leigh buscaba ayuda para sus periodos, sumamente dolorosos, cuando se topó con la terapia del suelo pélvico y encontró el número de mi consulta en internet. Reorganicé la agenda para poder atenderla de inmediato. Dos días después, Leigh llegó a su primera cita, se sentó en una acogedora silla turquesa en la esquina de mi consultorio y me contó su historia. Comparto este relato como un ejemplo más de cómo pueden ignorarse los problemas de salud femenina, y cómo se hace grande la bola cuando las mujeres no reciben la atención que necesitan desde el principio.

Todos los meses, cuando Leigh tenía la regla, acusaba dolor en la parte baja del abdomen, las caderas y la espalda. También sufría de vejiga hiperactiva y se despertaba para orinar dos o tres veces por la noche. La vulva le ardía al orinar, un problema que se agravaba justo antes de la ovulación. Sus evacuaciones eran dolorosas, y alternaba entre la diarrea y el estreñimiento durante todo el mes. El sexo era insoportable, y solía evitarlo por el dolor, sobre todo en los días anteriores y posteriores al periodo. Estos síntomas se habían producido cada mes desde su primera menstruación, a los doce años, pero en la última década habían empeorado de manera significativa, hasta el punto de tener que tomar analgésicos y ausentarse del trabajo durante los días de cada regla. Primero se lo contó a su médico de cabecera, quien la derivó a un ginecólogo, el cual, a su vez, le recetó ibuprofeno y anticonceptivos. Eso fue todo. El dolor persistió y se agudizó. Para cuando me reuní con Leigh en mi consulta, había visto a once médicos por estos problemas. El dolor y las limitaciones habían sido su vida durante casi veintiocho años.

Leigh había comenzado a acudir hacía poco a una especialista en fertilidad para quedarse embarazada. Este proceso era probablemente lo que más la angustiaba. Había sufrido un aborto espontáneo y no había conseguido quedarse embarazada desde entonces. Tras varias rondas de análisis de sangre y medicamentos, la especialista la sometió a una cirugía abdominal para averiguar si había algún problema físico en sus órganos reproductores que impidiera el embarazo. Durante la cirugía, la doctora encontró adherencias que pegaban la vejiga y los intestinos de Leigh a su útero y otras partes de la cavidad pélvica. Las adherencias eran tan extensas que la cirujana solo pudo eliminar una pequeña parte antes de cerrar.

«Tienes endometriosis —sentenció—. Y no hay nada más que pueda hacer por ti». Le recetaron hidrocodona, un fuerte analgésico, y le dijeron que podía probar con la fecundación in vitro (FIV) al cabo de unos meses. Después de cinco meses más así, encontró la terapia del suelo pélvico.

La historia de Leigh, lamentablemente, es similar a la de muchas otras mujeres. Cuando la examiné presentaba espasmos musculares severos en todo el suelo pélvico, la pared abdominal, las caderas y los muslos. Era incapaz de relajar los músculos del suelo pélvico para orinar y defecar. Tenía una mala postura por encorvarse de dolor abdominal durante años, y esa mala postura le provocaba aún más dolor. Leigh había sufrido tanto…, y todo ello podría haberse paliado desde el momento en que tuvo la primera regla.

El dolor es una señal con la que el cuerpo indica que algo no va bien. Si hay algo que quiero que recuerdes de este libro, es esto: si sientes dolor pélvico, confía en él y sigue buscando respuestas hasta encontrar alivio. No dejes que ningún profesional médico menosprecie tu dolor. En muchos casos, el dolor indica una afección subyacente. Y podría ser endometriosis. A menudo veo a mujeres, jóvenes y mayores, por problemas intestinales o urinarios, dolor pélvico o relaciones sexuales dolorosas, y me pregunto si podrían tener una endometriosis no diagnosticada, porque comparten estos síntomas:

- Dolor abdominal o lumbar, por lo general durante la menstruación
- Dolor al orinar o defecar durante el periodo
- Dolor intenso con la penetración
- Dolor que impide asistir a clase, al trabajo o realizar actividades cotidianas
- Estreñimiento y diarrea fluctuantes
- Problemas de fertilidad

El diagnóstico y el tratamiento de la endometriosis son complejos, pues la única forma de diagnosticarla es mediante un procedimiento quirúrgico para extraer una muestra de tejido que luego se analiza en un laboratorio. Pero, desde la perspectiva de la terapia del suelo pélvico, el tratamiento se centra en aliviar la tensión muscular y el dolor pélvico que la acompañan.

Sigue el protocolo de relajación del suelo pélvico

El dolor causa tensión, y la tensión causa dolor. Hacer frente a la tensión en el suelo pélvico y el abdomen puede aliviar parte del malestar y el dolor que causa la endometriosis. Recurre a los estiramientos para relajar el suelo pélvico, las técnicas de masaje interno y externo y el ejercicio para mitigar los incómodos síntomas asociados a la endometriosis.

Maneja los problemas de evacuación

No todas las mujeres con endometriosis tendrán problemas para defecar, pero muchas, sí. Puede darse tanto la diarrea como el estreñimiento. Tus síntomas determinarán qué te resulta más útil. Si tienes diarrea, consume alimentos que contribuyan a dar volumen a las heces (plátanos, patatas y tostadas). Estos también ayudan a calmar el estómago sensible o las náuseas. Rocía la zona anal en el bidé o con una botella perineal después de defecar y evitar la irritación por el exceso de limpieza. Si tu problema es el estreñimiento, utiliza citrato de magnesio, que se vende sin receta, y come alimentos ricos en fibra y sin procesar para mantener las heces blandas. Por último, un masaje abdominal diario puede estimular el movimiento del intestino y mejorar el estreñimiento. Las instrucciones paso a paso se encuentran en el capítulo 4, dedicado a la caca.

Lidiar con el dolor durante el sexo

La tensión muscular del suelo pélvico causada por endometriosis y adherencias puede provocar un dolor pélvico intenso durante las relaciones sexuales. Dicho dolor puede presentarse con cada intento de penetración y agudizarse de manera progresiva si la endometriosis avanza. Si bien las adherencias y la endometriosis no pueden tratarse con terapia, sí es posible abordar la tensión resultante en los músculos del suelo pélvico. Libera la tensión profunda en los músculos del elevador del ano y el obturador interno con una varita para puntos gatillo, como te explico en el capítulo 2, dentro del protocolo de relajación del suelo pélvico. Usar una varita de masaje interno puede resultar incómodo durante la menstruación, por lo que el momento idóneo para utilizar esta herramienta y liberar tensión muscular quizá sean los días previos y posteriores al periodo. Los dilatadores vaginales también facilitan la preparación para las relaciones sexuales, en especial si hay tensión durante la inserción inicial. Sigue las pautas en torno a las relaciones sexuales dolorosas que aparecen en el capítulo 6.

A Leigh, una especialista en endometriosis le practicó una cirugía que comportó la extirpación del útero, una parte del colon, parte de la vejiga y una gran cantidad de tejido endometrial en toda la cavidad pélvica. Después de la operación, Leigh volvió a la terapia del suelo pélvico durante varios meses para tratar la tensión muscular residual que le provocaba dolor durante el sexo y en el coxis, los cuales se resolvieron con éxito. La historia de Leigh acaba bien, pero su dolor y su sufrimiento se prolongaron demasiado. Tengo la esperanza de que esta información empodere a todas las menstruantes para que sigan abogando por sí mismas y buscando respuestas si creen que algo no va bien. Y al personal médico: escuchad a vuestras pacientes, escuchadlas de verdad, y ayudadlas a obtener el alivio que merecen.

Una amiga me ha hablado de sus problemas con la adenomiosis, que suena parecido a «endometriosis». ¿Es lo mismo?

La endometriosis se produce cuando un tejido similar al revestimiento uterino crece fuera del útero, en la cavidad pélvica y abdominal. La adenomiosis es una afección distinta pero parecida, en la que el tejido que recubre el útero crece dentro de la pared muscular de este. Cuando se desprende el revestimiento uterino durante la menstruación, las contracciones del útero que expulsan la sangre y el tejido pueden ocasionar un dolor significativo si está presente la adenomiosis. En general, esta puede coexistir con la endometriosis, y los síntomas de dolor y malestar pueden ser semejantes.

Dolor al insertar un tampón

Gabby, una universitaria de dieciocho años, vino a verme porque no podía introducirse un tampón en la vagina. Tenía planeado irse de vacaciones de primavera con sus amigos al cabo de dos meses, nunca había sido capaz de ponerse tampones y solo usaba compresas, y le preocupaba qué hacer si le bajaba la regla durante el viaje a la playa. La primera vez que intentó ponerse un tampón, cuando tuvo su primer periodo, a los catorce años, se sintió «como si me clavaran algo afilado en la vagina». Frustrada, se rindió y siguió con las compresas y los salvaslips, lo cual le funcionó hasta que quiso tener la libertad de ir a la playa con sus amigos pese a la regla. Aunque contaba con la ayuda de su madre y habló con una terapeuta sobre su ansiedad en torno a la inserción del tampón, todavía no había logrado hacerlo sin experimentar dolor. Lo único que quería era cruzar las piernas y llorar.

Gabby tenía una enfermedad llamada «vaginismo», que consiste en una tensión en la parte externa del suelo pélvico que impide la entrada de cualquier cosa en el canal vaginal. (Hablo de los síntomas y el tratamiento del vaginismo en el capítulo 6, sobre el sexo). Ponerse un tampón no debería doler. Dicho esto, te sorprendería saber cuántas mujeres tienen dificultades al respecto. Si sufres tensión en el suelo pélvico o una afección como el vaginismo, los tampones pueden causarte dolor y acrecentar aún más la tensión muscular. Así que, si es tu caso, o el de alguien a quien conoces, te entiendo. Sigue leyendo.

Presta atención

A menudo el primer paso para abordar el malestar o el dolor puede ser prestar atención a lo que está ocurriendo con los músculos del suelo pélvico. ¿Te aferras a alguna creencia que quizá te genere vergüenza o incomodidad en relación con esta parte de tu cuerpo? ¿O solo necesitas más orientación sobre cómo encontrar la abertura vaginal, insertar el tampón y saber que lo has hecho correctamente?

Si se trata de lo primero, reflexionar sobre algunas de estas cuestiones más profundas tal vez te ayude en el proceso de sanación mientras trabajas en el proceso de inserción, muy físico. Si es lo segundo, te animo a desenvolver un tampón y aprender a usar el aplicador antes de intentar insertarlo. Y consulta el capítulo 2 para saber cómo explorar tu suelo pélvico y localizar la abertura vaginal.

Libera la tensión

La tensión y la contracción de los músculos situados en la abertura vaginal contribuyen al dolor, la incomodidad y la incapacidad para insertar un tampón. Los estiramientos del protocolo de relajación del capítulo 2, como la postura del niño, la postura del bebé feliz y la sentadilla profunda, ayudan a relajar el suelo pélvico. Mantén cada postura entre cinco y diez respiraciones a diario. Una vez que hayas terminado, trata de introducir un tampón.

Usa dilatadores vaginales

Utilizar dilatadores vaginales, como se describe en el capítulo 2, va bien para desensibilizar y relajar la abertura vaginal. Comienza con el dilatador más pequeño y, tras practicar varias veces sin dolor, avanza al tamaño siguiente, el que más se aproxime al del tampón que deseas ponerte. En cuanto este dilatador te resulte cómodo, intenta insertar un aplicador o un tampón (si no tiene aplicador) después de una sesión de dilatación, cuando tus músculos ya estén relajados.

Tengo un problema: no logro retener el tampón dentro. Desde que tuve hijos, siento que simplemente se me sale de la vagina. ¿Es normal?

Después de dar a luz, es habitual tanto experimentar cambios en la menstruación como necesitar productos menstruales diferentes. Tras el parto, es posible que tus reglas sean más abundantes los primeros días debido a que la superficie del revestimiento uterino es mayor, pues se ha estirado durante el embarazo, y a los cambios hormonales relacionados con la edad y el posparto, lo que puede causar coágulos grandes y un flujo más intenso. Quizá necesites productos más absorbentes, como tampones superplus. Pero si te pones un tampón y se te cae al cabo del rato o al orinar o defecar, es probable que las paredes vaginales no le estén proporcionando el soporte necesario y se vea empujado hacia fuera. Durante el embarazo, los músculos del suelo pélvico se estiran para sostener al bebé. Independientemente de si tuviste un parto vaginal o por cesárea, la fuerza y el soporte del suelo pélvico disminuyen después del parto, lo que hace que el canal vaginal esté más laxo. Los ejercicios de fortalecimiento del suelo pélvico pueden mejorar tu capacidad para mantener los tampones en su sitio. De modo que, si es tu caso, consulta el protocolo de fortalecimiento que aparece en el capítulo 2 para trabajar esos músculos con el fin de retener los tampones.

Aprende a amar a esa prima que viene de visita

La regla no se reduce a la sangre menstrual. Nos indica cómo funciona nuestro cuerpo y cómo está nuestra salud reproductiva. En la adolescencia me daba miedo que me bajara cada mes y me preocupaba por si llevaba suficientes tampones en la mochila o temía que me bajase durante las vacaciones. En la veintena me aliviaba cuando llegaba, porque era sexualmente activa y significaba que mi método anticonceptivo funcionaba. En la treintena me entristecía cada mes porque significaba que no me había quedado embarazada, cuando mi marido y yo estábamos intentando concebir. En la cuarentena tengo la sensación de observar un experimento científico cada mes, analizando mi flujo y perfeccionando el algoritmo de qué productos necesito dependiendo del día. Ahora presto atención a lo que mi cuerpo y mi suelo pélvico necesitan durante los días de menstruación: agua, descanso, alimentos nutritivos, ejercicio suave y caminatas.

Mi perspectiva sobre la menstruación ha cambiado con los años y, al comprender cómo funciona todo el ciclo menstrual, espero que tú también puedas prestar atención a las fluctuaciones hormonales y físicas para mejorar tu salud pélvica. Tanto si tienes dolor como problemas para evacuar, sensación de pesadez en el suelo pélvico o calambres, y al entender tu cuerpo y saber qué es normal y qué no, encontrarás recursos para ayudarte a lidiar con esta visita regular. Más que nada, espero que esta información te proporcione las herramientas para entablar las conversaciones que muchas de nosotras nunca tuvimos, sea con tus hijas e hijos, hermanas y parejas, sea con estudiantes o sea con profesionales de la salud. Espero con ilusión el día en que podamos hablar con los médicos sobre el dolor menstrual sin que lo menosprecien como algo normal, el día en que las compresas estén junto al papel higiénico en todos los baños y el día en que hablemos de los problemas menstruales de forma tan abierta como hablamos de los dolores de cabeza o de espalda. Entonces, por fin, podremos cambiar el relato sobre el proceso tan natural y, en realidad, bastante mágico de la menstruación.

6
Hablemos de sexo

A los dieciséis años, Candace intentó mantener relaciones sexuales por primera vez, pero el coito no funcionó. Me contó que, cada vez que su pareja intentaba penetrarla, era como si se topase con un muro. Por suerte, Candace tenía una relación muy cercana y abierta con su madre, a quien se lo explicó. «No es normal», dijo su madre, y la llevó al médico. Cuando Candace le contó su experiencia a la ginecóloga, esta no pareció preocupada en absoluto. «Tú solo relájate. Es normal que duela un poco, y con suerte mejorará», le indicó. A partir de entonces, Candace empezó a pensar que era culpa suya. Tal vez había hecho algo mal. Tal vez había cometido algún descuido. Solo tenía que relajarse para que el sexo no doliera. Pero cada vez que lo intentaba y no funcionaba se sentía más desalentada.

Cuando conocí a Candace y le pregunté cómo había conseguido superar el dolor para mantener relaciones, afirmó: «Bueno, al final fui capaz de hacerlo y perdí la virginidad, pero solo porque estaba superborracha. Básicamente me obligué a hacerlo». Por desgracia, Candace no era mi primera paciente que sufría dolor durante el coito. Era una de muchas.

Otra de esas pacientes que tenían dificultades con el sexo era una joven llamada Rajani. Recién casada, acababa de instalarse en Estados Unidos con su marido y estaba abriéndose paso en un país nuevo con un papel nuevo como esposa. Acudió a mí porque su esperada noche de bodas no fue como habían planeado. El intento de mantener relaciones sexuales no le resultó doloroso sin más, ni siquiera fue posible. Y contaba lo mismo: «Él se topa con un muro y no puede entrar».

Seis meses más tarde, tras repetidos intentos, nada había cambiado. Se sentía deshecha, asustada y como si estuviera fracasando en su matrimonio.

A Rajani, el ginecólogo le diagnosticó vaginismo, una disfunción en la que los espasmos musculares de la vagina impiden la entrada en el canal vaginal. Ante los intentos de introducir un dedo o el pene en la vagina, los músculos se le tensaban, creando una barrera en el canal vaginal. El vaginismo es un espasmo de los músculos del suelo pélvico, similar, aunque a algunas personas les sorprenderá, a la tensión en el cuello que conlleva dolores de cabeza (en este caso, el dolor proviene de la tensión de la vagina). Y es completamente tratable, siempre y cuando recibas la ayuda apropiada.

A lo largo de mi carrera he oído historias sobre relaciones sexuales dolorosas de mujeres de veintipocos años y de más de setenta. Todas ellas acuden a terapia creyendo que han hecho algo mal o que tienen algún tipo de defecto. Algunas son capaces de mantener relaciones sexuales aguantando el dolor y el malestar. Y hay quien encuentra otras formas de intimar hasta que descubre la terapia.

Pero todas estas mujeres, incluidas Candace y Rajani, han logrado hallar alivio al adquirir unos conocimientos básicos acerca de su suelo pélvico, y recibir indicaciones sobre algunos procedimientos, desde ejercicios de estiramiento y respiración para relajar el suelo pélvico hasta técnicas más avanzadas que incluyen, entre otras cosas, el uso de dilatadores vaginales. La formación y concienciación en torno a nuestro suelo pélvico puede no solo evitar que experimentemos un dolor innecesario, sino también reducir la vergüenza, potenciar el placer y empoderarnos para conocer y comprender nuestro cuerpo.

Candace acudió a terapia por el dolor durante las relaciones sexuales, pero con constancia y formación finalmente fue capaz no solo de soportar el coito sin dolor, sino también de disfrutarlo de verdad. Regresó a terapia años más tarde durante su primer embarazo y tuvo un parto vaginal no medicalizado. La terapia la ayudó con el sexo, pero también con el embarazo, la familia y la seguridad.

Rajani concluyó sus sesiones de terapia de salud pélvica seis meses después de la primera visita. El último día entró en la clínica con una sonrisa enorme en la cara y dijo: «¡Lo hemos hecho!». Por primera vez había mantenido relaciones sexuales con su marido sin dolor. Rajani lloró, y yo también. Un año más tarde me topé con ella en la sección de congelados del supermercado y me dijo que estaba embarazada de cinco meses. Lloré de nuevo. Esto es lo que el cuidado del suelo pélvico —un cuidado fácil de procurarte a través de los ejercicios y consejos que contiene este libro— puede lograr. Este es el valioso trabajo en el que he tenido el honor de contribuir. Y esto es lo que hacemos posible cuando sabemos que el sexo no debería ser doloroso y que el entrenamiento del suelo pélvico es eficaz.

Este libro contiene un capítulo aparte dedicado al dolor pélvico en general. Dado que los problemas de suelo que afectan a la vida sexual son muy vastos, he decidido que la salud sexual y las afecciones del suelo pélvico merecen su propio espacio.

Cómo interactúan el suelo pélvico y el sexo

El sexo es divertido. Es alegre, expresivo, raro, creativo. A veces es un desastre, a veces es fantástico. Pero, sobre todo, se supone que debe ser placentero. Todos nos merecemos una vida sexual magnífica. Y así te lo digo: ¡a por ella, chica! Pero, dado que gran parte del sexo tiene lugar dentro y alrededor del suelo pélvico, este necesita estar boyante para que la vida sexual se desarrolle bien.

Para la mayoría de las mujeres a las que veo en la clínica, el sexo implica introducir algo (un pene, un vibrador, un dedo o un juguete) en la abertura de la vagina. Para muchas, el sexo también incluye el juego anal, el sexo anal, el sexo oral o incluso el sexo sin penetración, en el que, pese a que no se introduce nada en la vagina, sigue habiendo actividad y excitación sexual. No obstante, muchas personas defienden, y estoy de acuerdo con ellas, que el sexo empieza, mucho antes de que se produzca cualquier penetración física en la vagina, con la excitación. Mientras se genera la excitación, antes del sexo en sí, el cuerpo y el suelo pélvico se preparan a través del flujo sanguíneo, la lubricación y la relajación de los músculos del suelo pélvico.

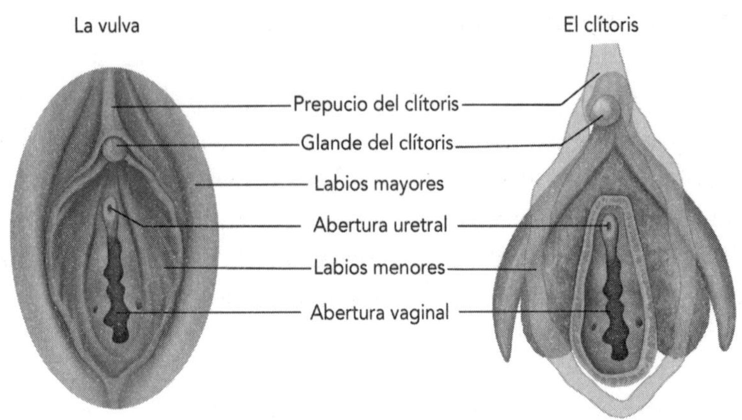

Anatomía de la vulva y el clítoris.

Existen varios modelos científicos que describen el ciclo de excitación sexual, y el más conocido es el que realizaron William Masters y Virginia Johnson en la década de los sesenta. Su teoría clásica describe cuatro fases de respuesta sexual.

La fase de excitación: «¡Nos preparamos!»

La primera etapa se produce como resultado de estímulos físicos y mentales, por ejemplo, los besos, la visión o la lectura de contenidos sexualmente estimulantes o la fantasía. En esta fase se da lo que comúnmente conocemos como preliminares, y contribuyen a la excitación interacciones tanto físicas como emocionales.

La fase de meseta: «¡Espera, ya casi estoy!»

Esta fase incluye la actividad y el placer sexuales previos al orgasmo. Durante esta etapa, tu frecuencia cardiaca se incrementa, tu respiración se vuelve más fuerte y experimentas un aumento del flujo sanguíneo por todo el cuerpo, incluido el suelo pélvico. Puedes permanecer en esta fase durante un periodo prolongado de tiempo.

La fase orgásmica: «¡Oooh, sí!»

Esta fase pone fin a la de meseta. Un orgasmo consiste en las contracciones involuntarias rápidas y rítmicas de los músculos del suelo pélvico. La frecuencia cardiaca aumenta; es posible que emitas sonidos, gruñidos o gritos; y los músculos de otras partes del cuerpo —como las caderas, las manos e incluso los dedos de los pies— tal vez se activen y participen en esta experiencia que abarca a todo el cuerpo.

La fase de resolución: «¡Vale, ha estado bien!»

Esta fase final de descanso se produce cuando el cuerpo regresa poco a poco de su estado de excitación. Los músculos se relajan, y la frecuencia cardiaca y el flujo sanguíneo se ralentizan. Puede que te sientas saciada, satisfecha, cansada o cariñosa, pero tu cuerpo y tu mente se calman.

Desde la creación de este modelo de respuesta sexual, se han formulado distintas variaciones, como la de Rosemary Basson, investigadora de la salud sexual, que sostenía que el ciclo de respuesta sexual de Masters y Johnson no reflejaba la experiencia de las mujeres. Ella defendía que el modelo omitía el papel que desempeñan la cercanía o el apego a una pareja en el aumento de la efectividad de la estimulación sexual y en si alcanzan el orgasmo en un encuentro sexual o no. La conclusión que sacamos de todos estos investigadores es que, en última instancia, todo nuestro cuerpo y nuestra mente influyen en el sexo y en la capacidad de nuestro suelo pélvico para mantener relaciones sexuales indoloras. Cuando revisamos los problemas de dolor durante el sexo, debemos contemplar todo el suelo pélvico (no solo la vagina) y cómo podría influir la mente en la tensión del suelo pélvico. El sexo es psicológico y emocional, además de físico.

Como quizá recuerdes del capítulo 1, los músculos del suelo pélvico se ven afectados por la mente y por todos y cada uno de los demás músculos del suelo. Fíjate en el clítoris, por ejemplo. La palabra «clítoris» proviene del griego antiguo, en el cual significaba «velado» u «órgano oculto bajo la piel», una apropiada descripción del bulbo sensible de tejido situado bajo un prepucio o capuchón de piel. El prepucio del clítoris, que actúa como capa protectora frente a la presión y la irritación, está unido a dos de los músculos superficiales del suelo pélvico, el bulbocavernoso y el isquiocavernoso. El clítoris se halla estrechamente conectado con la musculatura del suelo pélvico, lo cual apunta a que la capacidad de tener orgasmos indoloros y placenteros está relacionada con el funcionamiento de este.

Durante la fase de excitación, el flujo sanguíneo se incrementa en los tejidos del suelo, la vulva y la vagina. El flujo sanguíneo es esencial para el engrosamiento del clítoris (equivalente al del pene en las erecciones), el aumento de la lubricación de los tejidos vulvares y vaginales y la intensificación de la sensibilidad en todas las zonas erógenas. Durante la fase de meseta, el flujo sanguíneo potencia la relajación de los músculos del suelo pélvico, que rodean la abertura vaginal, la abertura anal y el canal vaginal. Así, el flujo sanguíneo y el funcionamiento de la musculatura del suelo son fundamentales para la penetración vaginal o anal. El sexo puede producirse sin orgasmo, pero, según los modelos de excitación sexual, durante la fase orgásmica, el engrosamiento de los músculos superficiales del suelo pélvico alcanza su punto máximo, hasta que se llega al orgasmo y dichos músculos se contraen y se relajan de manera involuntaria. La excitación sexual, el coito y el orgasmo son, en realidad, una auténtica sinfonía de músculos, nervios y tejidos que trabajan en armonía unos con otros. Hacia el final del capítulo ahondaremos en el orgasmo, pero la conclusión aquí es que el placer sexual está conectado con la salud del suelo pélvico.

¿Es seguro hacerse un piercing en la vulva o en el clítoris?

Es posible que te preguntes si las joyas pueden potenciar o inhibir el placer en la zona genital y si los piercings te causarán algún problema en el suelo pélvico. El tipo de piercing genital más común es un aro o una barra insertado en el prepucio del clítoris, no a través de este, para incrementar el placer durante la actividad sexual. El segundo más común atraviesa los labios. Estos piercings conllevan los mismos riesgos que cualquier otro, como infecciones, cicatrices, reacciones alérgicas al metal, desgarros de tejidos o daños en terminaciones nerviosas. Un piercing en esta zona es igual de «seguro» que en cualquier otra parte del cuerpo, pero (y viene un gran PERO) aquí existen un montón más de nervios y tejidos sensibles comparado con, pongamos, el lóbulo de la oreja. Por lo tanto, para ponértelo debes proceder con cautela, saber que acudes a un entorno limpio y estéril y seguir las indicaciones sobre el cuidado posterior, que puede durar hasta seis semanas, y controlar cualquier señal de infección.

Disfrutar de un buen sexo constituye un derecho de nacimiento. El deseo de mantener relaciones sexuales es un apetito humano básico, y todos deberíamos poder disfrutar del misterio y el placer de una vida sexual satisfactoria. Aparte de tratarse de una fuente de conexión, placer, relajación y juego, el sexo es una de las puertas de entrada a la maternidad. Y no ser capaz de experimentar ninguno de esos beneficios puede llevar a la depresión y la desesperación. A una de mis pacientes, Jennifer, la vergüenza le impedía contarle a nadie que el sexo le resultaba doloroso. Debido a su historial de dolor intenso durante el coito con su marido, recurrieron a la inseminación artificial para que se quedase embarazada. Una vez encinta, la inquietaba que su vagina no se relajase para dar a luz. Por ingeniosa y creativa que sea esta solución, Jennifer se merecía un camino mejor. La angustia y las dificultades para hacer crecer la familia eran en gran medida evitables.

Como con otras funciones que tienen lugar en las partes bajas, si los músculos del suelo pélvico no trabajan de forma óptima, el sexo resultará afectado. Aquí tienes varias de las dificultades a las que se han enfrentado mis pacientes a lo largo de los años:

«Siento la vagina pesada e hinchada después del sexo».

«Desde que tuve hijos, es como si me desgarrara por dentro cuando intenta penetrarme».

«Nunca he sido capaz de tener un orgasmo».

«Mi pareja ha intentado introducirme un dedo en la vagina y me he cerrado como si levantase un muro».

«Esperé hasta el matrimonio para mantener relaciones sexuales, y duele tanto que no lo soporto».

«Desde la menopausia, sangro durante el sexo».

Muchas de nosotras cargamos con una vergüenza extraordinaria cuando el sexo no funciona. Creemos que no somos normales y nos preocupa decepcionar a nuestra pareja. También está la cuestión de quién puede ayudarnos, si es que hay alguien. ¿Acudes a tu médico de cabecera? ¿Al ginecólogo? ¿A un terapeuta? En el cine, los medios de comunicación y las revistas, incluso en las conversaciones en torno a unas copas, solo se habla de sexo como algo coqueto y divertido. Pero si no es esta tu experiencia, es posible que te sientas rota. Y no lo estás, te lo aseguro.

Cuando el sexo no es precisamente tórrido

Si tienes la musculatura del suelo pélvico tensa, el dolor puede hacer frustrante y casi imposible el sexo. Estos músculos se tensan debido a incontables razones: un problema de eliminación de orina o de heces, el resultado de una lesión obstétrica, una postura deficiente o incluso un trauma.

La tensión del suelo pélvico puede producirse cuando las mujeres se ven posponiendo el momento de orinar porque no pueden ir al baño cuando surge la necesidad, algo que suelen ocurrirles a profesoras y profesionales sanitarias, yo entre ellas. Si eres absolutamente incapaz de defecar en público, aguantarte con frecuencia puede crear tensión en el suelo pélvico, de igual modo que sentarte con las piernas cruzadas durante periodos prolongados, apretar los glúteos en el atasco de la mañana o tener demasiadas reuniones virtuales sentada en la silla de la oficina. Después del embarazo y el parto, a menudo pensamos que lo que más debe preocuparnos es la debilidad de los músculos del suelo pélvico; sin embargo, tras un parto vaginal o una cesárea, el tejido de una cicatriz perineal o abdominal también puede acarrear tensión en el suelo y dolor durante el sexo.

Los traumas pueden ser físicos o emocionales, sexuales, obstétricos, médicos e incluso condicionados por una cultura o religión que considera la actividad sexual inherentemente mala. Cuando nos hallamos en una situación que percibimos como peligrosa o que nos da miedo, podríamos entrar en un estado de «lucha, huida o parálisis» porque percibimos peligro (aunque en realidad no haya ninguno). Cuando se te tensan o paralizan los músculos del suelo pélvico debido a un trauma pasado, es cosa de la sabiduría de tu cuerpo, que actúa para protegerte de un daño mayor. Tu cuerpo está haciendo lo que está diseñado para hacer, y debes trabajar junto con él y con tu mente para reconocer que te encuentras a salvo y que puedes relajarte para experimentar placer. Si crees que existe un trauma pasado relacionado con el dolor o la incomodidad que padeces durante el sexo, trabajar con un profesional acreditado que tenga experiencia en traumas en general o traumas sexuales te será de gran ayuda en el proceso de sanación y recuperación.

El dolor durante las relaciones sexuales debido a la tensión del suelo pélvico puede aparecer a cualquier edad, lo cual quizá no sea exactamente lo que quieres oír, pero desmonta el mito de que el suelo solo está tenso cuando eres joven o antes del embarazo y que dicha tensión constituye un estado deseable para las vaginas. No es así. Una mañana, en la clínica, una joven de veintisiete años se cruzó en la sala de espera con una abuela de setenta y dos, ambas asistían a la terapia del suelo pélvico por el mismo problema: relaciones sexuales dolorosas. Me detuve, tomé nota y pensé: «Este momento es un gran ejemplo del hecho de que este tipo de terapia lo necesitan mujeres de todas las edades y en todas las etapas de la vida. Me alegro muchísimo de que la hayan descubierto».

En la sección que sigue describo algunos de los desafíos vinculados al sexo más comunes que afrontamos las mujeres y que guardan relación con el suelo pélvico. Abarcan desde el dolor durante la penetración hasta la incapacidad para alcanzar el orgasmo o la pérdida de orina durante las relaciones. El suelo pélvico es un factor determinante, y los ejercicios y recomendaciones de las próximas páginas serán de ayuda.

Relaciones sexuales dolorosas con penetración inicial o profunda

En el pasado, muchos profesionales sanitarios atribuían el dolor durante la penetración a una fobia o ansiedad relacionada con el sexo, y hoy en día siguen pensando lo mismo. Por ello, a menudo se dice a las mujeres que «se relajen sin más», que «se tomen una copa de vino» o que «se planteen medicarse para la ansiedad». Estas respuestas no solo ignoran su dolor, muy real, sino que además las culpabilizan de su situación y, en esencia, las acusan de imaginársela. Más recientemente, la comunidad médica ha reformulado la manera de diagnosticar y clasificar el dolor durante las relaciones sexuales y ha desarrollado un término: trastorno de dolor genito-pélvico/trastorno de penetración (conocido como GPPPD, por sus siglas en inglés). El GPPPD consiste en el dolor con la penetración como resultado de una combinación de ansiedad y una afección física, y no como mera ansiedad que causa tensión y dolor. Se trata de un círculo de dolor-ansiedad-tensión muscular que debemos romper.

La capa muscular superficial del suelo pélvico que rodea la abertura vaginal normalmente se relaja para permitir la entrada, pero también puede tensarse e impedirla. La capa muscular más profunda del suelo pélvico envuelve el canal vaginal y a menudo constituye la fuente del dolor durante la penetración más profunda. El primer paso hacia el alivio consiste en liberar la tensión muscular. Luego, de forma gradual, pueden introducirse el contacto y la penetración en la vagina de una manera no amenazante.

Relaja tu suelo pélvico

Sigue el protocolo de relajación del suelo pélvico descrito en el capítulo 2. Comenzarás con respiraciones diafragmáticas suaves y masajes externos, y añadirás estiramientos diarios para aliviar la tensión muscular. Estos estiramientos pueden realizarse por la mañana o por la noche, antes o después de practicar ejercicio, pero sin duda siempre antes de utilizar dilatadores vaginales.

Realiza el masaje perineal

El masaje perineal suele recomendarse durante el embarazo para preparar la vagina y el perineo con el fin de relajarlos para el parto vaginal. Sin embargo, también resulta eficaz para liberar la capa muscular superficial que rodea la abertura vaginal y facilitar así la relajación de los músculos del suelo pélvico. Túmbate en la cama con las rodillas relajadas y abiertas, apoyadas sobre una almohada. Aplícate una pequeña cantidad de lubricante o aceite en el pulgar y estira con suavidad la base de la abertura vaginal. Mantén el estiramiento hasta que dismi-

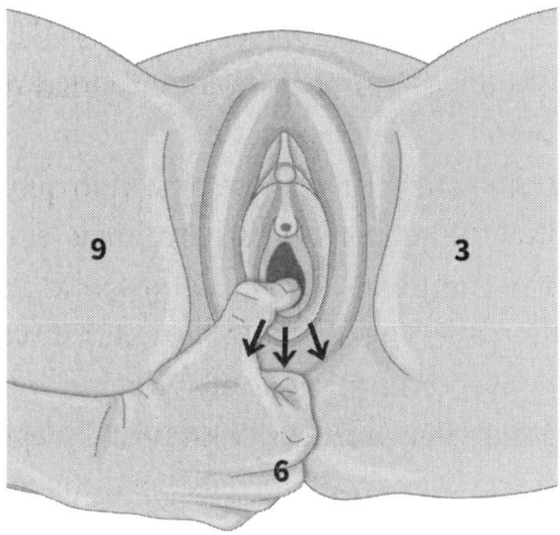

Masaje perineal: pulgar introducido en la abertura vaginal, ejerciendo presión hacia las seis.

nuya la leve sensación de ardor que es posible que sientas o durante cinco a siete respiraciones profundas. Libera la presión y rota ligeramente el pulgar hacia la izquierda, hasta las siete en punto, o hacia la derecha, hasta las cinco, y repite el procedimiento. Lleva a cabo el masaje perineal de tres a cinco minutos, en días alternos, después de los ejercicios de relajación del suelo pélvico. Si te sientes cómoda, también puedes pedir a tu pareja que te lo realice para ayudar a relajarte por completo.

Trabaja con dilatadores vaginales

Si el contacto con la abertura vaginal no te produce tensión muscular ni dolor, puedes avanzar hacia la inserción progresiva en la vagina. Comienza con el dilatador de menor tamaño y pasa gradualmente a los más grandes según tu nivel de comodidad. Puedes llegar a usar un dilatador de un tamaño similar al pene de tu pareja, si tu pareja tiene pene. También puedes utilizarlo para ejercer una presión leve en distintos puntos de la abertura vaginal, entre las tres y las nueve en punto. Realiza respiraciones profundas y permite que los músculos se relajen mientras aplicas la presión. Mueve el dilatador dentro y fuera, y practica distintas posiciones en las que puedes verte durante la actividad sexual.

Pasar de la inserción de un dilatador a tener relaciones sexuales supone un gran salto, y los siguientes pasos pueden ayudarte. Una vez que consigas usar el dilatador del tamaño más cercano al de tu pareja, practica la inserción con tu pareja presente en la habitación o acostada junto a ti en la cama. A continuación, haz que tu pareja inserte el dilatador en la abertura vaginal mientras tú te concentras en la respiración y la relajación. Practica con el dilatador, manejándolo tú misma o pidiéndole a tu pareja que te lo inserte, inmediatamente antes del coito. Tómatelo como el calentamiento o estiramiento previo a una carrera.

Recuerda avanzar a tu ritmo. Respira mientras los dilatadores se insertan de forma gradual en tu vagina y haz pausas si notas tensión.

No es necesario detener la sesión si hay tensión; en lugar de eso, concéntrate en la respiración o realiza una contracción del suelo pélvico (kegel), y luego relaja, para ayudar a liberarla.

Utiliza una varita para el suelo pélvico

Para descargar los músculos si se produce dolor con la inserción más profunda puede recurrirse a una varita para el suelo pélvico. Las instrucciones que siguen se explican con mayor detalle en el capítulo 2. Túmbate boca arriba con las rodillas relajadas y abiertas, apoyadas en almohadas. Colócate también algunas detrás de la espalda para alcanzar la abertura vaginal con facilidad. Inserta la varita hasta la primera curva y dirige la punta hacia el lado derecho y el lado izquierdo del músculo del suelo pélvico. Aplica presión en diferentes puntos hasta localizar uno sensible o reproducir la sensación de incomodidad que experimentas durante las relaciones sexuales. Mantén la presión durante cinco respiraciones profundas o hasta que desaparezca la sensibilidad. Repite en el lado derecho y el izquierdo hasta que no localices más puntos sensibles en los músculos.

Mi pareja y yo querríamos probar el juego anal, quizá incluso el sexo anal. ¿Qué puedo hacer para relajar esos músculos? ¿El sexo anal puede derivar en daños en el suelo pélvico y está contraindicado en algún caso? ¿Qué debo saber para practicarlo de forma segura?

Esto da para mucho, así que vamos allá. De antemano, realizar los estiramientos de relajación del suelo pélvico y el ejercicio de abultar o «poner un huevo», ambos explicados en el capítulo 2, ayudará a que tu esfínter anal (la entrada al juego anal) se relaje y se abra cuando llegue el momento de jugar.

Ve poco a poco, empezando por introducir lenta y suavemente un meñique, un índice o un pequeño dilatador anal. Utiliza mucho lubricante. En lo que se refiere al trasero, cuanto más lubricante mejor. Prueba con uno a base de silicona o aceite, que dura un poco más que los hechos a base de agua. Empieza también con una posición en la que la penetración sea menor, como tumbada de costado o boca arriba, o para la inserción del pene, sentada de espaldas en el regazo de tu pareja para tener un mayor control de la profundidad. A veces se producen fisuras anales o hemorroides, de modo que si hay dolor o sangrado, haz una pausa y consulta el capítulo 4, sobre problemas para defecar. También debes saber que es posible que tengas gases o que salgan pedacitos de heces porque, después de todo, se trata de tu ano.

Sequedad vulvar o vaginal

Piensa en una ocasión en la que te hayas deshidratado. Tenías la boca reseca, se te pegaban los labios, notabas la lengua como lija y te morías por beber agua. De forma similar al tejido del interior de la boca, la vulva y el orificio vaginal están compuestos por mucosas que requieren hidratación constante, por lo que también podemos deshidratarnos ahí abajo. La sequedad vulvar y vaginal puede manifestarse como picor en los labios mayores, sensación de que la ropa interior se adhiere a la vulva o irritación al limpiar o tocar la zona. Cuando estamos secas e irritadas, el sexo puede resultar doloroso.

Durante la excitación, las glándulas que rodean la vagina liberan fluidos que mantienen la humedad y la lubricación. Si esto no ocurre, el contacto o la fricción durante la actividad sexual a veces provoca desgarros perineales o vaginales, ardor con los movimientos de entrada y salida, e incluso sangrado posterior, todo lo cual resulta doloroso.

La sequedad vulvar y vaginal puede deberse a múltiples factores. Una de las causas más comunes es la disminución de los niveles de estrógenos. Esta hormona contribuye a la lubricación vaginal y da volumen a los tejidos vaginales y vulvares. Cuando los niveles de estrógenos disminuyen, los tejidos suelen volverse finos, secos y frágiles, y en ocasiones también se reduce la fuerza muscular del suelo pélvico. Aunque a menudo estos cambios se asocian con el envejecimiento y la menopausia, pueden darse asimismo en mujeres que utilizan anticonceptivos hormonales, se hallan en el posparto y dan de mamar, reciben quimioterapia o terapia de supresión estrogénica, o atraviesan la perimenopausia.

Hubo un tiempo en que la vaselina parecía ser la cura para cualquier cosa relacionada con la piel.

> ¿Quemaduras con la rejilla del horno? Vaselina.
> ¿Labios agrietados? Vaselina.
> ¿Cutículas partidas? Vaselina.
> ¿Dermatitis del pañal? Vaselina.
> ¿Vagina seca? Vase... ¡NO! Alto, quieta ahí.

Sí, la vaselina puede ayudar a retener la humedad, pero no es una crema hidratante. Los tejidos no la absorben, de modo que permanece en la superficie y puede albergar bacterias, lo que incrementa el riesgo de infecciones vaginales. El tratamiento de la sequedad vulvar y vaginal requiere aumentar la hidratación a lo largo del día y durante la actividad sexual, además del uso de terapia hormonal local para suplementar el estrógeno.

Hidrátate

Si tienes la piel seca, bebe agua. Lo mismo se aplica a la vagina. Los tejidos necesitan humedad, tanto de forma externa (mediante hidratantes y lubricantes) como interna (hidratación). Ten en cuenta que ciertos medicamentos pueden contribuir a la deshidratación, como los antihistamínicos y otros fármacos para la alergia, los diuréticos, los medicamentos para la hipertensión o la diabetes y la quimioterapia.

Hidrata la vulva y la vagina

La opción más sencilla y económica para aportar humedad es utilizar aceites como el de jojoba o el de coco. Comienza con un frasco nuevo y aplícate el aceite, preferiblemente orgánico, después de la ducha, antes de acostarte o durante el día dependiendo de tus necesidades. En la actualidad existen hidratantes específicos para la sequedad vulvar disponibles sin receta que pueden ser excelentes alternativas. Sea cual sea el producto que elijas, si presentas alguna reacción adversa, picor o infección, suspende su uso, consulta con tu médico y prueba otra marca o tipo de hidratante.

Algunos hidratantes están formulados exclusivamente para la vulva, mientras que otros también pueden aplicarse en la vagina. Mantener el equilibrio del pH vaginal es prioritario para reducir el riesgo de proliferación bacteriana e infecciones. Las lociones vaginales con ácido hialurónico, común en rutinas de cuidado facial, empiezan a ser habituales entre los productos para el cuidado vulvovaginal. No requieren receta, y suelen presentarse como cremas o supositorios vaginales que pueden insertarse por la noche para aumentar la hidratación. Se trata de opciones accesibles y eficaces.

Estoy en el tercer mes de posparto, dando de mamar, y siento mucha sequedad vaginal durante el sexo. ¿Es normal?

Si estás lactando, probablemente tengas niveles elevados de prolactina, la hormona responsable de la producción de leche. Esta hormona inhibe el estrógeno, lo que explica por qué suele retrasarse el ciclo menstrual tras el parto. Como si te faltaran razones para no desear las relaciones sexuales después de dar a luz, la bajada de estrógenos añade la sequedad vaginal y vulvar, así como el dolor durante el sexo. El uso de estrógeno tópico, así como hidratantes vulvares naturales con pH neutro y lubricantes durante las relaciones sexuales puede aliviar la sequedad e incrementar el placer.

Utiliza lubricante durante las relaciones sexuales

El lubricante tiene connotaciones interesantes. Puede tomarse como algo positivo (para un sexo tórrido, atrevido) o negativo (cuando una mujer no está lo bastante excitada para tener una lubricación adecuada por sí sola). Yo lo considero una necesidad para reducir la fricción y aumentar el placer. Y lo recomiendo encarecidamente si te enfrentas a la sequedad vaginal o al dolor durante las relaciones sexuales.

No todos los lubricantes son iguales. Lejos quedaron los días en los que recorríamos el pasillo de una farmacia y cogíamos un artículo del estante, porque ahora tenemos muchas opciones. Los productos lubricantes deberían ser libres de parabenos, glicerina, petróleo y fragancias, y de pH neutro, y no deberían causar ardor o incomodidad. Además, los lubricantes pueden ser a base de agua, de silicona, de aloe, de aceite, de cannabidiol (CCBD) o respetuosos con el esperma. Analicémoslos y hablemos de los pros y los contras de cada uno de ellos.

Lubricantes a base de agua. Ventajas: los lubricantes a base de agua son geniales, pues suelen ser bastante suaves para la piel sensible y no estropean los preservativos de látex ni los juguetes sexuales. Inconvenientes: tienden a secarse, de modo que es posible que tengas que volver a aplicarlos con mayor frecuencia que los demás.

Lubricantes a base de silicona. Ventajas: el lubricante de silicona es el que más dura, así que no tienes que volver a aplicarlo tan a menudo. También es el más resbaladizo, por esto ofrece un deslizamiento excelente con menos fricción. Inconvenientes: el lubricante de silicona no funciona con juguetes de silicona, pues puede causar desperfectos en el material. La silicona también se mantiene un poco más y no se limpia con tanta facilidad como un lubricante a base de agua. La silicona es un ingrediente sintético, de modo que si intentas evitar determinados ingredientes, tenlo en mente.

Lubricantes a base de aloe. Ventajas: los lubricantes a base de aloe son una gran opción, pues no estropean los preservativos de látex ni los juguetes de silicona. Duran más que los lubricantes a base de agua, y el aloe es conocido por sus efectos calmantes en la piel. Inconvenientes: algunas personas pueden sufrir una reacción al aloe. Presta atención a cualquier rojez, abrasión o picor que notes. Va bien probarlo en la cara interna del codo durante unas horas antes de aplicártelo en la vulva y la vagina.

Lubricantes a base de aceite. Ventajas: los lubricantes a base de aceite duran más que muchos otros y son excelentes como hidratantes de uso diario. Inconvenientes: algunas mujeres experimentan un aumento de infecciones vaginales después de usarlos. El aceite también puede dañar y desgarrar los preservativos de látex, no lo olvides.

Lubricantes a base de CBD. Ventajas: son geniales si presentas hiperactividad en el suelo pélvico. El CBD trabaja directamente con los músculos y tejidos del suelo pélvico para ayudarlos a relajarse al tiempo que proporciona la humedad que se requiere de un lubricante. También se encuentran disponibles los supositorios de CBD. Inconvenientes: en estos momentos, el CBD no se halla bien regulado, de modo que te conviene asegurarte de que proviene de una fuente de confianza. La mayoría de los lubricantes de CBD contienen aceite, así que te recomiendo que lo tengas en cuenta si utilizas preservativos de látex.

Lubricantes respetuosos con los espermatozoides. Ventajas: existen lubricantes respetuosos con el esperma que tienen una consistencia más similar a la lubricación vaginal natural para optimizar la capacidad de los espermatozoides de alcanzar su destino. Suelen ser a base de agua. Inconvenientes: no presentan verdaderas desventajas salvo que, debido a que suelen tener una base de agua, deberás volver a aplicarlos si tienes una sesión de sexo más larga o la sequedad vaginal es significativa.

Independientemente de qué lubricante escojas, debes saber que existen varios entre los que encontrarás el que os funcione mejor a ti y a tu vagina. Norma básica: si brilla, destella, cosquillea o huele, ¡no debería acercarse a tu vagina!

¿Puedo usar lubricante mientras intento concebir o afectará a mis posibilidades de quedarme embarazada?

Si estás tratando de concebir, seguramente habrás investigado a fondo qué favorece la fertilización y qué podría dificultarla. Según algunas teorías, el lubricante podría impedir que los espermatozoides alcancen el óvulo. Cuantos más espermatozoides lleguen al óvulo, mayores serán las probabilidades de fertilización. Recientemente, varias marcas han desarrollado lubricantes respetuosos con los espermatozoides, que no alteran ni su velocidad ni su motilidad. En definitiva, un lubricante soluble en agua, que mantenga el equilibrio del pH y esté libre de glicerina, no ralentizará a estos pequeños nadadores.

Ardor vaginal

Muchas mujeres que sufren dolor durante las relaciones sexuales también experimentan ardor vaginal, que generalmente se debe a irritación, compresión o hipersensibilidad de los nervios del suelo pélvico. Cuando antes hablamos de la tensión muscular, vimos que el cuerpo aprende a interpretar los intentos de penetración vaginal como una amenaza y se contrae incluso antes del contacto, provocando aún más dolor al tacto y mayor tensión muscular.

Este ciclo induce cambios en el cerebro (las redes neuronales se reconfiguran para anticipar el dolor), pero también en los nervios, lo que vuelve los tejidos de la zona vulvar extremadamente sensibles. El resultado puede ser un dolor ardiente o punzante al contacto suave con la abertura de la vagina, de modo que algo que no debería resultar doloroso se vuelve insoportable. Es como si el suelo pélvico sufriera un trastorno de estrés postraumático (TEPT). Este ciclo se ve reforzado a medida que la persona sigue viviendo experiencias dolorosas, el miedo aumenta y, con él, la tensión muscular. El tratamiento de desensibilización de los nervios del suelo pélvico se articula en un proceso de tres pasos.

Comprende cómo funciona el dolor

En primer lugar, reconoce el componente físico de lo que está ocurriendo en los tejidos o músculos de tu cuerpo y cómo responde tu cerebro. Todas las personas percibimos el dolor de manera distinta, aunque el estímulo sea el mismo. Esto no significa que todo esté en tu cabeza. Pero podemos entrenar la mente para responder al dolor de forma menos intensa. Por ejemplo, hay quien pisa una chincheta y ni se entera y quien, al hacerlo, deja de caminar durante tres días. Algunos estudios demuestran que, dado que la experiencia del dolor se procesa en el cerebro, es posible modificar la respuesta al mismo. Haz lo que encaje con tu zona de confort y tus valores, pero en casa puedes practicar una actividad sexual excitante y placentera que no incluya penetración vaginal, ver imágenes eróticas o participar en juegos íntimos indoloros para ayudar a tu cerebro a asociar el sexo con el placer en lugar del trauma, el miedo o la abstinencia. En otras palabras, podemos entrenar el cerebro para que reaccione de otro modo a lo que anticipamos como doloroso, incluido el sexo.

Introduce contacto indoloro

Empieza acariciando la zona por encima de la ropa, luego por encima de la ropa interior, después sin la ropa interior, a continuación por fuera de la vulva y, finalmente, en la entrada vaginal. Imagínate que pelas las capas de una cebolla: al avanzar desde el exterior hacia el interior, irás aceptando el contacto como algo no doloroso y neutro en lugar de como una actividad negativa.

Desensibiliza tus tejidos y músculos

Sigue el protocolo de relajación del suelo pélvico del capítulo 2. Empieza a trabajar de forma interna para desensibilizar los tejidos vulvares, la abertura de la vagina y los músculos profundos del suelo pélvico. Esto suele hacerse con dilatadores vaginales. Comienza con el más pequeño, o con un objeto aún más pequeño, limpio e higiénico, tocando el interior de los labios mayores; luego pasa a la abertura vaginal y, finalmente, procede a la inserción. Aumenta progresivamente el tamaño de los dilatadores a medida que te sientas cómoda.

Disminución de la sensibilidad durante el sexo

A veces las pacientes aseguran que el sexo ya no les produce las mismas sensaciones. «Simplemente no siento tanto» o «Me siento más floja ahí abajo» son algunas de las declaraciones angustiadas de mujeres que experimentan menos sensaciones durante las relaciones sexuales. Esto puede ocurrir en el posparto, cuando los músculos del suelo pélvico se alargan tras el embarazo o el parto vaginal, y también en la perimenopausia o la menopausia, debido a la falta de lubricación y a la disminución de la fuerza muscular. La disminución de la sensibilidad no solo genera nerviosismo o inseguridad, sino que también puede llevar a evitar toda actividad sexual. Si sospechas que podrías sentir más durante el sexo, prueba los siguientes pasos.

Fortalece tu suelo pélvico

Sigue el protocolo de fortalecimiento del suelo pélvico del capítulo 2. El objetivo es fortalecer el suelo para aumentar el flujo sanguíneo hacia los genitales y engrosar los músculos que rodean el canal vaginal. Ganar fuerza muscular requiere tiempo y constancia, pero puede mejorar la sensibilidad en la zona de manera significativa. Además, realizar contracciones de kegel durante el coito puede potenciar la sensibilidad y el contacto físico.

Utiliza el lubricante adecuado

Utilizar lubricante ayuda a humedecer si la sequedad es uno de los factores que causan la falta de sensibilidad. No olvides que quizá necesites probar distintos lubricantes para encontrar uno que reduzca la fricción pero que no resulte demasiado resbaladizo para impedir las sensaciones.

Practica, no abandones

Cuando se presenta una barrera para el sexo, tendemos a evitar la actividad sexual por naturaleza, lo cual puede terminar derivando en una reducción del deseo y el riego sanguíneo a la zona genital. Si no hay dolor, continúa practicando el sexo que te resulte placentero, ya sea en solitario o en pareja. Es como montar en bicicleta. Si no practicas durante un tiempo, no olvidarás necesariamente la técnica, pero sin duda te resultará más fácil y tus músculos recordarán cómo hacerlo si entrenas a menudo.

Expulsión de líquido durante el sexo o el orgasmo (léase squirting*)*

El *squirting*, la liberación de fluido durante la estimulación sexual o el orgasmo, se ha convertido en un tema popular en los últimos tiempos debido a cómo se representa y bromea al respecto en los medios. Algunas personas lo describen como un superpoder, y otras lo viven con vergüenza. Ha habido cierto debate sobre si la liberación de fluido durante el orgasmo es expulsión de orina o eyaculación femenina. Para que quede claro: ¡suele ser ambas cosas! A veces se expulsa una pequeña cantidad de fluido blanquecino durante un orgasmo, y en ese caso probablemente se trate de eyaculación, pero si hay de una a tres cucharadas de un fluido transparente, es probable que este contenga pis.

A algunas personas les pasa y a otras no. No ocurre necesariamente con cada orgasmo, y no es un problema a menos que te moleste. El *squirting* es más habitual durante el embarazo, el posparto o con la edad, cuando el suelo pélvico y el funcionamiento de la vejiga tienden a verse comprometidos. Si notas alguna pérdida durante la actividad sexual, los consejos siguientes podrían ayudarte.

Vacía la vejiga

Si experimentas *squirting*, vacía la vejiga antes de la actividad sexual (ahora está bien hacer pis «por si acaso»). Esto reduce la cantidad de orina almacenada, pero, como la vejiga nunca está completamente vacía, es posible que aún se te escape un poco.

Cubre las sábanas

Este consejo no resolverá el problema, pero salvará tus sábanas. El *squirting* o las pérdidas de orina a menudo disminuyen el deseo de las mujeres de practicar el sexo o tener un orgasmo. Colocar una toalla sobre las sábanas puede evitar saturar la cama de fluidos e informa a tu pareja de que cabe la posibilidad de que ocurra, y así se alivia cualquier tensión que quepa asociarse con ello.

Aborda tu problema de suelo pélvico

Entre las pacientes que experimentan *squirting*, he visto a mujeres con una tensión en el suelo pélvico que derivaba en la necesidad urgente de orinar y a algunas que por la debilidad en el suelo pélvico eran incapaces de mantener el esfínter urinario cerrado durante el orgasmo. Tras leer la lista de síntomas del capítulo 2, sigue el protocolo que encaje con la mayoría de tus síntomas.

Desde que tuve hijos, mi vagina expulsa gases durante el sexo. ¿Es normal? ¿Y qué puedo hacer al respecto?

Los pedos vaginales se producen cuando queda aire atrapado dentro de la vagina y al liberarse emite un sonido fuerte, como de pedo. Puede ocurrir durante el coito, pero también durante determinadas posturas de yoga y ejercicios como el puente, el perro boca abajo o distintas inversiones. Cuando los músculos del suelo pélvico están débiles o los tejidos vaginales más laxos, que es el caso tras el embarazo y el parto, al aire le cuesta más mantenerse dentro y acaba escapando. El fortalecimiento de la musculatura puede ayudar a reducir la probabilidad de que suceda evitando que entre y salga aire. Consulta mi protocolo de fortalecimiento en el capítulo 2. Independientemente de lo mucho que trabajes en tu suelo pélvico, sin embargo, es posible que tan solo se deba a los cambios en los tejidos. Sé que puede resultar frustrante y vergonzante. El único aspecto positivo es que no huelen, solo hacen ruido.

La gran (o no tan grande) O

Los orgasmos son contracciones involuntarias de los músculos superficiales del suelo pélvico que suelen ir precedidas de excitación sexual. Pueden producirse como resultado de la estimulación del clítoris, el sexo vaginal o una combinación de ambos, y van acompañadas de un placer intenso, euforia y sensibilidad vaginal. Pero no siempre se tiene un orgasmo con cada relación sexual y, de hecho, hasta un 10 % de las mujeres aseguran no haber experimentado nunca ninguno. Como con otros problemas sexuales, el funcionamiento del core y del suelo pélvico desempeña un papel importante en nuestra capacidad de tener orgasmos placenteros.

Incapacidad de alcanzar el orgasmo

Una de las principales quejas de las mujeres que se enfrentan a dificultades relacionadas con la salud sexual es la incapacidad de alcanzar el orgasmo. Las contracciones musculares que se producen durante un orgasmo se ven absolutamente influidas por las condiciones psicológicas, emocionales y sociales. Desde una perspectiva física, la incapacidad de tener un orgasmo o los orgasmos débiles puede originarla una fluctuación hormonal, como un nivel bajo de estrógenos, algunos efectos secundarios de medicamentos como los antihistamínicos y la debilidad de la musculatura del suelo pélvico.

Fortalece tu suelo pélvico

Los músculos superficiales del suelo pélvico se contraen durante el orgasmo. Si están demasiado débiles, es posible que el orgasmo resulte débil o inexistente. Al llevar a cabo el protocolo de fortalecimiento no olvides hacer tus kegels rápidos, pues los músculos superficiales son principalmente fibras musculares de contracción rápida.

Autoestimúlate

Esta recomendación no es para todo el mundo, pero la autoestimulación sexual (también conocida como masturbación) puede ayudarte a descubrir cómo trabajan tu cuerpo y la configuración de tu suelo pélvico, que es única. Puedes autoestimularte con un vibrador, un consolador o con tus dedos y manos, y explorar lo que te resulta placentero. ¿Disfrutas tocándote el clítoris? ¿Prefieres la estimulación manual?

¿Te gustan los vibradores? ¿Te gusta el lubricante? Descubre lo que te sienta bien.

Por otra parte, el miedo a no estar a la altura (gracias, conexión mente-suelo pélvico) puede ser uno de los motivos de que te cueste alcanzar el orgasmo, y en última instancia debes dejarte llevar. A solas quizá te sea más fácil relajarte y concentrarte en el placer sin tener que demostrar nada.

Acude a un terapeuta sexual

Hay estudios que demuestran que a algunas mujeres les va bien la terapia especializada en salud sexual. Si los consejos anteriores no te resultan lo bastante eficaces, piensa en la posibilidad de acudir a un terapeuta sexual para que te ayude con los componentes emocionales y mentales.

Necesidad constante de alcanzar el orgasmo

Por divertido y excitante que pueda parecer, sentir la necesidad constante de alcanzar el orgasmo a menudo resulta agotador. Y, lo creas o no, esta necesidad puede deberse a un problema de suelo pélvico. El trastorno de excitación genital persistente (TEGP) se caracteriza por una excitación sexual espontánea y persistente cuando no existe ni deseo sexual ni estímulos. Imagina que sales a dar un paseo o te encuentras en medio de una reunión, que estás jugando con tus nietos o entrenando en el gimnasio, y sientes un calor, una humedad, un cosquilleo y una excitación incontrolables en la zona genital. No solo cuesta concentrarse, sino que también resulta angustioso, ya que la actividad sexual y el orgasmo no proporcionan ningún alivio.

Se desconoce la causa del TEGP, aunque muchas mujeres informan de que comenzó después de una cirugía o un parto o al iniciar una nueva medicación. No existe ningún tratamiento que pueda curarlo por sí solo, pero a menudo resulta efectiva una combinación de medicamentos (inyecciones o medicación tópica y oral para reducir la actividad nerviosa y hormonal), terapia o psicoterapia especializada en salud sexual para gestionar los síntomas que producen la angustia y la disminución de la tensión de los músculos del suelo pélvico y la actividad del nervio pudendo. El nervio pudendo está estrechamente relacionado con la sensibilidad genital; en los casos de TEGP debe estudiarse y tratarse este nervio.

Libera la tensión muscular del suelo pélvico

El nervio pudendo parte de la sección inferior de la columna vertebral, por debajo de los músculos de los glúteos, y atraviesa los del suelo pélvico hasta ramificarse en nervios más pequeños que llegan a los genitales. Una musculatura tensa puede irritar o comprimir ese nervio, lo que provoca un aumento en la sensibilidad o la actividad. Sigue el protocolo de relajación del suelo pélvico del capítulo 2 y concéntrate principalmente en los estiramientos de los glúteos y de los músculos del suelo pélvico, como la postura del niño, la del número cuatro y el estiramiento *shin-box*.

Masajea los glúteos

La tensión muscular pélvica externa puede contribuir a la tensión muscular pélvica interna. Coge la pelota de masaje y hazla rodar sobre los glúteos y los rotadores. Esto ayudará a minimizar la tensión externa que en ocasiones fomenta la hiperactividad del suelo pélvico.

Utiliza una varita para puntos gatillo

Presiona con una varita el músculo obturador interno, situado en la parte lateral y anterior de la pelvis. Este músculo puede tensarse e irritar el nervio pudendo. Inserta una varita vaginal para puntos gatillo y dirige el extremo hacia las tres o las nueve en punto, donde se ubica el músculo obturador interno. Coloca una mano en la parte externa de la rodilla y presiona suavemente la rodilla contra la mano con resistencia, sin permitir que la rodilla se mueva. El músculo obturador interno se contraerá con ese movimiento. Notarás que el músculo se tensa y quizá percibas sensibilidad o dolor. Esto te ayuda a saber que estás en el punto correcto del obturador interno mientras lo presionas para liberar la tensión.

Aplica frío

Los nervios comunican las sensaciones entre los músculos, los tejidos y el cerebro. El frío suele ser una forma excelente de adormecer un nervio y reducir el dolor, el calor y la excitación. Colócate una compresa fría por dentro de los pantalones, pero por encima de la ropa interior, durante veinte minutos; luego retírala otros veinte. Repite este proceso a diario en los momentos en que la excitación se incrementa, si puedes, o con la frecuencia que desees. No apliques hielo (ni calor, si vamos al caso) durante más de veinte minutos, pues la exposición prolongada a temperaturas extremas puede provocar daños en los tejidos y los nervios.

Orgasmos dolorosos

Como el dolor durante las relaciones sexuales, los orgasmos dolorosos a menudo se deben a la hiperactividad de la musculatura del suelo pélvico. Dado que los orgasmos son contracciones de los músculos superficiales del suelo pélvico, distender estos músculos es fundamental para aliviar el dolor, de manera que podamos relajarnos y disfrutar del placer.

Relaja el suelo pélvico

Deja de hacer los kegels y concéntrate en la relajación muscular del suelo pélvico. La respiración profunda, los estiramientos para liberar las caderas tensas y los músculos hiperactivos del suelo pélvico y mantener una buena postura pueden ayudar a calmar el sistema nervioso y liberar la tensión en el suelo pélvico. Sigue el protocolo de relajación del capítulo 2.

Estira el perineo

La primera capa de músculos del suelo pélvico se llena de sangre durante la excitación, luego se contrae y se relaja con el orgasmo. Aliviar la tensión o el espasmo en esos músculos va bien para disminuir el dolor del orgasmo.

Estirar el perineo desde la abertura vaginal, de manera similar a como se realiza un masaje perineal, puede suavizar los músculos superficiales del suelo pélvico que rodean la base de la abertura vaginal. Realiza este estiramiento en la abertura vaginal con el dedo, una varita de masaje perineal o la punta de una varita para puntos gatillo.

Afloja el suelo pélvico superficial

Enrolla una toalla de manos hasta que tenga aproximadamente el diámetro de una pelota de tenis. Coloca la toalla a lo largo de una silla firme y siéntate de manera que la toalla te quede debajo de la zona vulvar, anidada entre los dos isquiones (los huesos sobre los que nos sentamos). Destensa la postura y respira hondo con el fin de permitir que la toalla se hunda en los músculos superficiales de tu suelo pélvico para relajarlos. Permanece así de cinco a diez respiraciones profundas. Repite el ejercicio hasta tres veces al día y antes o después de la actividad sexual o el orgasmo.

Del dolor al placer

El sexo debería ser divertido, exploratorio, curioso, íntimo y emocionante. No digo que cada sesión deba ser la más tórrida de tu vida, pero al menos tendría que dejarte con una sensación de satisfacción de los pies a la cabeza. Sin embargo, supone un gran desafío cuando hay un problema en el suelo pélvico. En su libro *Tal como eres*, Emily Nagoski, educadora sexual estadounidense, describe la salud sexual como un espectro. No hay un número correcto de veces a la semana o al mes para mantener relaciones sexuales. No hay una forma absoluta de alcanzar el orgasmo (aunque recomiendo encarecidamente un vibrador). Identificar los factores que influyen en la satisfacción sexual y saber qué te hace pisar el freno y qué te hace pisar el acelerador es el primer paso.

> Una vagina seca... Freno.
> Preocuparte por mojar la cama... Freno.
> Sentirte cohibida por tu vagina menopáusica... Freno.
> Estar agotada, con un niño pequeño durmiendo en tu cama y con el único anhelo de acumular todas las horas de sueño que puedas... Freno.

Confío en que los consejos y herramientas que contiene este capítulo te ayuden a abordar los factores que te hacen pisar el freno y te sea posible acabar con el dolor, conseguir un buen lubricante y fortalecer los músculos del suelo pélvico. Yo no puedo hacer mucho respecto al niño pequeño que duerme en tu cama, salvo prometerte que con el tiempo recuperarás tu cama y dormirás más. Y cuando empieces a retirar el pie del freno, podrás empezar a pisar el acelerador. Te lo mereces.

No resulta fácil hablar y encontrar soluciones cuando algo se tuerce en nuestra vida sexual. Al igual que con muchos otros problemas de salud pélvica, la vergüenza y la culpa acompañan los síntomas físicos, muy reales, que experimentamos. Las dificultades que menciono más arriba son algunas de las que con más frecuencia veo en mis pacientes y en la consulta. A menudo las mujeres las padecen durante un periodo prolongado hasta que un profesional médico las remite a terapia del suelo pélvico o la encuentran por su cuenta, pero, cuanto antes busques ayuda, mejor. Empieza por hablar con tu médico sobre tus síntomas. Sigue las pautas que te propongo en este libro. Y trabaja con un terapeuta en persona si los síntomas no mejoran o no desaparecen.

Muchas mujeres creen que no hay nada que hacer y que nada puede ayudarlas, pero no es el caso. Candace, paciente de la que ya he hablado, vio que la terapia del suelo pélvico era efectiva: «Aunque te dé vergüenza, porque puede costar hablar de ella, ha valido la pena una y mil veces. Literalmente, me ha cambiado la vida».

7

Qué esperar de tu suelo pélvico durante el embarazo

Empecé a tratar a mujeres embarazadas la misma semana que inicié mi carrera como fisioterapeuta del suelo pélvico. La fisioterapia pélvica disponía de un amplio surtido de recursos para ayudar: rutinas de ejercicio para manejar el dolor lumbar, estiramientos para aliviar el dolor de cadera y consejos posturales para dormir, sentarse, estar de pie y en cuclillas. Años después me reconfortó el hecho de tener tantas herramientas a mi disposición para cuando me enfrentara a mi propia gestación. Esos consejos y ejercicios, simples y eficaces, eran justo lo que las futuras madres necesitaban para mantenerse fuertes durante el embarazo, o eso pensaba yo.

Diez años después de comenzar a trabajar y cientos de clientas embarazadas más tarde, me quedé embarazada de mi primer hijo. Y no fue en absoluto lo que esperaba. Tenía treinta y un años, y durante el primer trimestre llegué a todas y cada una de las noches agotada. Solo tenía energía para comerme un cuenco de gelatina antes de dejar caer la cabeza en la almohada. Luché contra las náuseas y la fatiga. Cada día me abrazaba al inodoro para vomitar entre un paciente y otro. Y definitivamente no era una alumna de sobresaliente con mis ejercicios de fisioterapia. No tenía ni el tiempo ni las fuerzas suficientes. Hacer los treinta minutos de ejercicios de fisioterapia que había prescrito a tantas pacientes embarazadas en el pasado era lo último en mi lista de tareas. (Antes de continuar, quiero pedir disculpas a todas las madres a las que traté al comienzo de mi carrera. Fue mi error. Era joven y entusiasta, y os puse demasiados deberes).

Al ver lo imposible que era sacar tiempo y energía para hacer un montón de ejercicios de embarazo me convertí en mi propio conejillo de indias. Descubrí que lo que necesitaba no era una rutina diaria de treinta minutos de práctica para el suelo pélvico. Encontré un conjunto de ejercicios simples y hábitos fáciles de implementar, que te ofrezco en el protocolo de embarazo para el suelo pélvico de este capítulo. Me di cuenta de que este protocolo requería mucho menos tiempo para ayudar a aliviar el dolor y trabajar mi suelo pélvico en una de las mayores transformaciones físicas de mi vida. Los ejercicios y las modificaciones no son gran cosa, pero tienen un impacto enorme.

Los efectos del embarazo en el suelo pélvico son bien conocidos: aumento de las pérdidas de orina, estreñimiento, molestias durante el sexo y debilidad del core. Entre un tercio y la mitad de las mujeres experimentarán un problema de suelo pélvico durante el embarazo, y estos síntomas y su gravedad se incrementan a medida que la mujer se acerca al tercer trimestre. Sin embargo, a menos del 10 % de las mujeres les ha preguntado un profesional médico por sus posibles problemas en el suelo pélvico, y a muy pocas de ellas las han remitido a fisioterapia del suelo pélvico. Pero la investigación es clara: la formación sobre los trastornos del suelo pélvico en el embarazo puede mejorar los síntomas durante la gestación y también después.

Muchas mujeres que no reciben la atención adecuada para el suelo pélvico durante el embarazo experimentan problemas en el posparto. Mi paciente Ramina no llegó a la terapia del suelo pélvico hasta después de su primer embarazo. Mientras le daba un masaje posparto para aliviarle el dolor en las caderas me contó que este había aparecido en el segundo trimestre. Para entonces, cada vez que salía a correr o hacía ejercicio le dolían las caderas y, además, se hacía pis encima. Su masajista, que también era doula, le habló de la terapia del suelo pélvico, lo que la llevó hasta mí. Ramina se sentó en la silla turquesa de la esquina de mi consulta y me explicó sus problemas de suelo pélvico: «¡Me duelen tanto las caderas que no puedo dormir! —dijo—. Además, ¡me hago pis encima cada vez que corro, salto o toso, incluso cuando me río, y solo puedo llevar leggings negros porque el negro disimula mejor las manchas de humedad!».

Cuando Ramina le habló a su médico de este dolor durante el embarazo, él le respondió: «Solo es parte del embarazo. Mejorará después de que nazca el bebé». Así que Ramina soportó todo el embarazo con un dolor que limitaba su capacidad para hacer ejercicio, una parte importante de su vida hasta ese momento. Como fisioterapeuta del suelo pélvico, puedo decirte esto con seguridad: muchas mujeres piensan que los problemas que surgen durante el embarazo desaparecerán una vez que nazca la criatura, pero la mayoría de las veces no es así.

Le mostré a Ramina cambios posturales y estiramientos para aliviar el dolor de cadera, técnicas de relajación y masajes para disminuir la tensión del suelo pélvico y ejercicios para mejorar la fuerza de este con el fin de reducir las pérdidas de orina. El dolor de cadera y la incontinencia mejoraron relativamente rápido. «Me pasé todo el embarazo pensando que tenía ciática, lo cual es posible, pero ahora entiendo que la raíz del problema era mi suelo pélvico», dijo Ramina. Continuamos reuniéndonos durante su segundo embarazo, una experiencia distinta por completo para ella porque estuvo en fisioterapia todo el tiempo. Practicó ejercicio hasta el final del embarazo, el dolor de cadera y las pérdidas fueron mínimos y tuvo un parto increíblemente fácil, sin complicaciones.

En las páginas que siguen te explico todas las herramientas y recursos que conozco para tener un suelo pélvico sano en preparación para el embarazo y durante el mismo. Pero antes de empezar... Si has sufrido problemas de fertilidad, un aborto espontáneo o algún trauma relacionado con el embarazo, el parto o el posparto, estas herramientas también te serán útiles y ayudarán a tu cuerpo a sanar. No todos los embarazos concluyen en un nacimiento vivo. En Estados Unidos, aproximadamente un millón de mujeres sufre un aborto espontáneo cada año. Si ha sido tu caso, tu cuerpo ha pasado por una transformación enorme, y lo que ofrezco en este capítulo te vendrá bien para cuidar de él. Te animo a que abordes este capítulo, y los siguientes, sobre el parto y el posparto, de una manera que te resulte cómoda.

Cómo interactúan el suelo pélvico y el embarazo

El embarazo es algo asombroso, no solo por cómo se inicia (la unión del espermatozoide y el óvulo), sino también por los cambios físicos que se producen para llevarlo a término. El abdomen se expande más de cuarenta centímetros para alojar a uno o más bebés en crecimiento. Los ligamentos pélvicos se ablandan para crear espacio en la pelvis. El flujo sanguíneo aumenta para facilitar el crecimiento de la placenta. El útero se dilata cinco veces su tamaño para albergar al bebé hasta el nacimiento.

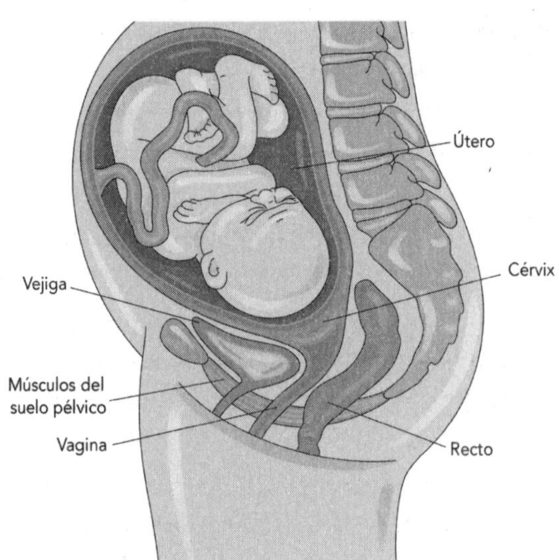

Vista lateral de abdomen gestante con presión sobre los órganos pélvicos y los músculos del suelo pélvico.

Los cambios en las articulaciones pélvicas, el sistema vascular y las hormonas influyen en la pelvis y en el suelo pélvico durante el embarazo de muchas maneras, la mayoría positivas y algunas no tanto. Para tu cuerpo, el embarazo es como correr un maratón, y el parto (el tema del próximo capítulo) es el esprint final. Tu cuerpo y tu suelo pélvico trabajan arduamente día tras día para llevarte al esprint, y cada trimestre le exige más a tu suelo pélvico.

Primer trimestre: «¡Yuju!, pero estoy agotada»

El primer trimestre abarca desde el momento de la concepción hasta el final de la semana doce de embarazo. Durante este periodo, el embrión, aproximadamente del tamaño de un grano de arroz, se convierte en un feto pequeño del tamaño de una lima. Soportar un feto del tamaño de una lima no supone un gran esfuerzo para los músculos del suelo pélvico, pero los cambios hormonales que se producen en esta etapa temprana sí afectan al suelo pélvico.

Durante estas doce semanas, la progesterona aumenta de manera drástica para favorecer la implantación del embrión en el revestimiento uterino y el crecimiento del embrión y prevenir las contracciones uterinas mientras el bebé se desarrolla. La progesterona no solo te hace sentir cansadísima, como para echarte una siesta de quince minutos a cualquier hora del día, sino que también ralentiza la motilidad de tu colon. El estreñimiento es, sin duda, uno de los mayores efectos del incremento de progesterona. Es posible que te cueste expulsar esas heces como pelotas de béisbol.

El estrógeno también aumenta durante el primer trimestre, lo que, junto con la progesterona, provoca náuseas, fatiga, ansiedad y sensibilidad mamaria. El estrógeno estimula la formación de nuevos vasos sanguíneos para mantener la placenta y al bebé en crecimiento, pero también deriva en un incremento de la producción de orina. Aunque quizá todavía no tengas barriga de embarazada, empezarás a ir al baño con más frecuencia para orinar. Y casi una de cada cinco mujeres experimenta pérdidas ocasionales de orina al principio del embarazo. Retener la orina no es el único desafío para el suelo pélvico; retener los gases y las heces también puede volverse más difícil debido al aumento de la presión de un bebé en crecimiento y a cualquier debilidad del suelo. Si bien el estreñimiento es una dificultad común para las futuras madres, algunas embarazadas también comenzarán a sufrir incontinencia anal durante el primer trimestre.

La relaxina es otra hormona que alcanza su punto máximo hacia el final del primer trimestre; junto con el estrógeno y la progesterona, la relaxina ablanda los ligamentos de la pelvis para que el bebé pueda crecer en los meses posteriores. Esta flexibilidad resulta útil y esencial para el embarazo y el parto, ya que permite que la pelvis se expanda y se mueva, pero también genera numerosas molestias relacionadas con el embarazo, como el dolor lumbar, el dolor de cadera, el dolor en la sínfisis púbica y el dolor en la articulación sacroiliaca. Aunque estos dolores y molestias son bastante habituales, los efectos pueden ser sumamente incómodos y afectar a tu calidad de vida.

Segundo trimestre: «Me siento genial, pero me duele la espalda»

Una vez que entras en el segundo trimestre y te libras del agotamiento, las náuseas, la hinchazón y el estreñimiento del primero, seguramente recuperarás la energía y lucirás una barriguita de embarazada monísima. Aunque tu cuerpo cambiará sin parar a medida que avance el embarazo, lo bueno es que gran parte de los rápidos aumentos hormonales han pasado. El segundo trimestre dura desde la semana trece hasta que termina la veintisiete y, hacia el final, el bebé crece hasta alcanzar el tamaño de una cabeza de coliflor. El aumento de peso del feto y del volumen sanguíneo, junto con el útero en expansión, ejerce una demanda significativamente mayor sobre el suelo pélvico. Las fibras musculares del suelo comienzan a alargarse para adaptarse a la creciente presión desde arriba, y las pérdidas de orina pueden volverse más frecuentes.

La postura cambia a medida que la curvatura lumbar comienza a aumentar para soportar el crecimiento del vientre. Los hombros y la parte superior de la espalda se redondean hacia delante debido al peso de los senos en crecimiento, que se están preparando para producir leche materna. Los glúteos se meten hacia dentro para reequilibrar tu centro de gravedad, evitando que te inclines hacia delante. Estos cambios posturales relacionados con el embarazo fuerzan las articulaciones pélvicas, a menudo causando dolor lumbar, de cadera e incluso en la muñeca y la mano. Además, los cambios en todo el cuerpo y el suelo pélvico pueden provocar dolor en el perineo (¡hola, vagina dolorida!).

Durante el segundo trimestre, apretujar el equivalente de un saco de dos kilos y medio de patatas en el abdomen, sin duda, generará algunos cambios. La pared abdominal se estira y se alarga, y se incrementa la distancia entre los músculos del abdomen. El estrógeno aumenta a un ritmo gradual y llega a alcanzar hasta treinta veces su nivel normal. Una subida así tiene varios efectos: aparte de sentirte un poco más sensible (recuerdo cuando estaba de cinco meses y llamé a mi marido llorando de camino al trabajo porque se nos había acabado la piña), tendrás mucho más flujo vaginal. Puede que te encuentres un charco en las bragas, así que no olvides ponerte salvaslip. También cabe la posibilidad de que experimentes un aumento del deseo sexual debido a la subida del estrógeno. (A algunas mujeres les pasa. Desde luego, no fue mi caso).

Tercer trimestre: levantarse de la cama se convierte en deporte olímpico

La recta final está aquí. El tercer trimestre, que comienza en la semana veintiocho y dura hasta la cuarenta (o hasta que llegue el bebé), es con diferencia la fase físicamente más espinosa para muchas mujeres, pero también una de las más emocionantes. Puede que estés montando la habitación del bebé (asegúrate de exhalar cuando hagas fuerza para empujar muebles), disfrutando de esos aparcamientos en primera fila en los supermercados (solo deja suficiente espacio para salir del coche con la barriga) y pensando en el parto y en su planificación. Para algunas, la alegría y la emoción de traer una criatura al mundo crecen de manera exponencial a medida que se acerca el momento. Otras mujeres, especialmente aquellas que han sufrido abortos espontáneos previos, durante el tercer trimestre sienten más ansiedad. Este trimestre puede ser un periodo de enorme emoción y preocupación. O ambas cosas.

Durante el tercer trimestre, el bebé pasa de tener el tamaño de una coliflor a alcanzar el de una calabaza, una carga pesada para el suelo pélvico y el abdomen. La pared abdominal se estira aún más, y encontrar una posición cómoda para dormir, estar de pie o sentarse quizá suponga un desafío. Estos cambios pueden resultar incómodos, y todos y cada uno de los síntomas pélvicos empeoran: pérdidas de orina, incontinencia anal, dolor perineal, prolapso y dolor lumbar. Más del 50 % de las mujeres padecen pérdidas de orina en el tercer trimestre, más del 25 % sufren prolapso moderado de órganos pélvicos y más del 75 % acusan dolor lumbar. A pesar del aumento adicional de estrógeno en este trimestre, la actividad sexual suele disminuir porque encontrar una posición cómoda para el acto parece imposible (o, francamente, estás demasiado cansada para gastar esa energía).

A estas alturas, tienes alrededor de ocho litros de sangre y líquidos añadidos en el cuerpo (piensa en el equivalente en cartones de leche). Si a esto le sumamos tejidos más relajados y vasos sanguíneos que no bombean la sangre tan rápido por tu cuerpo, se produce hinchazón, lo que significa pies hinchados, tobillos inflamados, dedos como morcillas y también una vulva hinchada. La presión, la pesadez y el dolor en la vagina no son infrecuentes.

No todas las embarazadas tienen estos problemas, pero es probable que se te presente al menos uno de ellos en el transcurso del embarazo, y es importante afrontar lo que surja. Cuando ignoramos los síntomas y nos limitamos a soportar las molestias del embarazo, las dificultades pueden persistir en el posparto durante meses o incluso años. Si les añadimos los efectos del parto, la lactancia y la posibilidad de futuros embarazos, tal vez empiece a parecer que la disfunción del suelo pélvico es la nueva normalidad.

Cuando trabajaba de fisioterapeuta pélvica en un hospital hablé con el director y le sugerí que en las clases de preparación para el parto debería darse información sobre los trastornos comunes del suelo pélvico relacionados con el embarazo y consejos para prevenirlos. Estas clases enseñaban cómo cuidar a un bebé, desde envolverlo hasta cambiarle los pañales y establecer horarios de sueño, pero no cómo cuidar a la madre (y su suelo pélvico) durante el embarazo, el parto y el posparto. La formación y la intervención temprana cambian la experiencia de las mujeres, su calidad de vida y los resultados en el suelo pélvico. Cuando le expliqué esto, el director del hospital dijo: «No lo creemos necesario. Las mujeres embarazadas no suelen tener estos problemas. Además, no queremos asustarlas».

«No queremos asustarlas».

Dimití al día siguiente. Y la semilla de este libro comenzó a germinar. Esta mentalidad no tenía en cuenta lo mucho que afectan los problemas del suelo pélvico a la calidad de vida de las mujeres y las ponía en riesgo de sufrir problemas futuros. No necesitamos protegernos de la investigación y de la información que nos permite cuidarnos mejor. Necesitamos formación y consejos de prevención que nos ayuden a tomar decisiones informadas y cuidar de nuestro cuerpo a largo plazo. La investigación demuestra que incluso una sola hora de formación sobre el suelo pélvico puede mitigar enormemente los síntomas del suelo pélvico de una mujer.

Así que, en nombre de la difusión de la información, comencemos. En la consulta escucho con frecuencia declaraciones como las siguientes:

> «Estaba vomitando en el váter y me hice pis encima, empapándome los pantalones cortos de orina».
>
> «Me duele tanto la espalda durante este embarazo que no puedo ni coger en brazos a mi otro hijo».
>
> «Mis hemorroides son tan dolorosas que no solo me duele defecar, sino que ni siquiera puedo sentarme en el trabajo».
>
> «Noto que algo se me está cayendo de la vagina, pero mi médico me dijo que es normal y que no se puede hacer nada».

Aquí viene la ayuda, amigas. Empecemos con un protocolo básico para el cuidado del suelo pélvico durante el embarazo, que doy a todas las pacientes embarazadas que vienen a verme.

Tu protocolo para el suelo pélvico y el embarazo

El cuerpo experimenta enormes cambios durante el embarazo, así que no cabe duda de que el suelo pélvico se verá en apuros. Los consejos, ejercicios y modificaciones que te presento a continuación no son solo lo que proporciono a todas mis pacientes durante el embarazo. Son lo que yo misma utilicé durante mis dos embarazos, pregúntale a mi marido, que dormía cada noche al otro lado de mi muralla de almohadones.

Modifica tu postura

La forma en que duermes, te sientas y estás de pie afecta a tu suelo pélvico. Si tuerces las rodillas hacia dentro, cruzas las piernas, duermes con una pierna levantada o, de pie, apoyas el peso corporal en una cadera (por ejemplo, al cargar con una bolsa pesada o un niño pequeño), te irían bien algunos cambios. Estas posturas crean tensión en el suelo pélvico, a menudo más en un lado que en el otro. Analizamos la postura en el capítulo 1, pero, durante el embarazo, se hacen necesarias aún más modificaciones para proteger el suelo pélvico.

Sentarse

Cuando te sientes en una silla, hazlo con la espalda erguida en lugar de encorvarte. Una silla o sofá firme con una almohada detrás de la espalda o un taburete bajo los pies puede evitar que te encorves. Afianza los pies en el suelo o crúzalos a la altura de los tobillos (en lugar de cruzar las piernas a la altura de los muslos).

Estar de pie

Tu postura de pie cambia inevitablemente a medida que el bebé o los bebés crecen y tu abdomen se expande. Tu centro de gravedad se desplaza, lo que te lleva a arquear la espalda, redondear los hombros y meter los glúteos (el origen de ese «trasero plano de mamá» después de dar a luz). Por lo tanto, debes «enderezarte» de forma consciente para recuperar una alineación adecuada. Puedes apoyarte de espaldas contra una pared si es posible, pero mantente erguida y coloca en línea recta los huesos de los tobillos, las rodillas, las caderas, los hombros y las orejas. Tu postura natural de embarazo puede ser con los glúteos hacia fuera o muy metidos. Intenta evitar cargar tu peso en una sola cadera y proyectarla hacia un lado; en vez de esto, equilibra el peso de manera uniforme sobre ambos pies. Si llevas a un niño en la cadera y debes inclinarte hacia un lado, alterna el lado en el que lo cargas. Ah, y afloja el trasero.

Dormir

A medida que avanza el embarazo, encontrar una posición cómoda para conciliar ese preciado sueño llega a parecer misión imposible. Planifica con anticipación, porque necesitarás todos los almohadones… y quizá una cama más grande. Durante mi primer embarazo, mi marido y yo cambiamos nuestra cama doble por una extragrande. Al principio nos dijimos que era porque por las mañanas habría un pequeño bebé acurrucado con nosotros y sería de agradecer contar con más espacio. Junto con muchas otras cosas que juré que nunca haría como madre, como dar azúcar a mis hijos o permitir los videojuegos, mi hijo pequeño durmió con nosotros toda la noche hasta que tuvo tres años, cuando pasó a un colchón en el suelo al lado mismo de nuestra cama.

Sin embargo, durante el embarazo, este espacio adicional nos vino muy bien por todos los almohadones que colocaba a mi alrededor cada noche. Siete. Usaba siete almohadones. Sé que podría haberme hecho con una de esas almohadas de embarazo en forma de U o C, pero mi muralla de almohadones me rodeaba por completo y me ayudaba a lograr un sueño decente.

Durante el primer trimestre puedes dormir en cualquier posición que te resulte cómoda. Al comienzo del segundo, duerme de lado para evitar comprimir un vaso sanguíneo superimportante (la vena cava inferior), que lleva sangre al bebé. Esto es del todo imprescindible durante el tercer trimestre, porque el peso del útero puede restringir aún más el flujo sanguíneo. Cuando te acuestes de lado, colócate una almohada a lo largo de las piernas, entre las rodillas flexionadas, hasta los tobillos, para mantener la pelvis alineada. A medida que el vientre crece durante el segundo trimestre, ponte otra almohada debajo del abdomen para que se apoye mejor. También me gusta añadir una almohada debajo del brazo de arriba, lo que te resultará útil si te duele la muñeca o la mano. Si duermes de espaldas, tengo buenas noticias: dormir en un ángulo ligero, de 45 grados, colocándote una o dos almohadas detrás de la espalda, es adecuado para optimizar el flujo sanguíneo al bebé.

Ejercicio

A pesar del crecimiento mínimo de tu bebé durante el primer trimestre, los cambios en la salud pélvica son difíciles de pasar por alto. Si ya eres una ávida deportista cuando comienza el embarazo y practicas actividades como correr, yoga, nadar o levantar pesas, en el primer trimestre puedes continuar tu rutina de ejercicio habitual. Si quieres empezar a hacer ejercicio durante el embarazo, pero no lo habías hecho antes, comienza con una actividad sencilla como nadar o caminar durante treinta minutos, de tres a cinco veces por semana. A menos que tu médico te lo desaconseje, también puedes realizar ejercicios de fortalecimiento y relajación del suelo pélvico durante el primer trimestre. Este es un buen momento para el entrenamiento del suelo pélvico, antes de que se produzcan los cambios físicos más grandes, en el segundo y el tercer trimestre.

Cuando llega el segundo trimestre, los cambios hormonales y el aumento del peso uterino seguirán afectando a tu comodidad y rendimiento durante el ejercicio. No te sorprendas si notas flojos los tobillos, las rodillas y las caderas debido a la laxitud de los ligamentos, pero evita ejercicios que desafíen tu equilibrio (les hablo a mis yoguis aquí). Además, el aumento del flujo sanguíneo y los cambios en la presión arterial pueden hacer que te sientas sin aliento al entrenar. Utiliza la «prueba del habla»: haz ejercicio con una intensidad que te permita mantener una conversación mientras tanto, así permanecerás en un nivel de esfuerzo cómodo. Además, pueden darse pérdidas de orina y presión y pesadez pélvica con entrenamientos de mayor impacto como correr o saltar. Aún se puede practicar ejercicio (y se recomienda), pero adapta lo que sea conveniente si hay pérdidas, agotamiento o dolor y molestias.

En general, se recomienda una rutina de ejercicio constante de treinta minutos, cinco veces a la semana, para que el cuerpo se mantenga fuerte y resistente en este periodo de estrés. El ejercicio durante el embarazo tiene beneficios claros: alivio del dolor de espalda, mejora en las deposiciones, disminución de las pérdidas de orina y reducción del riesgo de diabetes gestacional, presión arterial alta y depresión posparto. El ejercicio no debe evitarse a menos que el médico indique precaución o haya contraindicaciones claras. Pero ¿qué es seguro para el suelo pélvico durante el embarazo? Los ejercicios generalmente seguros incluyen movimientos de bajo impacto como nadar, caminar, montar en bicicleta estática, remar y hacer pilates y yoga modificados. Sé prudente con los deportes de contacto como artes marciales, fútbol, rugby o hockey. Algunos deportes, como la equitación, el ciclismo de montaña, el esquí alpino y la gimnasia, no se recomiendan porque las consecuencias potenciales de una lesión son demasiado grandes. Correr suele considerarse bien siempre y cuando tu médico no te indique precaución.

El ejercicio para fortalecer el cuerpo y el core es tan importante como el movimiento directo y el aumento del ritmo cardiaco. Sin embargo, en internet abundan los mensajes contradictorios sobre el entrenamiento de fuerza durante el embarazo, por lo que quizá cueste discernir qué está bien. En última instancia, cuando se trata de tu suelo pélvico durante el embarazo, no es cuestión de lo que haces, sino de cómo lo haces. Aquí tienes las pautas importantes que seguir.

Co-contrae tu suelo pélvico

Contrae los músculos del suelo pélvico al hacer cada repetición de un ejercicio, ya sea una sentadilla, una zancada o un *curl* de bíceps.

Respira

Espira durante todo el movimiento para evitar contener la respiración y ejercer presión sobre el suelo pélvico o la pared abdominal.

Descansa cuando lo necesites

Haz descansos para permitir que tu ritmo cardiaco disminuya si te sientes sin aliento. Por ejemplo, alterna intervalos de caminar y trotar si no puedes hablar mientras corres.

Modifica tus entrenamientos

Modifica los ejercicios a medida que avance el embarazo y notes que tu equilibrio o tu fuerza muscular se ven afectados. Por ejemplo, realiza flexiones y planchas en la pared en lugar de en el suelo, y disminuye la cantidad de peso que levantas durante el entrenamiento de fuerza. Si no encuentras ninguna forma específica de ejercicio que te funcione, muévete sin más. Baila en la cocina. Haz algunos estiramientos delante de tu escritorio. Se ha demostrado que el mero hecho de caminar beneficia la salud del suelo pélvico durante el embarazo. Abandona la idea de «antes podía hacer [lo que sea]», porque tu cuerpo y sus necesidades ahora son distintas.

La narrativa dominante de las revistas de cultura popular y los gurús del fitness promueven la idea de que las mujeres embarazadas necesitan un suelo pélvico «fuerte» para empujar al bebé hacia fuera. Haz kegels, kegels y kegels durante el embarazo, dicen. Recuerda esto:

el suelo pélvico no empuja al bebé; lo hace el útero. Los músculos fuertes del suelo pélvico son increíbles para evitar las pérdidas de orina, el prolapso y el dolor de espalda, entre otras cosas, pero no son los que empujan al bebé. Cuando llegue el momento de parir por vía vaginal, la musculatura del suelo pélvico debe relajarse.

Durante el tercer trimestre, e incluso antes, trabaja en alargar y relajar el suelo pélvico. Las contracciones uterinas abren el cérvix, y saber cómo empujar correctamente te ayudará a alargar el suelo para facilitar la salida del bebé. En el capítulo siguiente te guiaré por los estiramientos, los consejos y los ejercicios para alargar y relajar el suelo pélvico y prepararte para el parto. Pero que sepas que no necesitas hacer kegels durante nueve meses hasta llegar a la sala de partos. Limítate a practicar ejercicio de manera regular, contrae el suelo pélvico durante los entrenamientos y actividades que requieran esfuerzo y aprende a «hacer fuerza» correctamente, como si estuvieras defecando.

Espira al esforzarte

A medida que avanza el embarazo, algunas tareas sencillas pueden empezar a parecerte entrenamientos intensos. Cuando estaba de treinta y seis semanas se me cayó un tazón de cereales secos al suelo. En lugar de hacer el esfuerzo de arrodillarme y limpiar hasta la última miga, dije: «Oh, déjalo», y acabó comiéndoselo Harley, mi perro. Aunque tengas la pared abdominal estirada y un suelo pélvico haciendo horas extras, hay un cambio simple pero importante que te vendrá bien para cuidar tus partes. Cuando te enfrentes a una tarea que requiera esfuerzo, y tu cachorro no esté cerca para ayudarte, recuerda espirar con el esfuerzo. Evita contener la respiración, que aumenta la presión sobre tu suelo pélvico y tu pared abdominal, al hacer esfuerzo. En este punto del embarazo, el esfuerzo puede ser desde levantar a tu hijo pequeño para dejarlo en la sillita del coche hasta empujar un mueble mientras montas la habitación del bebé o levantarte del sofá sin más. Cuando levantes, empujes o tires, espira.

Divide las cargas

Divide las cargas más pesadas en otras más pequeñas para disminuir la presión sobre el suelo pélvico. En lugar de llevar tres bolsas de la compra a la vez, llévalas de una en una para minimizar la cantidad de peso que cargas. O plantéate usar un carrito o cochecito para ayudar a mover algo de una parte a otra de la casa. En las últimas etapas de mi primer embarazo, mi marido viajaba lo suyo. En lugar de arrastrar pesadas bolsas de basura desde casa hasta el callejón de atrás, las metía en un carrito en la puerta, las llevaba por la entrada hasta los cubos de basura y luego (espirando) las tiraba. Estos pequeños cambios pueden parecer graciosos, pero cuando salgas del embarazo con tu suelo pélvico intacto, no te arrepentirás.

Utiliza la compresión

El aumento de líquidos, los cambios posturales, la debilidad muscular y la relajación de los vasos sanguíneos llevan a muchas futuras madres a tener dolor de espalda, los tobillos y la vulva hinchados y varices. Por suerte, no les ocurrirá a todas las madres, y mi consejo principal para la prevención durante el embarazo, e incluso el posparto, es usar compresión prácticamente desde los pies hasta las costillas. Y, debido a que el suelo pélvico ya soporta mucha presión desde arriba durante el embarazo (piensa en una hamaca que sostiene una calabaza), la ubicación y la dirección de la compresión son importantes. El objetivo es elevar, sostener y mover el líquido hacia arriba, en lugar de apretar en el medio, lo que puede afectar de manera negativa a los músculos del suelo pélvico.

Empezando por los pies: usa calcetines de compresión. Atrás quedaron los días de los calcetines beige que te dejaban los tobillos como morcillas. Hay modelos bastante bonitos y coloridos disponibles online con una compresión suave de entre 15 y 20 mmHg que calzártelos no te llevará treinta minutos. Llévalos a lo largo del día, cuando viajes o pases periodos prolongados sentada. No es necesario que te los pongas para dormir.

Abriéndonos paso hacia arriba, pueden aparecer varices en los muslos, las ingles o incluso en la vulva. ¿Quién lo iba a decir? ¡Cuántas cosas asombrosas son posibles durante el embarazo! Los leggings o shorts de compresión brindan soporte en la parte superior de los muslos y las ingles, pero para la vulva necesitas algo especial. Los soportes vulvares y las prendas de compresión ayudan a aliviar la incomodidad de las varices vulvares, el prolapso de órganos pélvicos y la hinchazón vulvar. Estos soportes son similares a una coquilla deportiva para la vulva. Ni siquiera el encaje que añaden algunas marcas los dota de encanto. Pero lo que les falta en el acabado lo compensa su función. Puedes usar estos soportes sobre la ropa interior y debajo de los pantalones cortos, los vaqueros, los vestidos o los leggings si necesitas un soporte vaginal discreto. No esperes a que aparezcan los síntomas de pesadez, presión o dolor. Ponte los soportes por la mañana, antes de practicar ejercicio y antes de cualquier actividad, para disminuir la incomodidad y darle a tu vulva un abrazo muy necesario.

Haz caca correctamente

Hablo mucho de defecar y de cómo defecar correctamente, y no solo porque sea uno de los temas favoritos de mis dos hijos pequeños a la hora de la cena. Es importante. Hacer fuerza durante las evacuaciones intestinales ejerce más presión sobre el suelo pélvico que correr, saltar, toser o hacer abdominales. Dado que el estreñimiento es muy común en el embarazo, las mujeres son mucho más propensas al esfuerzo durante esta etapa, aunque antes no lo fueran. He dedicado un capítulo entero en este libro a los problemas con las deposiciones, así que revísalo en función de lo que necesites cuando estés embarazada. Además de abstenerte de hacer fuerza, aquí te recuerdo otras tres conductas que se vuelven cruciales durante el embarazo.

Hidrátate

Durante el embarazo tienes mucha más sangre en el cuerpo y, dado que la sangre se compone principalmente de agua, necesitas más agua. Como el estreñimiento ya es un síntoma común durante el embarazo, concentrarse en la hidratación puede ayudar a prevenir las heces duras. Además, las mujeres tienen un mayor riesgo de sufrir una infección del tracto urinario (ITU) durante el embarazo porque la orina permanece más tiempo en la vejiga o puede regresar a los riñones. Mantenerse hidratada es una medida para la prevención de las ITU.

Ablanda tus heces

Para mantener las heces blandas es posible que debas recurrir a ablandadores o suplementos como el citrato de magnesio. Consulta siempre primero con tu médico antes de tomar cualquier medicamento o suplemento. El paquete de crackers y los pretzels secos que te comes a puñados para combatir las náuseas no son precisamente la fibra que tu colon necesita para ablandar las heces.

Brinda apoyo a tu perineo

Aunque para hacer caca adoptes la posición recomendada en el capítulo 4 (sentada en el inodoro, con los pies encima de un taburete), puede que expulses heces tan duras como pienso para conejos (o enormes pelotas de béisbol). Aplicar presión hacia arriba en el perineo mientras espiras y haces fuerza proporciona cierta protección y apoyo a tu suelo pélvico durante las evacuaciones. Esta técnica también se recomienda en el posparto y cuando hay prolapso, pero utilizarla durante el embarazo resulta increíblemente útil para minimizar la tensión en los músculos del suelo pélvico, ya vulnerables.

Cuidar el suelo pélvico durante el embarazo debería ser tan esencial como montar la habitación del bebé, preparar la bolsa del hospital y saber qué alimentos evitar. Pasemos ahora a algunas de las afecciones más comunes en el embarazo y a los consejos y ejercicios para afrontarlas.

Dolores de crecimiento durante el embarazo

Una vez embarazadas, a menudo a las mujeres se nos trata como muñecas de porcelana. Se nos dice qué comer (el sushi va bien, en realidad), qué beber (una taza de café al día no tiene nada de malo) y qué actividades evitar (correr y montar en bici son totalmente factibles). Tenemos visitas semanales o mensuales con profesionales médicos que se aseguran de que el bebé y la madre estemos sanos. Pero aunque se nos cuide tanto, no se nos proporcionan las herramientas y los recursos que necesitamos cuando surgen problemas con el suelo pélvico. La mayoría de los médicos ni siquiera mencionarán el término «suelo pélvico» en las citas de control del embarazo. Es como si ni siquiera estuviera en su radar. Así que asegurémonos de que todos los problemas, grandes y pequeños, y sus soluciones estén en tu radar, comenzando con el que es, quizá, el más habitual.

Pérdidas de orina: «¡Ups, me ha vuelto a pasar!»

Sin lugar a dudas, la queja más común, y a menudo la más cómica, relacionada con el suelo pélvico durante el embarazo es hacerse pis encima. Lo que antes era un estornudo sin incidentes puede llevar a que la orina te gotee por la pernera del pantalón en el pasillo de los cereales del supermercado. Como si las náuseas y los vómitos no fueran lo bastante deprimentes, orinarse encima mientras vomitas en el inodoro lleva los efectos no deseados del embarazo al siguiente nivel. Y si bien despertarse varias veces por la noche supone un fastidio para el sueño, limpiar un reguero de orina desde la cama hasta el baño en plena noche es lo peor. Por molesta, inconveniente y vergonzosa que pueda ser la incontinencia urinaria, también es tratable.

Si sufres incontinencia urinaria, no te preocupes; nunca es demasiado tarde para abordarla. Los ejercicios del suelo pélvico pueden ayudar a evitar que empeore a medida que avanza el embarazo e incrementan tus posibilidades de mejorarla en el posparto.

Fortalece tu suelo pélvico

Independientemente de si la incontinencia urinaria aparece en el primer trimestre, en el segundo o en el último, querrás que tu suelo pélvico funcione. Aprende a contraer los músculos del suelo e incorpora una rutina de fortalecimiento constante si aún no lo has hecho. Sigue el protocolo de fortalecimiento que aparece en el capítulo 2. Aprende a realizar la contracción del suelo pélvico correctamente, luego haz contracciones más largas y, por último, practícalas de pie y en posición erguida. Precontrae antes de movimientos como levantar peso, ponerte en cuclillas, estornudar y toser durante todo el embarazo y el posparto. En el segundo trimestre modifica (recurre a la posición tumbada de lado o en cuadrupedia, o apóyate en almohadas) o evita los ejercicios tumbada boca arriba para no comprimir el riego sanguíneo a la placenta y al bebé. Si te sientes mareada, sudorosa o con náuseas durante cualquier ejercicio tumbada boca arriba, simplemente gírate hacia el lado izquierdo.

Haz pis cuando tengas ganas

El aumento de la producción de orina, la mayor sensibilidad de la vejiga y un bebé que baila encima de tu vejiga pueden hacer que tengas ganas de ir al baño... ya... rápido. Por lo tanto, las reglas de «no hacer pis por si acaso» o «esperar dos horas antes de volver a ir al baño» pueden flexibilizarse para acomodar esas ganas frecuentes y urgentes. Si las ganas son fuertes, por supuesto, ve y orina. Responder a la urgencia reducirá la probabilidad de sufrir incontinencia. Si sabes que vas a estar lejos del baño durante un rato y no te sientes segura de poder llegar al inodoro a tiempo, un pis por si acaso antes de empezar a recorrer los pasillos del supermercado no supone ningún problema.

Contrae antes de estornudar

Si no has hecho de esto un hábito antes del embarazo, te recomiendo que empieces cuando se produzcan las pérdidas. La mayor presión sobre la vejiga y los músculos del suelo pélvico, alargados y más débiles, incrementa la probabilidad de tener pérdidas con la tos y los estornudos. Contraer el suelo pélvico antes de toser o estornudar, lo que se conoce como *knack*, puede cerrar el esfínter urinario para evitar las pérdidas.

He tenido muchas náuseas matutinas y, cuando vomito, me orino encima. ¿Se puede hacer algo?

La mayor presión del diafragma sobre la vejiga al vomitar, combinada con un suelo pélvico más débil durante el embarazo, a veces provoca pérdidas. He tenido pacientes que me han dicho que se sientan en el inodoro para recoger las gotas de orina mientras vomitan en un cubo de basura. Aunque facilite la limpieza, esta posición no es la mejor para tu suelo pélvico. Si, lamentablemente, te encuentras vomitando y quieres intentar prevenir las pérdidas de orina, arrodíllate en el suelo inclinada sobre un cubo o inodoro y trata de mantener la espalda recta en lugar de redondeada mientras vomitas. Además, colócate una pelota (de fútbol o de ejercicio blanda) entre los muslos y luego aprieta al vomitar. Todo esto puede contribuir a activar tu suelo pélvico y reducir la presión sobre la vejiga durante el vómito. Si todo lo demás falla, ponte una toalla debajo del trasero mientras abrazas el inodoro y luego pasa por la ducha para lavarte. Y empieza a fortalecer el suelo pélvico ya.

Diástasis de los rectos abdominales: «Tengo un balón de fútbol en la barriga»

La diástasis de los rectos abdominales (DRA) es una afección que se produce cuando la línea media entre los músculos abdominales se estira y crea una zona de debilidad en el abdomen. No resulta dolorosa, pero es una señal de disminución de la fuerza abdominal y aumenta la probabilidad de disfunción del suelo pélvico, desde tensión o debilidad del suelo hasta prolapso. Al incorporarte estando acostada, puede parecer que del centro de tu vientre va a salir un balón de fútbol (o un alienígena), literalmente. La DRA afecta a entre el 30 % y el 70 % de las mujeres embarazadas, y puede persistir hasta en el 60 % de las mujeres en el posparto. A veces es difícil saber si tienes DRA durante el embarazo, por lo que, incluso si no lo notas, sería prudente seguir estos consejos.

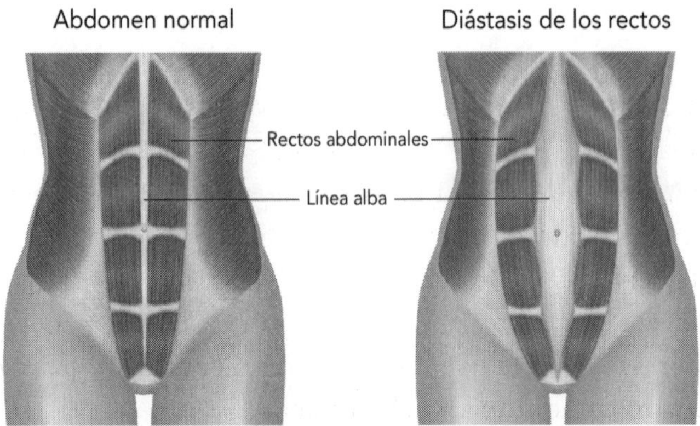

Músculos de la pared abdominal con separación en la línea alba creando diástasis de rectos abdominales.

Modifica el movimiento

Inevitablemente, en algún momento del embarazo empezarás a despertarte por la noche para hacer pis. Tus riñones filtran más sangre y esto crea más orina. El bebé también puede estar sentado (o saltando como un ninja) justo encima de tu vejiga. Para levantarte de la cama, gira de costado (si no lo estás ya), baja las piernas por el borde e impúlsate con los brazos hacia arriba, así reduces la tensión en los músculos abdominales. Para volver a meterte en la cama, sigue el mismo proceso: siéntate, túmbate de lado y luego levanta las piernas flexionadas sobre la cama, en lugar de inclinarte hacia atrás y hacer fuerza con los músculos abdominales.

Para levantarte de una silla desliza el trasero hasta el borde del asiento, inclínate hacia delante con la nariz por encima de los dedos de los pies y empuja hacia arriba con las manos para ponerte de pie. Esto protege tu pared abdominal y evita el sobreesfuerzo. Utiliza estas modificaciones de forma proactiva durante el embarazo y continúa realizándolas en las primeras etapas del posparto, después de un parto por cesárea o si hay presencia de DRA.

Activa los músculos transversos del abdomen

Los músculos más profundos de la pared abdominal, los transversos del abdomen, se extienden como un corsé desde cada lado de la zona lumbar hasta la parte anterior del abdomen inferior. Estos músculos sostienen la columna vertebral y, cuando se activan, crean tensión y aumentan la fuerza en la línea media de la pared abdominal (denominada «línea alba»). Para activar los músculos transversos, llévate los dedos a la parte interna de los huesos de la cadera y mete el ombligo hacia dentro como si te abrocharas unos vaqueros o contrae el suelo pélvico. Estos músculos también se contraen simultáneamente con los del suelo pélvico.

Precontraer los músculos transversos antes de cualquier ejercicio o actividad, como abdominales, sentadillas, *curls* de bíceps o cualquier tipo de levantamiento de pesas, aumenta la tensión entre los músculos rectos del abdomen. Esto es lo que, en última instancia, ayuda a prevenir y mejorar la DRA. He visto a algunas personas en las redes sociales afirmar que los abdominales, las planchas y las flexiones no son buenos en absoluto para alguien con DRA, aunque en realidad no es así.

Cuando se trata de la fuerza del core y el suelo pélvico, importa menos lo que haces y más cómo lo haces. Si precontraes los músculos transversos antes del ejercicio, excelente.

Maneja la presión intraabdominal

La diástasis de rectos abdominales puede deberse a la genética, el estiramiento del tejido conectivo o una mala gestión de la presión, lo que significa que la presión se ejerce en el abdomen y se abre camino hacia el punto más débil de los tejidos. La clave para manejar la presión intraabdominal es precontraer los músculos transversos del abdomen y del suelo pélvico y, como siempre, espirar con el esfuerzo para disminuir la presión sobre los abdominales y el suelo. Si ves que aparece ese balón de fútbol en la línea media de tu pared abdominal con un ejercicio o movimiento, modifica ese movimiento o evítalo.

Molestias durante el sexo: bueno, esto es... interesante

Muchas mujeres experimentan un aumento del deseo sexual durante el embarazo (gracias a los niveles altos de estrógeno), mientras que otras preferirían elegir los muebles de la habitación del bebé a intimar con su pareja. Existe un amplio espectro en cuanto al deseo sexual durante la gestación, y no importa en qué parte de dicho espectro te encuentres, te aseguro que eres normal y no estás sola. Pero, aparte de los niveles de libido, la barriga creciente, la limitada capacidad para acostarse boca arriba, la vulva hinchada y los cambios en los músculos del suelo pélvico hacen que el sexo durante el embarazo sea un poco más complicado y, ocasionalmente, incómodo. Algunas de las posiciones y trucos estándar para hacer que el sexo resulte cómodo no sirven cuando estamos embarazadas, pero todavía hay posibilidades de que puedas disfrutar de una vida sexual saludable.

Encuentra una posición cómoda

Encontrar una posición cómoda para el sexo vaginal cuando estamos embarazadas puede suponer un desafío. Durante el primer trimestre, tu barriga no es tan grande que llegue a estorbar, y acostarse boca arriba sigue siendo técnicamente seguro. Pero a medida que avanza el embarazo y tu barriga crece, tendrás que ser creativa para encontrar una posición que os funcione a ti y a tu pareja. Si hablamos de sexo con penetración pene-vagina, cuando estés acostada, puedes girarte de lado, y tu pareja puede situarse detrás de ti en la postura de la cucharita. Si prefieres estar erguida, puedes intentar ponerte encima de tu pareja, que permanecerá acostada o sentada en una silla, lo que puede facilitarte el control de la profundidad y la velocidad del movimiento. La posición en cuadrupedia también es una opción, con tu pareja detrás de ti, y puedes apoyarte en los codos o con la cabeza sobre una almohada (lo que se conoce como «postura del cachorro» en yoga). De pie, si tienes suficiente resistencia, también funciona perfectamente.

Utiliza almohadas para apoyarte

Para otros tipos de actividades sexuales, irá bien prácticamente cualquier posición que te resulte cómoda, excepto tumbarte boca arriba. Apoya la cabeza y la parte superior de la espalda en almohadas con el fin de adoptar una posición semirreclinada. O, si estás tumbada boca arriba, colócate unas almohadas o alguna clase de cuña debajo de la cadera derecha para que quedes ligeramente girada sobre el lado izquierdo y evitar así la compresión de los vasos que llevan el riego sanguíneo al bebé. Explico estas opciones porque a muchas mujeres les preocupa «dañar» al bebé durante el sexo con penetración, pero, a menos que el médico o la matrona te hayan indicado reposo pélvico y evitar el coito vaginal, o a menos que tengas problemas de salud como placenta previa o riesgo de parto prematuro, el sexo es seguro. Y existen maneras de hacerlo más cómodo y placentero durante la gestación.

Masaje para el dolor muscular

Puede que esté constatando una obviedad, pero aún tengo muchas pacientes que continúan con el sexo a pesar del dolor. Tienes permiso para parar si te duele. Muy a menudo, durante el embarazo, el dolor con la penetración profunda se debe a la posición baja del cérvix (la abertura del útero) y a posibles espasmos o tensión de los músculos del suelo pélvico.

Si la penetración profunda te causa dolor o sensibilidad, sigue mis pautas para liberar la tensión muscular externa e interna del suelo pélvico en el protocolo de relajación del suelo pélvico del capítulo 2. Estas técnicas incluyen masajear los músculos de los glúteos con una pelota, realizar estiramientos que alarguen y relajen la musculatura del suelo pélvico antes del sexo y presionar con una varita de terapia interna (o con los dedos de tu pareja) las paredes laterales del suelo pélvico y liberar el espasmo o la tensión muscular. Informa a tu médico si estás sufriendo dolor pélvico para que puedas descartar otras afecciones, como una infección, y obtener el visto bueno para insertar la varita intravaginal o conseguir una derivación a un terapeuta pélvico que pueda asegurarse de que estás presionando los músculos adecuados (y no el cérvix) durante el embarazo.

Dolor lumbar: «No consigo ponerme cómoda»

El dolor lumbar es el más habitual entre las mujeres embarazadas y es muy probable que sea el resultado de los cambios en la postura, la laxitud de los ligamentos pélvicos y el alargamiento de los músculos a medida que crece la barriga. Más del 50 % de las mujeres experimentan dolor lumbar durante la gestación, un dolor que, igual que otros problemas de salud pélvica, puede persistir en el posparto, en especial si no se aborda.

Sujeta tu vientre

Usa de manera proactiva un soporte abdominal para el vientre en crecimiento. En el segundo trimestre es opcional, pero en el tercero se convierte en una necesidad absoluta debido a los significativos cambios posturales. La mayoría de estos soportes se ajustan alrededor de la parte baja de la espalda y disponen de velcro o corchetes para sostener con suavidad el vientre en crecimiento y aliviar algo de presión de la zona lumbar. Pero ten presente que el soporte debe ser de sujeción, no de compresión. No debe rodearte el vientre y apretarlo. Debe pasar por debajo de tu barriga y elevarla. Usa el soporte durante el día, pero no para dormir. Y sigue las instrucciones para asegurarte de que lo colocas correctamente. Mi hermana me pidió prestado el mío durante su embarazo y le pregunté cómo le iba. Me dijo que en realidad no notaba ningún efecto, lo cual me pareció extraño. Le pedí que me mostrara cómo lo llevaba y, bueno, se lo estaba poniendo al revés.

Ejercicio

Para ayudar a la zona lumbar, concéntrate no solo en fortalecer los músculos del suelo pélvico y el core, aplicando el protocolo de fortalecimiento que te recomiendo en el capítulo 2, sino también en el fortalecimiento de la parte superior del cuerpo para evitar redondear la espalda a causa del crecimiento del tejido mamario y la mayor curvatura en la espalda. Las planchas y flexiones, que puedes modificar realizándolas de rodillas o de pie con las manos apoyadas en la pared, son formas fáciles y eficientes de desarrollar fuerza en la parte superior del cuerpo, además de usar máquinas de pesas en el gimnasio o mancuernas en casa. Recuerda precontraer el suelo pélvico con cada ejercicio y espirar mientras haces el esfuerzo.

Dolor de cintura pélvica: «Me duele cuando hago... prácticamente cualquier cosa»

Las molestias y los dolores durante el embarazo lamentablemente se consideran normales, pero esto no es motivo para que sean ignorados, menospreciados o no tratados. Gestar bebés es duro, y si hay algo que pueda hacerse para que la experiencia resulte menos espinosa, yo digo que vayas con todo. Si bien el dolor lumbar es el más habitual durante la gestación, otros dolores comunes que experimentan las mujeres son el dolor de la articulación sacroiliaca, el de la sínfisis púbica y el del nervio ciático. Aunque todo esto son problemas individuales que afectan a distintas partes del cuerpo, seguir los consejos y estrategias que te propongo a continuación puede ayudarte a obtener alivio.

Alivia el dolor de la articulación sacroiliaca

Muchas mujeres lo describen como dolor lumbar, pero el dolor de la articulación sacroiliaca (ASI) es algo diferente y bastante específico. Este dolor suele darse en un lado de la zona ósea situada entre la parte baja de la espalda y la nalga. El aumento de la laxitud en las articulaciones pélvicas durante el embarazo permite que el bebé tenga espacio para acurrucarse, pero también puede provocar dolor y presión sobre las articulaciones. Evita actividades o ejercicios que estiren o tensen demasiado esa articulación, como los que aparecen a continuación.

- Posición de zancada
- Pasos laterales o sentadilla lateral
- De pie sobre una sola pierna (postura del árbol en yoga)

Duerme, siéntate y mantente de pie aplicando las modificaciones posturales que he mencionado, y usa un cinturón de estabilidad para la articulación sacroiliaca (que puede encontrarse con facilidad en internet) para disminuir la presión sobre la ASI. Además, precontraer los músculos transversos del abdomen y del suelo pélvico como te he indicado antes previamente contribuye a crear tensión en esa articulación para maximizar la estabilidad.

Mejora el dolor de la sínfisis púbica

También conocido como «hueso vaginal», el hueso púbico se encuentra debajo del pubis, que es el tejido graso cubierto de vello situado en la parte superior de la vulva. Entre los huesos púbicos izquierdo y derecho hay un ligamento que, como muchos otros ligamentos pélvicos durante el embarazo, se ablanda para crear espacio y movimiento en la pelvis. Pero un desplazamiento excesivo en la articulación púbica puede producir un dolor significativo durante la gestación.

Utiliza un cinturón de estabilidad durante el día (por la noche no es necesario) que se te ajuste alrededor de la pelvis a la altura del hueso púbico. Masajea los músculos aductores, que se hallan unidos a los púbicos, usando una pelota de masaje y frótate desde la rodilla hasta la ingle, aplicando una presión firme para liberar la tensión muscular aductora. Al igual que con la ASI, precontraer los músculos transversos y del suelo ayuda a crear tensión en la articulación para maximizar la estabilidad. Las modificaciones que aparecen a continuación pueden evitar la tensión en la articulación púbica durante el embarazo y aliviar el dolor.

- Siéntate para ponerte los calcetines, los zapatos, los pantalones y la ropa interior.
- Evita ponerte de pie sobre una sola pierna (postura del árbol en yoga).
- Mantén las rodillas y las piernas juntas al salir del coche.
- Aprieta una almohada entre las rodillas cuando te des la vuelta en la cama.

- Sube y baja las escaleras de lado.
- Evita el estiramiento de la mariposa o de la parte interna del muslo.
- Siéntate para depilarte las piernas (si lo haces a estas alturas del embarazo).

Alivia los síntomas de la ciática

El nervio ciático se origina en la parte baja de la espalda y la parte superior del sacro y desciende por cada lado hacia el trasero y la parte posterior de los muslos. Este nervio a menudo se comprime durante el embarazo debido a los cambios en la pelvis y la tensión muscular en los glúteos y la cadera. Masajea los músculos de los glúteos con una pelota de masaje para distenderlos y aliviar la tensión en los que rodean el nervio ciático. Realiza el estiramiento del número cuatro sentada para estirar los músculos piriformes y no olvides evitar cruzar los muslos al sentarte y subir una rodilla al dormir.

Coge impulso

Aunque el embarazo trae consigo retos físicos, en especial en el suelo pélvico, también es un momento en el que te encuentras cara a cara con la tremenda fuerza de tu cuerpo. Una mujer (y su suelo pélvico) es capaz de todo. Cuidé mejor de mi cuerpo durante la gestación, y lo aprecié más, que en cualquier otra etapa de mi vida. Aprendí a prestar atención a mi cuerpo y a no forzarlo hasta el dolor, como había hecho durante tantos años como corredora de fondo. Aprendí a apreciar las largas caminatas con mi marido los domingos por la mañana, que dábamos cada semana hasta el día que di a luz a mi hijo mayor. E hice mi terapia de suelo pélvico y coseché sus múltiples beneficios.

A pesar de los efectos no deseados del embarazo, como las náuseas y las pérdidas de orina, no tienes que aceptar el dolor y los problemas del suelo pélvico pensando que son normales. Las madres sacrifican muchas cosas. La salud de su suelo pélvico no debería ser una de ellas. Te mereces una atención de primera, junto con esa excelente plaza de aparcamiento delante del supermercado.

8

Mantén la calma y sigue empujando

Si alguna vez te has puesto de parto o has dado a luz, ya sabes que una cosa es segura: es impredecible. Por mucho que planifiques, te prepares y hagas la maleta, no puedes anticipar por completo cómo se desarrollará. El nacimiento de mi primer hijo no fue ninguna excepción. A medida que se acercaba la fecha en que salía de cuentas, no paraba de dar vueltas a todas las posibles señales de que me ponía de parto, luego me preguntaba qué ocurriría a continuación:

> «¿Serán muy dolorosas las contracciones?».
> «¿Sabré distinguirlas de los simples gases?».
> «¿Y si rompo aguas y mojo las sábanas nuevas?».

Un domingo de marzo de 2015, cuando estaba de treinta y ocho semanas, mi marido y yo cortamos el césped y cambiamos las bombillas del garaje. Él se puso a leer el primer capítulo de *Acompañar en el parto*, que le había regalado tres meses antes. Debería haber sabido entonces que estábamos preparando el nido. Esa misma tarde, mientras veíamos una película, noté calambres abdominales. Pronto aparecieron cada treinta minutos y supe de inmediato que estaba de parto. Mantuve la calma, se lo dije a mi marido y llamé a la doula, que me indicó: «Cuando tengas una contracción cada cinco minutos, que dure un minuto, y esto se prolongue una hora, entonces llámame». En las horas siguientes, boté sobre la pelota de parto delante de la tele, preparé la bolsa para el hospital y me zampé un tarro de helado de Ben & Jerry's en la bañera. Y mientras yo seguía tranquila, mi marido se ponía cada vez más nervioso, me seguía de habitación en habitación alargando las manos como si fuese a atrapar un balón... o un bebé. Hacia la medianoche me tumbé sobre una almohadilla térmica en la cama, tratando de ponerme cómoda. Las contracciones ya eran cada seis o siete minutos, pero aún no había llegado el momento de volver a llamar a la matrona.

A las dos y media de la mañana ya no podía descansar acostada. Me puse a cuatro patas y balanceé la pelvis en círculos, emitiendo lo que mi marido describió como «gemidos muy sexuales». Siguiendo el ritmo constante de cada contracción, me movía cuando tenía que moverme, gemía cuando tenía que gemir, balanceaba las caderas y respiraba. Seguía controlando las contracciones y aún no había alcanzado el intervalo de cinco minutos. El dolor era intenso, pero permanecía increíblemente calmada. Sin embargo, supe que había llegado el momento. «Vuelve a llamar a la doula», le dije a mi marido, que marcó su número de inmediato. No hubo respuesta. Llamamos seis veces más y... nada. Esto definitivamente no estaba en el plan.

En los treinta minutos siguientes se produjo un giro radical: las contracciones pasaron de cada seis o siete minutos a cada uno o dos, con una duración de treinta a cuarenta y cinco segundos. El dolor se intensificó y me costaba articular palabra. Temblaba de manera incontrolable entre contracciones y es posible que oyera a mi marido decir: «Creo que deberíamos irnos ya».

Todo lo que sucedió a partir de ahí fue algo confuso. Mi marido llevó las cosas al coche mientras yo seguía en la cama, moviendo las caderas para manejar el dolor. De pronto oí un pequeño estallido y el líquido amniótico brotó a chorros entre mis piernas. Adiós a las sábanas nuevas. Sentí una presión extrema en la parte baja de la vagina y me pregunté si iba a dar a luz o a defecar como nunca en la vida. Medio desnuda y sumida en una niebla de dolor, gateé hasta la puerta principal, soltando un poderoso grito con cada contracción. Mi marido seguía preparando el coche, pues es conocido por sus movimientos sumamente lentos y metódicos, y esta situación no fue diferente.

En algún momento me levantó del suelo y me acomodó en el asiento de atrás. A las cuatro de la mañana recorríamos a toda velocidad las calles oscuras de Dallas cuando medio oí que mi marido contestaba al teléfono a la matrona, que le dijo que se había quedado dormida y nos vería en el hospital. Momentos después, el coche derrapó en la entrada y yo salí a cuatro patas. Estoy segura de que gritaba, porque un grupo de trabajadores del hospital salió corriendo con una silla de ruedas y me sentó en ella. Me llevaron a toda prisa por el pasillo y prácticamente me lanzaron a la cama, de costado.

«Deja que te examine», dijo la enfermera. Abrí las piernas y, tras una rápida exploración, declaró con firmeza: «Estás en estación +3 (la cabeza del bebé está en el canal de parto). ¡Ya viene!».

Miré a mi marido, a la cabecera de la cama, y pensé: «Madre mía, ¿esto está pasando?».

Tras tres contracciones fuertes y con la orientación increíblemente útil de una enfermera para respirar, empujé tres veces y nació mi hijo. Transcurrieron tres minutos desde que llegué al hospital hasta que lo tuve en mis brazos. Tres minutos. Tres pujos. Sin desgarros perineales.

Mi parto fue caótico, repleto de giros inesperados, pero, con la intensa preparación del suelo pélvico que había hecho, finalmente tuve el parto no medicalizado que esperaba y para el que me había preparado. Todo el trabajo que había hecho —los estiramientos, la práctica de empuje y el masaje perineal— dio como resultado cero desgarros. Mi suelo pélvico respondió y tuve un bebé sanísimo. ¿Qué más puede pedir una madre primeriza?

El parto no siempre transcurre de esta manera. Sí, me había preparado. Y tuve suerte. El parto es duro para el suelo pélvico, y el suelo pélvico también puede sufrir inconvenientes inesperados. Al igual que el embarazo, el nacimiento es complicado. Hay facetas que escapan a nuestro control, incluso si se realiza la preparación adecuada. Saber y aceptar esto forma parte de esta preparación.

En las siguientes páginas te daré información y consejos que he encontrado útiles para miles de mujeres antes y después del parto. El objetivo es un bebé sano y una madre sana. Y la prioridad de este capítulo, en este libro, es que sepas manejar la salud del suelo pélvico en el parto. El nacimiento es una experiencia diferente para cada mujer. La orientación que ofrezco te ayudará a comprender el trabajo de parto y el nacimiento, el papel que desempeña el suelo pélvico y cómo trabajar con el cuerpo durante el proceso para no tener problemas de suelo pélvico después del alumbramiento.

Durante los años en que he trabajado como fisioterapeuta del suelo pélvico, he escuchado una historia tras otra sobre mujeres que se sintieron desempoderadas en sus partos. Mientras estas mujeres desgranaban sus experiencias, muy a menudo, las lágrimas les resbalaban por las mejillas. Algunas se sentían menos mujeres. A otras les daba miedo volver a quedarse embarazadas o tener otro bebé debido al trauma. Algunas pensaban que habían fracasado en la maternidad cuando esta, literalmente, acababa de comenzar. Y, una y otra vez, las tranquilizaba. Esto no es culpa tuya. No hiciste nada mal. El trabajo de parto y el nacimiento no se adaptan a nuestras agendas. A veces necesitamos adaptarnos nosotras, haciendo lo posible por dar a luz al bebé de forma segura. Pero, al mismo tiempo, todo lo que sientes tiene mucho sentido.

Mis pacientes a menudo me hablan de contracciones insoportables después de una inducción con oxitocina (medicamento comúnmente conocido por el nombre comercial Pitocin), de que no pudieron moverse libremente durante el trabajo de parto debido a que estaban conectadas a monitores, de que pujaron de espaldas conteniendo la respiración durante horas, a veces tanto que terminaron con hemorroides graves o prolapso. Y muchos de esos partos finalmente resultan en una cesárea, lo que puede dificultar la recuperación posparto. Muchas pacientes confiesan sentirse como si fueran pasajeras, no las conductoras, en este viaje. En lo más profundo de mi ser sé que hay una manera mejor de dar a luz a un bebé sano y tener a una madre sana que se sienta preparada, empoderada y apoyada, o al menos no completamente traumatizada.

Yo quería dar a luz en casa, donde me sintiera cómoda y tranquila, y pudiera moverme para ayudar a mi pelvis a expandirse a medida que el bebé descendiera por el canal de parto. Quería sentir las contracciones (aunque fueran increíblemente dolorosas), pues eran mis señales para empujar y respirar. Quería cambiar de posición durante el pujo en lugar de tener que estar tumbada boca arriba todo el tiempo. También me aterraban las agujas y quería evitarlas en lo posible.

Sabía que la preparación no significaba que mi parto fuera a ir exactamente como quería, pero que me ayudaría a sentirme lo mejor posible. El tiempo y la dedicación que invertí me dieron la seguridad de que había hecho todo lo que podía para, con suerte, prepararme para el éxito en cuanto a cómo le iría a mi suelo pélvico después. Y animo a todas las futuras madres a hacer lo mismo.

Cómo interactúan el suelo pélvico y el parto

Llevamos décadas viendo en la pantalla a madres que se ponen de parto. Cuando rompen aguas, corren al hospital, empujan y gritan y al rato nace el bebé. Pero el proceso es mucho más complejo y prolongado de lo que muestran esas películas: el trabajo de parto comienza horas, incluso días, antes del nacimiento. El suelo pélvico atraviesa una montaña rusa durante ese tiempo, y ese periodo se llama «trabajo de parto» porque..., bueno, es un verdadero trabajo. Tu suelo pélvico está a punto de realizar proezas. Describiré lo que les sucede a tu suelo pélvico y a tu cuerpo durante el trabajo de parto y el nacimiento sin intervenciones (inducción médica, anestesia epidural o cesárea). Quiero que sepas cómo se desarrollan el trabajo de parto y el nacimiento al margen de estos procedimientos médicos (a menudo necesarios) y que comprendas el papel que desempeña tu suelo pélvico.

La primera etapa del parto: comienza el trabajo duro

La primera etapa empieza cuando se inician las contracciones uterinas y dura hasta que el cérvix se ha dilatado diez centímetros. Esta etapa es la más larga y puede durar entre ocho y veinte horas, pero, para algunas mujeres, llega a prolongarse hasta uno o dos días. La pared uterina es un músculo, similar a la vejiga, y las contracciones musculares del útero ayudan al cérvix, la abertura del útero que conduce al canal vaginal, a ablandarse, afinarse y, finalmente, abrirse para permitir que el bebé se dirija hacia el canal de parto.

Debido a que el cérvix aún no está dilatado del todo durante esta etapa, y el bebé no ha llegado al canal vaginal, el suelo pélvico permanece relativamente relajado, y la mayor parte de la acción transcurre arriba. La oxitocina, la hormona que aumenta durante el trabajo de parto para estimular las contracciones uterinas, mantiene los ligamentos entre los huesos pélvicos blandos y elásticos. Esta elasticidad ensancha las articulaciones pélvicas para que el parto pueda progresar, razón por la cual la posibilidad de moverse durante el trabajo de parto es esencial, mientras que permanecer tumbada boca arriba en la cama, no.

La primera etapa del trabajo de parto consta de dos fases: la temprana y la activa. Durante la fase temprana, las contracciones son leves y tolerables, y dura desde el comienzo del trabajo de parto hasta que el cérvix se dilata hasta seis centímetros. La fase activa dura desde los seis centímetros de dilatación cervical hasta los diez y trae consigo contracciones mucho más intensas, dolorosas y frecuentes. Hacia el final del trabajo de parto activo, cuando el cérvix pasa de ocho a diez centímetros de dilatación, entras en un periodo llamado «transición», que es el más intenso. Probablemente yo me hallaba en plena transición cuando iba gritando en el asiento trasero del coche mientras mi marido conducía a toda velocidad hacia el hospital a las cuatro de la mañana. En la transición, las contracciones se producen cada pocos minutos y duran un minuto o más. Es posible que experimentes un dolor de espalda considerable, o la sensación de necesitar defecar a lo grande, o la necesidad de empezar a empujar. En este punto, los músculos del suelo pélvico están listos para estirarse y alargarse hasta tres veces su longitud normal cuando empujas.

La segunda etapa del parto: preparada, lista, empuja

La segunda etapa del trabajo de parto transcurre desde la dilatación completa del cérvix hasta el nacimiento del bebé, y tiene un impacto significativo en tu suelo pélvico. La etapa de pujo puede durar hasta tres o cuatro horas, lo que resulta sumamente exigente a nivel físico para la madre. Durante esta etapa, las contracciones uterinas son frecuentes. La madre siente presión en el suelo pélvico y una urgencia involuntaria de empujar. Fue en ese momento cuando acusé una presión intensa en el trasero, como si necesitara hacer caca. Es posible que realmente defecara durante el parto, aunque no lo sé, y quiero dar las gracias a mis enfermeras de parto y alumbramiento por ahorrarme esos detalles.

La oxitocina continúa desempeñando un papel importante, ya que las contracciones uterinas ayudan al bebé a descender hasta el canal vaginal. A medida que el suelo pélvico se estira con la presión de la cabeza del bebé, se libera más oxitocina, lo cual provoca más contracciones uterinas. Todo este ciclo, llamado «reflejo de Ferguson», constituye un ejemplo fascinante de lo esencial que es el estiramiento de los músculos del suelo pélvico para ayudar al progreso del trabajo de parto y al nacimiento. **Y los músculos del suelo pélvico no empujan al bebé; el encargado de hacerlo es el útero.** Tu suelo pélvico se está estirando (mucho) para abrir paso al bebé y que este descienda por el canal de parto.

La segunda etapa concluye cuando el bebé sale por la vagina y llega a este mundo. Todas las mujeres que den a luz por vía vaginal pasarán por las dos primeras fases del trabajo de parto, pero la duración y la intensidad de la experiencia varían. También cambian si se induce el parto, se recibe anestesia epidural para aliviar el dolor o se pasa a un parto por cesárea durante el trabajo de parto.

La tercera etapa del parto: espera, que aún hay más

Esta etapa no está relacionada con el suelo pélvico, pero la menciono porque es algo de lo que muy pocas embarazadas, entre las cuales no me incluía, son conscientes hasta que llega el momento. Después del nacimiento del bebé, hay un paso más: la expulsión de la placenta, el órgano que tu cuerpo creó y que te conecta con el bebé a través del cordón umbilical. La placenta ha nutrido al bebé durante los nueve meses de embarazo. Ahora que ha nacido, puede retirarse. La mayoría de las mujeres están tan concentradas en el recién nacido que ni siquiera son conscientes de lo que está sucediendo, pero el útero sigue contrayéndose para expulsar la placenta. Esta etapa del parto suele ser muy breve (de menos de treinta minutos) y no especialmente dolorosa.

El parto viene produciéndose desde los albores de la humanidad, pero, a medida que la medicina ha progresado y se han realizado innovaciones, el proceso en sí ha cambiado de manera significativa. Y todas estas transformaciones tienen repercusiones en el suelo pélvico. Uno de los mayores cambios que hemos presenciado en las últimas décadas es el aumento de las inducciones, que a menudo se recomiendan o se fomentan cuando existe un riesgo médico para la madre (cuando, por ejemplo, tiene la presión arterial alta) o para el bebé (si, por ejemplo, hay poco líquido amniótico), o cuando se dan otras circunstancias: se rompe la bolsa sin contracciones, tienes más de treinta y cinco años o te has sometido a un tratamiento de fertilidad, entre otras. Si bien las inducciones se realizan con el fin de que el bebé nazca sano, lo que implica para tu suelo pélvico no siempre se incluye en la hoja de efectos secundarios.

Cuando te inducen el parto te comprometes a iniciar el trabajo de parto en el hospital en lugar de en casa, y normalmente debes consentir en limitar tus movimientos porque estarás conectada a distintos monitores y medicamentos. Muchas inducciones se realizan con oxitocina (recuerda que es la hormona que promueve las contracciones uterinas). Hurra por las contracciones fuertes, pero… esto conlleva contracciones fuertes sin la posibilidad de cambiar de postura, levantarte, ducharte, ponerte a cuatro patas o hacer movimientos que te ayuden a soportar y aliviar el dolor. Para tu suelo pélvico, esto significa además que limitas tu capacidad para ensanchar la pelvis, y afecta a la capacidad del bebé para ejercer presión sobre tu cérvix para dilatar. Aunque este proceso se inició con el fin de intentar acelerar el trabajo de parto, en realidad puede terminar prolongándolo mucho. Confuso, ¿verdad? Quédate conmigo.

Lo que ocurre a continuación es que las contracciones se vuelven tan fuertes y dolorosas por la oxitocina que es probable que necesites medicación para el dolor a través de una epidural. Hurra por el manejo del dolor, pero... esto también significa que la mitad inferior de tu cuerpo estará débil y adormecida. No sentir las contracciones es posiblemente lo que buscas para aguantar el dolor, pero la epidural también bloquea tu capacidad para moverte, ayudar a que tu pelvis se expanda y sentir cuándo empujar con las contracciones. Así, el bebé o bien no llega al suelo pélvico para activar el reflejo de Ferguson que he mencionado antes, o empujas y estiras el suelo pélvico muy fuerte durante tanto tiempo que acaba *kaput*. O, después de todo este esfuerzo, te hacen la cesárea.

No quiero decir que debamos eliminar las inducciones y el alivio del dolor para salvaguardar la vagina y el suelo pélvico, sino abogar por una forma de hacer que tu parto sea seguro, cómodo y respetuoso con el suelo pélvico. En mi consulta he visto a cientos de madres que se preguntan si podrían haber hecho algo de manera diferente y por qué nadie les dio la lista completa de los efectos secundarios y les ofreció otras opciones.

> «La cabeza de mi hijo estaba atascada. Cuando el médico lo sacó con el fórceps acabé con un desgarro importante en el suelo pélvico».
>
> «Mi trabajo de parto no progresaba después de la inducción. Terminé con una cesárea, y ahora todos mis abdominales y mi suelo pélvico están hechos un desastre».
>
> «Empujé durante horas, me parecía que se me iban a saltar los ojos. Después tuve unas hemorroides terribles, por no hablar de los ojos inyectados en sangre».
>
> «Las enfermeras no paraban de decirme que contuviera la respiración y empujara con todas mis fuerzas. Pero no me parecía natural. De verdad creo que eso fue lo que me causó el prolapso».

Cada una de estas mujeres tuvo experiencias de parto distintas, y todas resultaron en disfunción del suelo pélvico después. Mi objetivo es proporcionar a las mujeres herramientas y conocimientos para disminuir el riesgo de disfunción, sin poner en peligro al bebé. Ahora, ¡salvemos algunas vaginas!

Da la impresión de que el parto vaginal causa estragos en la vagina. ¿Un parto por cesárea sería mejor para mi vagina?

Las mujeres que dan a luz por vía vaginal a menudo empujan durante periodos más prolongados, lo que estira los músculos y los nervios del suelo pélvico y aumenta la probabilidad de un desgarro en la musculatura o el perineo. También tienen un mayor riesgo de incontinencia urinaria y prolapso. Sin embargo, el parto por cesárea es una cirugía mayor, y la recuperación puede ser un poco más intensiva e incrementa el riesgo de ruptura uterina, histerectomía y hemorragia. En última instancia, es importante conocer los riesgos y los efectos para el suelo pélvico asociados con ambos tipos de parto, sopesar las consecuencias para ti y el bebé y discutir lo que te preocupa con tu equipo médico con el fin de que puedas tomar una decisión informada. Esta decisión es tuya. Pero también debes saber que el embarazo en sí supone un gran esfuerzo para el suelo pélvico, por lo que, independientemente del método de parto, tendrá efectos secundarios.

Tu protocolo para el suelo pélvico y el parto

Ya dije que estar embarazada es como correr un maratón, y dar a luz es un esprint final que puede durar horas o días. Del mismo modo que entrenamos el cuerpo para las carreras, debemos entrenarlo para parir. El suelo pélvico y el core requieren preparación, pero también la requiere nuestra mentalidad. La investigación es clara: las madres que se sienten más instruidas e informadas (y, por lo tanto, mentalmente preparadas para el proceso de toma de decisiones) manifiestan menos traumas de parto y mejores resultados, independientemente de si parieron mediante cesárea o por vía vaginal. En última instancia, todas queremos que nos vean y nos escuchen, y tener cierta autonomía sobre nuestro cuerpo y nuestros bebés. Es mucho lo que puedes hacer para prepararte para el trabajo de parto antes de que comience siquiera. Al lío.

Elige a tu equipo

Cuando me mudé a Dallas busqué un nuevo salón de manicura, una peluquería, un estudio de yoga y, por supuesto, un ginecólogo. Me lo recomendó una amiga, que me dijo que su doctora era una mujer muy cercana y sensible que encajaría conmigo. Y así fue, hasta que me quedé embarazada y empecé a hacer preguntas sobre el parto. Quería una doula conmigo. (Sin duda recordarás que el parto no salió como pensaba, pero sabía que tener una doula, o una persona de apoyo continuo durante el parto, a menudo resulta en un uso menor de analgésicos, menos probabilidades de cesárea, una etapa de pujo más corta y, en última instancia, una mayor satisfacción con el parto). Solo veía beneficios para mí y mi suelo pélvico en esta decisión.

En mi cita de las veintiuna semanas de embarazo, le dije a la doctora que quería tener una doula en el parto. Me miró a través de sus gafas de montura negra y respondió: «En mi opinión, no hacen más que estorbar». No era la respuesta que esperaba, así que le di las gracias amablemente y me marché, luego procedí a llamar a otras consultas de obstetricia, buscando un médico que fuera «respetuoso con las doulas». Mi plan de intentar dar a luz sin medicación era un esfuerzo por mantenerme conectada con mi cuerpo y mi suelo pélvico, y sabía que quería a un médico y un equipo de parto que me apoyaran en eso.

Muchas mujeres que desean menos intervenciones médicas o una atención más holística y personal optan por trabajar con una matrona durante la gestación. Las matronas son profesionales médicas capacitadas que ayudan a las mujeres durante el trabajo de parto, asisten en el nacimiento de los bebés y brindan atención posparto. Históricamente, las matronas fueron las principales proveedoras de atención médica para las mujeres embarazadas, pero, con el tiempo y a medida que la mayoría de las madres comenzaron a dar a luz en hospitales en lugar de en casa o en centros de maternidad, los médicos fueron convirtiéndose en quienes prestaban la atención. Sin embargo, las mujeres que son atendidas por una matrona a menudo tienen desgarros perineales menos graves, una etapa de pujo más breve y menos cesáreas, y requieren en menos ocasiones fórceps o partos asistidos con ventosa, que son factores de riesgo para las lesiones de los músculos del suelo pélvico. La atención de la matrona es una opción excelente para los partos de bajo riesgo y tiene beneficios para la salud y la curación del suelo pélvico.

En última instancia, el equipo que elijas debe respaldar la forma en que quieres parir. Debe convertir tus prioridades en sus prioridades. Habla con amigas y familiares que hayan dado a luz y pregúntales sobre sus experiencias y sus equipos. Busca la recomendación de alguien que tuvo el tipo de parto que te parezca deseable. Conoce a ese médico o a esa matrona. Plantea tus preguntas. Expón lo que sabes sobre el suelo pélvico y asegúrate de que pueden trabajar contigo para priorizar la salud de tu suelo pélvico y de tu cuerpo, con independencia de cómo se desarrolle el parto. Si quieres una doula, te recomiendo que la busques en el primer trimestre, porque están más solicitadas que las plazas en guarderías. Cuando conozcas a esos profesionales de la atención sanitaria, pregúntate a ti misma: «¿Me siento tranquila, apoyada y cómoda para hacer caca delante de esta persona?». Ese es el nivel de intimidad que tendrás con ellos.

Prepara el perineo

El masaje perineal es crucial cuando te preparas para el parto vaginal. Como recordarás, el perineo es la zona situada entre la abertura vaginal y la anal, donde se unen todos los músculos del suelo pélvico. También suele ser donde se producen los desgarros durante el parto vaginal. Históricamente, los médicos realizaban una episiotomía, cortando de forma quirúrgica estos músculos del suelo pélvico con un bisturí para ayudar al bebé a salir por la abertura vaginal. Ahora que la comunidad médica se ha dado cuenta de que el desgarro espontáneo tiene mejores resultados, las episiotomías ya no son una práctica rutinaria y solo se realizan cuando es médicamente necesario (por ejemplo, si el bebé está atascado en el canal de parto o es preciso que nazca de inmediato).

A partir de la semana treinta y cuatro de embarazo, comienza el masaje perineal. Hay distintas posiciones posibles si practicas el automasaje, pero, si las encuentras demasiado difíciles, existen dispositivos de estiramiento perineal (parecen calzadores) para que te resulte un poco más fácil alcanzar esta parte del cuerpo. Para practicar sola:

1. Acuéstate en la cama, siéntate en el inodoro o coloca un pie en un taburete (usa algo para equilibrarte si lo necesitas) e inserta el pulgar derecho en la abertura vaginal (se recomiendan las uñas cortas).

2. Con la yema del pulgar hacia abajo, insertado hasta el primer nudillo, aplica una presión firme hacia las seis en punto, como si estuvieras marcando una huella dactilar. Si te parece que solo estás empujando tejido blando, es probable que no hayas llegado a la profundidad suficiente y debas introducir más el pulgar. Tienes que notar una sensación de ardor de leve a intensa cuando presionas sobre los músculos en la abertura vaginal.

3. Mantén la presión durante cinco respiraciones profundas. Luego, gira el pulgar a la derecha, hacia las nueve en punto, y repite; y a continuación a la izquierda, hacia las tres en punto, y repite.

4. Presionarás en cada punto del reloj de las tres a las nueve y mantendrás esa presión hasta que el ardor disminuya, lo que puede llevar de treinta a sesenta segundos.

El proceso entero debería alargarse apenas de tres a cinco minutos y repetirse a diario o en días alternos durante las semanas previas al parto. Si realizarlo tú misma no te resulta ni cómodo ni fácil, intenta plantarte con un pie en un taburete, sentarte en el inodoro o en el borde de una bañera o pedir ayuda a tu pareja (que usaría el índice en lugar del pulgar). El lubricante es opcional. Lavarse las manos antes y después, no lo es.

Recuerda respirar hondo mientras llevas a cabo el masaje. Cuando estés dando a luz, el masaje perineal por parte de una enfermera o médico puede resultar útil, aunque no se ha demostrado que tenga los mismos beneficios que el previo al parto. Sin embargo, colocar una compresa tibia sobre el perineo para ablandar la zona justo cuando la cabeza del bebé está coronando puede ayudar a prevenir desgarros graves.

Cuando di a luz a mi hijo, sentí una fuerte necesidad de empujar durante una contracción justo cuando su cabeza salía de mi vagina. Entre las dos últimas contracciones, las enfermeras me indicaron que respirara pero que no empujara porque querían que la cabeza me estirara. En la siguiente contracción, salió. De verdad creo que la preparación perineal me salvó de un desgarro, pues no tuve que sacarlo disparado haciendo fuerza.

Estíralo

El suelo pélvico actúa como una hamaca que sostiene los órganos pélvicos, lo que incluye al bebé que crece en tu útero durante todo el embarazo. Fortalecer los músculos del suelo pélvico durante la gestación contribuye a evitar que esta hamaca se estire demasiado. Pero a medida que se acerca la fecha prevista, estirar el suelo pélvico y liberar la tensión en las caderas y los muslos te ayuda a prepararte. La mejor posición para relajar los músculos del suelo pélvico es en cuclillas. Cuando las mujeres dan a luz, a menudo se ponen en cuclillas o se acuestan de espaldas con las rodillas levantadas. (Recuerda que la mejor posición para defecar también es en cuclillas, porque relaja el suelo pélvico). Para prepararte para el trabajo de parto y el alumbramiento distendiendo las caderas, te recomiendo una rutina matutina y vespertina de los estiramientos siguientes. Encontrarás las descripciones en el capítulo 2, dentro del protocolo de relajación del suelo pélvico.

- Postura del niño
- Postura gato-vaca
- Estiramiento de rodilla al pecho tumbada de costado
- Estiramiento del número cuatro sentada
- Estiramiento de sentadilla profunda

Ponte en movimiento

Según el manual de fisioterapia pélvica, el movimiento es el mejor lubricante. El movimiento regular durante el parto puede ayudar a aliviar el dolor, ensanchar y expandir la pelvis y facilitar que el bebé descienda por el canal de parto. El movimiento puede contribuir asimismo a que el trabajo de parto progrese, y determinados gestos favorecerán el alargamiento y la relajación de los músculos del suelo pélvico necesarios. Tanto si vas a dar a luz en casa como en un hospital o en cualquier otro lugar, te recomiendo que hables con anticipación con tu médico sobre cómo podrás moverte y lo que tendrás disponible durante el trabajo de parto.

Todos los estiramientos que has estado practicando durante el embarazo y que ya hemos mencionado son excelentes para el trabajo de parto y te vendrán muy bien en el proceso. Además, puedes caminar, dar zancadas, rebotar con suavidad sobre una pelota, gatear o balancear las caderas en círculos o de lado a lado.

Si recibes la epidural para aliviar el dolor o te encuentras confinada en una cama de hospital, es probable que estés conectada a distintos monitores, lo que limita tu capacidad para caminar o cambiar de posición. Si te encuentras en esta situación, intenta cambiar de postura cada treinta minutos. Puede resultarte muy útil un tipo de pelota en forma de cacahuete que a menudo tienen en los hospitales (también puedes llevar la tuya). Colócatela debajo de las rodillas mientras estás acostada boca arriba, o entre ellas cuando te tumbes de costado, con una pierna estirada para proporcionar apoyo a la otra. Esto puede contribuir a ensanchar la pelvis durante el proceso de parto.

Prepárate para empujar

Hace poco, una paciente me enseñó un vídeo de su clase de preparación para el parto en el hospital, en el que una enfermera ofrecía una presentación sobre qué esperar durante el parto. La enfermera dijo: «Debes tener los músculos del suelo pélvico realmente fuertes para empujar con mucha fuerza y sacar al bebé. Así que practica los kegels ya».

Esto es incorrecto al cien por cien. Para empezar (y lo he mencionado en más de una ocasión a lo largo del libro), **los músculos del suelo pélvico no empujan al bebé**; es el útero el que lo hace. Aunque es beneficioso durante el embarazo que la musculatura del suelo pélvico esté fuerte, debe ser flexible y capaz de relajarse para un parto vaginal. No necesitamos que empuje al bebé; necesitamos que no se interponga.

Antes de saltar al campo para el gran partido, debes entrenar. En el caso del parto, entrenar significa aprender a empujar antes de dar a luz (cuando podrías verte en una habitación muy iluminada, incómoda, posiblemente medicada y rodeada de profesionales médicos pendientes de tus partes íntimas). Aprender a empujar te ayudará a prepararte para el gran día y también a descubrir cómo prefieres hacerlo. Practicar con antelación te permite probar diferentes posiciones para averiguar cuál podría ser la más cómoda para ti, de modo que cuentes con tus estrategias llegado el momento.

Existe una gran controversia y discrepancia entre los profesionales médicos sobre las mejores formas de empujar. Los fisioterapeutas del suelo pélvico, yo entre ellos, podemos enseñarte a espirar y respirar durante las contracciones uterinas, mientras que las enfermeras de parto y alumbramiento es posible que te indiquen que contengas la respiración y empujes con todas tus fuerzas durante diez segundos.

Haz lo que te parezca más natural y efectivo, lo cual, de hecho, puede variar y cambiar a medida que pasan los minutos, incluso las horas. Es normal empezar de una manera y luego querer probar de otra. Practica con un espejo y observa cómo tu perineo se relaja y sobresale al empujarlo. Literalmente, verás lo que podría resultarte más efectivo. Y, al igual que con el movimiento, habla con tu médico sobre tus opciones y preferencias de pujo.

Pujo pasivo

Una vez que el cérvix alcanza los diez centímetros, comienza oficialmente la segunda fase del parto y se te animará a empezar a empujar. El pujo pasivo (también conocido como «descenso fetal pasivo») es el proceso de no empujar de forma activa de inmediato, sino esperar un lapso de tiempo, normalmente entre una y dos horas, para descansar mientras el bebé desciende por el canal de parto. La ventaja del pujo pasivo es que pasas menos tiempo empujando, lo que a su vez conlleva menos presión sobre tu suelo pélvico. Esto puede disminuir la probabilidad de desgarro perineal y la necesidad de instrumental como fórceps o ventosas, que pueden provocar lesiones en el suelo pélvico.

Sin embargo, algunos estudios recientes han demostrado que una segunda etapa del parto más prolongada puede alterar los niveles de oxígeno en la sangre de los bebés e incrementar el riesgo de infección. Tras estos hallazgos, el Colegio Americano de Obstetras y Ginecólogos ya no recomienda el periodo de pujo pasivo. Como fisioterapeuta, mi postura sobre el pujo pasivo es neutral. Si tu profesional de la salud lo recomienda, y confías mucho en él y te parece correcto, o necesitas un descanso, esperar de treinta minutos a una hora antes de empezar a empujar puede darte algo de tiempo para descansar. Pero si se te anima a empujar al completarse la dilatación, adelante, empieza cuando se produzcan las contracciones uterinas.

Habla con el personal médico antes del parto para saber qué esperar y cuáles son tus opciones. Si te anestesian con epidural, es probable que te animen a empezar a empujar de inmediato.

Pujo espontáneo

Cuando estás empujando, por lo general, tu equipo de parto y alumbramiento te «dirige» y te explica cómo hacerlo. El patrón típico consiste en decirte que contengas la respiración y empujes todo lo fuerte que puedas durante diez segundos. La alternativa a esto es el pujo «no dirigido» o espontáneo, lo que significa que empujas cuando sientes la necesidad y de la manera que te resulte más natural y cómoda. Puedes respirar o contener la respiración. La investigación muestra que la segunda etapa del parto es ligeramente más breve (unos trece minutos menos) con el pujo dirigido, pero no suele presentar otras ventajas para ti, para tu suelo pélvico ni para el bebé. Sin embargo, cuando el profesional de la salud no está en sintonía con la madre, el pujo dirigido a veces puede tener efectos secundarios, como problemas con la función de la vejiga, aumento de la incontinencia y disminución del soporte del suelo pélvico después del parto.

Por esta razón, a mí no me convence. Entiendo perfectamente el deseo de tu equipo de parto de querer dirigirte para que nazca el bebé, pero, dado que no hay ventajas probadas para ti o el bebé, y sí existen muchos efectos negativos potenciales en tu suelo pélvico, estoy a favor del pujo espontáneo. Respira y empuja cuando sientas la necesidad o tengas contracciones uterinas visibles en el monitor. Una cosa que debes tener en cuenta: si te han puesto la epidural, la sensación de las contracciones será mínima y es posible que ni siquiera tengas contracciones fuertes o ganas de empujar. En ese caso, un monitor que muestre cuándo se producen las contracciones uterinas puede guiarte para saber cuándo empujar. Si decides ponerte la epidural, sugiero que se mantenga a un nivel de intensidad más bajo, de manera que aún notes la presión en la vagina (o en el ano, como en mi caso) durante las contracciones.

Evita el pujo púrpura

Una creencia muy generalizada es que contener la respiración te proporciona más fuerza para empujar, por lo que no es raro que el personal en la sala de partos instruya a las mujeres a hacer lo que llamamos «pujo púrpura», que equivale a contener la respiración al empujar. Como resultado, la piel de algunas mujeres puede volverse púrpura o azul. También se le llama «maniobra de Valsalva» o pujo con glotis cerrada.

Contener la respiración mientras empujas ejerce una fuerza excesiva sobre tu suelo pélvico. Algunas madres pueden empujar hasta tres horas. El pujo púrpura no solo te dejará agotada, sino que a veces estira y debilita el suelo pélvico, lo que conlleva un mayor riesgo de incontinencia y prolapso tras el parto. Además, contener la respiración puede hacer que el suelo pélvico se contraiga cuando lo que quieres es que se alargue y se relaje. Y los estudios no han mostrado ningún beneficio de esta práctica para los bebés o las madres. Como fisioterapeuta pélvica, no soy partidaria.

Hay muchas maneras de respirar en tu gran día. Te animo a elegir el método que mejor te funcione a ti, y puede variar a lo largo de la etapa de pujo. Por ejemplo, muchas madres respiran con fuerza o emiten sonidos al empujar, pero, cuando el bebé está coronando, encuentran que contener la respiración para empujar al final resulta de lo más útil. La conclusión es que tienes opciones.

Posición tradicional de pujo

Durante la fase de pujo, la mayoría de las madres se tumban boca arriba con los pies en estribos o las rodillas hacia el pecho. Si bien esta posición contribuye a alargar el suelo pélvico y proporciona un acceso claro y visible a la abertura vaginal durante el parto, la capacidad de la pelvis para abrirse y ensancharse es limitada. Con o sin epidural, también tienes la opción de tumbarte de lado, lo que puede ayudar al bebé a ajustar su posición dentro de la pelvis, aliviar el dolor de espalda y ofrecer una postura diferente para empujar si el bebé no está saliendo. En algunas situaciones, sujetada por otra persona, incluso puedes colocarte a cuatro patas, otra forma de favorecer la movilidad y el movimiento pélvico.

Antes del parto, te animo a que cojas un espejo o te lleves la mano sobre el perineo (el área entre la vagina y el ano) y practiques el pujo en distintas posiciones. Túmbate de espaldas con las rodillas relajadas y bien abiertas. Acuéstate de lado con una rodilla pegada al pecho. Ponte en cuadrupedia o en cuclillas en el suelo. Con el espejo situado de tal modo que alcances a ver tu perineo, practica empujar en cada una de estas posiciones y comprueba si una posición te resulta más cómoda o te ayuda a alargar el suelo pélvico y a que el perineo sobresalga más. Practica conteniendo la respiración y espirando, y fíjate qué posición te produce mejores sensaciones. Esta información te ayudará a saber qué te funciona mejor para pujar.

Si debes permanecer en la cama en una posición de parto bastante tradicional, te sugiero que te tumbes de lado. Esta es, con diferencia, mi posición favorita para que las madres den a luz. Es fácil de adoptar con la epidural, permite que la pelvis se ensanche durante el coronamiento y minimiza la gravedad de los desgarros perineales porque los músculos del suelo pélvico no se estiran al máximo. Un estribo, una pareja, una doula o una enfermera pueden sujetarte la pierna superior flexionada hacia el pecho mientras estás tumbada de costado.

¿Meterme en la bañera con agua tibia durante el parto ayuda a mi suelo pélvico?

Muchas embarazadas buscan estrategias que las ayuden a mantenerse relajadas y manejar el dolor durante el parto, y sumergirse en la bañera o una piscina de parto es una de ellas. El calor en una bañera no solo puede constituir una forma efectiva de manejar el dolor durante el parto, sino que también favorece la relajación de los músculos del suelo pélvico. Algunos estudios muestran que el trabajo de parto se reduce unos treinta minutos y se administra menos anestesia epidural a las madres que dan a luz en el agua. Puedes acostarte de espaldas o de lado, o incluso ponerte a cuatro patas o en la postura del niño, dependiendo del tamaño de la bañera. Sin embargo, el Colegio Americano de Obstetras y Ginecólogos recomienda esta práctica solo durante la primera etapa del trabajo de parto para madres que dan a luz entre las treinta y siete y las cuarenta y dos semanas de embarazo sin complicaciones. La inmersión en agua durante la segunda etapa de pujo del trabajo de parto y el alumbramiento en una bañera no se recomiendan debido al mayor riesgo de infección o de inhalación de agua en los pulmones, o de lesión por el cordón umbilical al sacar al bebé del agua. Habla con tu médico sobre esta opción para la primera etapa del trabajo de parto. Hay otras condiciones, como la iluminación tenue en la habitación, la música relajante, la aromaterapia o el uso de aceites esenciales, y limitar las visitas durante el trabajo de parto, que pueden contribuir a crear un ambiente tranquilo y relajante para optimizar tu relajación y la de tu suelo pélvico.

Mis principales consejos para pujar

En síntesis, lo ideal es que no te induzcan el parto a menos que sea médicamente necesario, para que tengas libertad para moverte, al menos durante la primera fase del trabajo de parto, cuando aún estás dilatando hasta los seis centímetros. Después, la mayoría de las mujeres optarán por el alivio del dolor mediante anestesia epidural, momento a partir del cual es probable que permanezcan en la cama. De ser el caso, aquí tienes el plan para el suelo pélvico que resume todo lo anterior para el trabajo de parto y el nacimiento:

- Cambia de posición cada treinta minutos. Puedes utilizar una pelota en forma de cacahuete, una pelota de parto y almohadas para cambiar de posición, mantener la movilidad de la pelvis y proporcionar espacio para la expansión. Si no estás progresando o no te sientes cómoda boca arriba, gírate de lado. De nuevo, la posición más efectiva para empujar suele ser la que tú encuentres adecuada.

- Espera para empujar hasta que hayas dilatado diez centímetros. Puedes solicitar el pujo pasivo si lo deseas o si necesitas un descanso.
- Empuja durante las contracciones uterinas. En un entorno hospitalario, es probable que te guíen, pero empujar cuando sientes una contracción, notas presión en el trasero o ves las contracciones en el monitor hará que los pujos sean más efectivos.
- Espira al empujar si deseas hacerlo. No tienes que contener la respiración si no te resulta efectivo.
- Siéntete libre de emitir sonidos al empujar. Puedes gemir, gruñir, resoplar o tararear, todo lo cual favorece la apertura de la garganta en lugar de contener por completo la respiración.
- Se ha demostrado que el uso de una compresa tibia en el perineo y dar a luz tumbada de lado disminuyen el riesgo de desgarros perineales graves.
- Cuando la cabeza del bebé esté coronando, permite que te estire la abertura vaginal entre contracciones hasta que comiences a empujar de nuevo con la contracción siguiente.

Prepara la mente

Como ya he explicado antes, tu mente está conectada con tu cuerpo, tu suelo pélvico y el parto. Recuerdo a una amiga que me contó que estaba pariendo en casa y había dilatado ocho centímetros. Entonces le sonó el móvil a su marido, que contestó. Cuando mi amiga oyó la voz de su suegra al otro lado de la línea, su cérvix se cerró de nuevo a cuatro centímetros. Yo también sabía, al acercarme al parto, que quería un ambiente lo más tranquilo y silencioso posible, por eso mi marido no llamó a ninguno de mis familiares hasta después de que naciera mi hijo. Sabía que mi mente necesitaba estar donde debía, concentrada en mi cuerpo, la respiración y las contracciones. A medida que se acerca la fecha prevista de parto, tómate un tiempo para preparar tu mente. Puedes hacerlo, por ejemplo, escuchando grabaciones de relajación o meditación, llevando un diario, haciendo yoga suave o incluso trabajando con un terapeuta. La conexión entre la mente y el cuerpo es fuerte e innegable, y debemos ocuparnos de la una para influir en el otro.

Prepara tu kit de cuidado posparto antes del parto

Nada como salir corriendo a las tantas a comprar compresas y ablandadores de heces después de tener un bebé. Una de las mejores cosas que puedes hacer antes del parto es prepararte para después, del mismo modo que te preparas para el cuidado del bebé comprando toallitas y crema para el culito. Conseguir lo que vas a necesitar para tu propio cuidado es igual de importante.

Compresas y salvaslips. Tu útero continúa contrayéndose en las semanas siguientes al parto, lo que provoca sangrado entre las cuatro y las seis primeras semanas, o incluso más, después de un parto vaginal o cesárea. Elige compresas y salvaslips orgánicos sin blanquear y cámbialos con frecuencia durante el posparto. Puedes colocar la compresa o el salvaslip dentro de las bragas desechables (o pañal) que te proporcionarán en el hospital (también puedes pedirlos para casa). Haz la transición a la ropa interior grande y elástica a medida que el flujo de sangre disminuya de manera gradual.

Bragas de compresión. Las he mencionado para el embarazo, y también soy fan de ellas para el cuidado posparto. Las bragas de compresión elevan de abajo hacia arriba para brindar soporte a la ingle, la vulva y el abdomen cuando el suelo pélvico y el core están agotados después del parto. Algunas mujeres usan «fajas reductoras» que aprietan la parte media de la cintura, pero estas ejercen presión hacia abajo sobre tu vulnerable y debilitado suelo pélvico, lo cual no es bueno. Recomiendo usar bragas de compresión inmediatamente después del parto sobre las compresas y la ropa interior (también son excelentes para sujetar compresas frías sobre una cicatriz de cesárea o la vulva), pero no es necesario utilizarlas por la noche para dormir. Continúa poniéndotelas a diario durante entre cuatro y seis semanas mientras disminuye la hinchazón y empiezas a caminar y a moverte más y vas recuperando un poco de fuerza en el suelo pélvico.

Compresas frías. El hielo es tu amigo inmediatamente después del parto. Disminuye la hinchazón y la inflamación, que se producen tanto si hay desgarro como si no, y ayuda a aliviar el dolor. Compra con antelación compresas frías específicas para el perineo o para la incisión abdominal baja de la cesárea. Pueden colocarse directamente sobre la piel o sobre una compresa o ropa interior. Póntelas sobre la vulva después de un parto vaginal o sobre la cicatriz si has tenido una cesárea. Llévalas entre los tres y los cinco primeros días después de dar a luz, durante veinte minutos, de tres a cinco veces al día.

Apoyo para orinar y defecar. Toma ablandadores de heces desde el primer día después del parto para mantener las heces blandas y fáciles de eliminar mientras te recuperas ahí abajo. Además, una botella perineal para lavarte tras orinar y defecar supondrá un alivio para que no tengas que limpiarte de manera agresiva. También puedes usar toallitas de hamamelis para limpiarte o calmar los tejidos en proceso de curación y las hemorroides, y no olvides el taburete de inodoro (espero que a estas alturas ya sepas por qué).

Protocolo de preparación para el parto por cesárea

Más del 30 % de los partos en Estados Unidos son por cesárea, la cirugía más habitual en el país. Este porcentaje ha aumentado de manera constante desde los años noventa, en parte porque la mayoría de las cesáreas son partos primerizos, y muchas mujeres se someten a una cesárea de repetición en futuros partos, lo que incrementa aún más ese porcentaje.

Si tienes la certeza de que vas a parir por cesárea, sigue todos los pasos del protocolo principal de las páginas anteriores, pero aquí tienes algunas recomendaciones especiales que debes tener en cuenta. En este caso, la preparación no incluirá la práctica del pujo como en la preparación para el parto vaginal, pero sí ejercicios para liberar la tensión de la cadera, estiramientos para mejorar la postura y la movilidad de la cicatriz y preparación para la recuperación posparto.

Alarga y fortalece

Aunque se hace menos hincapié en el alargamiento del suelo pélvico durante la preparación para la cesárea, acumular tensión en las caderas, los muslos y la espalda durante el embarazo y el parto puede dificultar la recuperación. Concéntrate en alargar los lados de la pared abdominal y liberar la tensión en el cuello y la espalda, lo que te permitirá una postura y movilidad óptimas en el posparto. Los detalles para realizar estos ejercicios los encontrarás en los protocolos de fortalecimiento y relajación del capítulo 2.

- Enhebrar la aguja
- Postura gato-vaca
- Perro boca abajo modificado
- *Bird dog* modificado

Cambia de postura

Duerme con una almohada debajo de la cintura y la barriga para ayudar a estirar la pared abdominal lateral y evitar que un lado del abdomen se tense y se contraiga. Alterna el lado en el que cruzas las piernas al sentarte. Estas modificaciones evitan que el suelo pélvico y los músculos del core se tensen, contraigan o pierdan la simetría en exceso. Evita meter el trasero cuando estés de pie para mantener una activación óptima del core y los glúteos, esencial para la recuperación después de una cesárea. Las embarazadas son conocidas por esta postura debido a que intentan equilibrar el peso del bebé por delante, pero esto contrae la parte inferior del abdomen, que necesita estirarse y alargarse para ayudarte a mantenerte erguida después de la cirugía.

Artículos adicionales para el cuidado tras el parto por cesárea

Una cesárea requiere todo lo mencionado en el kit de cuidado para el parto vaginal, con el añadido de algunos artículos más.

Almohada pequeña. Las primeras semanas después de la cirugía, la incisión de la cicatriz estará sensible, y actividades tan simples como viajar en coche, empujar para hacer caca y dar de mamar pueden causar dolor e incomodidad. Ten a mano una almohada pequeña, del tamaño de un cojín de sofá, de entre treinta y cuarenta centímetros, o bien uno de los peluches de la colección de tu niño. Mientras viajas en coche con el cinturón de seguridad puesto o amamantas al bebé, coloca la almohada por encima de la ropa donde tienes la incisión abdominal para proporcionarle protección adicional mientras se cura. Si tienes un acceso de tos o estornudos, pon la almohada sobre esa misma zona y aplica una presión suave contra ella cada vez que toses o estornudas para evitar un aumento de la presión intraabdominal que pueda causar lesiones o abrir la incisión.

Ropa interior suave. De nuevo, la incisión estará sensible, y la ropa interior de embarazo vieja y áspera quizá no sea lo que tu cuerpo necesite o tolere. Además, necesitarás algo para sujetar las compresas. Ten un par de bragas suaves. Hay muchas fabricadas específicamente para la recuperación de la cesárea que cubren la incisión y pueden ofrecer una capa de protección suave debajo de la ropa áspera.

Soporte abdominal. Después de cualquier cirugía abdominal notarás los músculos del abdomen débiles, y les costará sostenerte. Es normal, aunque no deja de suponer un desafío para una madre que aun así tiene que cuidar de un recién nacido. Te vendrá bien una faja abdominal suave que te envuelva y te sujete las caderas bajas y el abdomen. Algunos hospitales la proporcionan, pero también puedes comprar una con antelación para tenerla a mano. No debe tener corchetes o cierres de ningún tipo, sino que debe cerrarse con una tira de velcro y ser lo bastante blanda para llevarla todo el día. No es necesaria por la noche mientras duermes.

El renacimiento del nacimiento

Tanto si eres una persona que piensa y planifica y quiere prepararse al máximo para la experiencia desconocida que es el parto como si has pasado por un parto complicado o incluso traumático y quieres que sea diferente la próxima vez, tus objetivos serán los de todo el mundo: un bebé sano y una madre sana, tanto física como emocionalmente, tras el parto. Tienes todo el derecho a sentirte cómoda, segura y apoyada en tu experiencia de parto, y a esperar una nueva etapa después sin dolor, pérdidas ni lamentos siquiera.

Cuando mi paciente Angelina estaba embarazada de su primer hijo pensó que seguiría las indicaciones de su médico. Tenía treinta y ocho años, y el médico le recomendó la inducción del parto a las treinta y nueve semanas de gestación. (Una vez que cumples treinta y cinco años, la comunidad médica es más propensa a considerar tu embarazo de «alto riesgo» y a recomendar intervenciones).

Pasó por la típica secuencia de acontecimientos de la inducción, luego la epidural y luego la oxitocina porque el trabajo de parto no progresaba lo bastante rápido. Finalmente logró una dilatación de diez centímetros. En este punto le indicaron que empujara conteniendo la respiración y tumbada de espaldas, lo cual duró horas. Agotada y derrotada, su médico le dijo entonces que esperarían treinta minutos más antes de realizarle una cesárea. Angelina estaba decidida a que ese bebé saliera. Así que empujó con todas sus fuerzas. Y finalmente salió. Pero la experiencia había sido tan dura y agresiva que se desgarró desde la vagina hasta el ano. Aseguró que se sintió aliviada de no terminar en una cesárea después del trabajo de parto, pero también dijo que su recuperación fue traumática. No pudo sentarse durante semanas y tuvo dolor al defecar y al tener relaciones sexuales durante meses. Como puedes imaginar, quería un parto diferente con su segundo embarazo.

Angelina llegó a mi clínica a las treinta y siete semanas de su segundo embarazo y dijo que quería prepararse para el parto. Ella y yo sabíamos que probablemente tendríamos dos semanas, como mucho, para preparar su cuerpo, así que nos pusimos manos a la obra. Trabajé con ella para abordar el dolor de cadera que sufría desde el primer parto. Luego le enseñé el masaje perineal, cómo abultar y empujar en diferentes posiciones, y una rutina de estiramientos diarios para las últimas semanas de gestación. Angelina me visitó tres veces antes del parto.

Se puso de parto espontáneamente un día antes de la inducción que tenía programada y dijo que el parto fue increíblemente fácil. Empujó durante treinta minutos y no sufrió desgarros perineales. Este es el tipo de parto del que me gustaría que la gente oyera hablar más, porque sé que es posible. Cuando Angelina acudió a su visita de fisioterapia de suelo pélvico posparto, expresó lo agradecida que estaba de haberse preparado con antelación esta vez. Y lo empoderada que se sintió durante el parto. Fue una experiencia radicalmente distinta y sanadora para ella.

Nuestro sistema médico en torno al nacimiento necesita un renacimiento. Debería centrarse en las necesidades de la madre y de su cuerpo, además de en las necesidades del bebé. Así es como lo veo yo: el parto, sin duda, gira en torno al nacimiento de un bebé. Pero también se trata del nacimiento de una madre, la cual merece sentirse fuerte y capaz en lugar de rota y confundida. Y con los métodos y consejos anteriores, junto con un equipo médico sólido y de apoyo, espero que, madre a madre, podamos avanzar hacia eso.

9
La fiesta posparto

Me planté en la ducha y dejé que el agua tibia me resbalara por el cuerpo. Acababa de pasar por la experiencia física más transformadora de mi vida: el nacimiento de mi hijo. Me había preparado durante meses, escuchando grabaciones de hipnoparto en baños tibios, realizando estiramientos para relajar el suelo pélvico mañana y tarde, y sacando tiempo para que mi marido me hiciera masajes perineales. Y, tras nueve meses de embarazo, horas de trabajo de parto y un parto vaginal intenso y rápido, me apoyé contra la pared de la ducha de la sala de partos y suspiré.

Unos minutos antes, una enfermera había entrado en el baño y me había informado de que estaban listos para trasladarme a mi habitación, en otra planta, pero primero tenía que orinar. Respiré hondo varias veces mientras me recostaba en la pared de la ducha, tratando de guiar a los músculos de mi suelo pélvico para que se relajaran de manera que pudiera iniciar el flujo de orina. Todos esos años instruyendo a otras mujeres sobre cómo orinar estaban resultando útiles: «Respira profunda y pausadamente, no hagas fuerza, sé paciente, permite que tu suelo pélvico se relaje para iniciar el flujo». Momentos después del parto ya estaba guiando a mi suelo pélvico para que funcionara.

Funcionó. Finalmente, el flujo comenzó. Y tras ese dulce alivio, me llevaron en silla de ruedas a la habitación del hospital donde acamparíamos mi bebé, mi marido y yo. Durante los días siguientes implementé más técnicas y estrategias que, como fisioterapeuta del suelo pélvico, sabía que me ayudarían en los primeros días de la recuperación posparto:

- Aplicarme hielo en la vulva para calmar la hinchazón y el dolor
- Espirar al levantar al bebé de la cuna
- Caminar por los pasillos del hospital para promover el flujo sanguíneo
- Rodar e impulsarme con los brazos (en lugar de los abdominales) para levantarme de la cama
- ¡Y tomar los ablandadores de heces!

Me sentí agradecida por mi formación y experiencia durante ese momento vulnerable para mi suelo pélvico. Y mientras acariciaba la cabecita de mi dulce recién nacido, pensé muchas veces que toda mujer necesita estas mismas estrategias después de dar a luz. El posparto puede ser, por supuesto, un momento muy alegre, pero también bastante doloroso.

A cada instante hay millones de mujeres que se encuentran en la «niebla» del posparto. Cada año, en Estados Unidos nacen más de tres millones y medio de bebés, y hasta el 90 % de las mujeres que dan a luz por vía vaginal sufren desgarro perineal, una laceración que puede extenderse a los músculos del suelo pélvico y hasta el recto. Todas estas mujeres necesitan apoyo posparto. Y, sin embargo, la única instrucción sobre mi vagina que recibí en el hospital, votado como el mejor lugar para dar a luz en la ciudad de Dallas, fue: «Avísame si tienes un coágulo de sangre más grande que una pelota de golf». Nadie me orientó acerca de cómo moverme, levantarme, curarme, orinar, defecar o manejar el dolor. Y no recibí absolutamente ningún plan de cuidado del suelo pélvico al regresar a casa.

Mientras estaba sentada en el inodoro, intentando defecar por primera vez tras el parto (usé el cubo de basura del hospital puesto de lado como taburete improvisado para apoyar los pies), pensé que tenía que haber una forma mejor. Toda madre merece saber cómo cuidar su cuerpo y su suelo pélvico después del parto. Precisa formación sobre el modo de realizar las funciones cotidianas simples como orinar, defecar y levantar objetos después de que su suelo pélvico y su pared abdominal hayan pasado por una experiencia tan exigente. Merece ayuda durante la recuperación a largo plazo, orientación para fortalecer el cuerpo, un protocolo para volver al sexo y al ejercicio, y un cuidado después del nacimiento del bebé que esté más en línea con los controles programados y frecuentes que se hacen antes del nacimiento.

Si hay algo que quiero que extraigas de este capítulo es que los cambios en la salud pélvica que comúnmente se producen en el posparto, como las pérdidas de orina, el estreñimiento, las hemorroides, el dolor durante las relaciones sexuales, la sensibilidad de la cicatriz de la cesárea o el prolapso de órganos pélvicos, no son normales. Tu cuerpo no está roto; es el sistema médico el que está fracturado. Y todo lo que contiene este capítulo (y este libro) tiene por objeto mostrarte lo que puedes hacer. Puedes mejorar e incluso prevenir los cambios habituales en el suelo pélvico que se producen después del parto y se alargan durante años y décadas. Los dos mil millones de madres de todo el mundo necesitan saber cómo cuidar su suelo pélvico en el posparto.

Históricamente, las mujeres vivían en comunidades más cercanas, con su familia, y después de dar a luz, los padres, las parientes y otras mujeres ayudaban a cuidar a la madre y al recién nacido. Es la norma en muchos otros países que los miembros de la familia y la comunidad ayuden con las tareas del hogar, la cocina y el cuidado de los niños para dar a una nueva madre la oportunidad de descansar y recuperarse. En la cultura china, las nuevas madres hacen lo que se llama «sentarse el mes», que es recibir la atención de otros miembros de la familia para que sus «huesos sueltos» vuelvan a la normalidad. En la cultura mexicana, las mujeres descansan cuarenta días durante un periodo que denominan «cuarentena». Las mujeres musulmanas también observan un tiempo de descanso de cuarenta días. Y en la cultura japonesa, las mujeres son cuidadas por su madre hasta aproximadamente ocho semanas después del parto. Muchos países y culturas apoyan el cuidado de una nueva madre entre tres y cinco meses después del parto.

Y hay más: en algunos países se anima a las mujeres a abstenerse de las relaciones sexuales durante hasta cien días para permitir una curación adecuada. En Estados Unidos se aconseja a las mujeres que se tomen un descanso estándar de seis semanas. A pesar de estas variaciones y diferencias entre culturas, el hilo conductor es que la madre recibe los cuidados que daría una madre. Se hace hincapié no solo en cuidar, proteger y alimentar al recién nacido, sino también en restaurar la salud de la madre, lo que a su vez da tiempo a su cuerpo y a su suelo pélvico para sanar.

En Estados Unidos, las mujeres no tienen garantizado ni un solo día de baja remunerada por maternidad y, dado que es probable que vivan lejos de la familia que puede brindar apoyo, se ven obligadas a retomar las tareas domésticas o el trabajo mucho antes de que su cuerpo haya sanado. Si bien el cuidado posparto de la doula puede ayudar a cubrir esta necesidad en Estados Unidos, dicho cuidado lo paga la madre, y no es asequible para muchas personas. Con la baja parental no remunerada, el alto costo del cuidado infantil y la falta de apoyo familiar y comunitario, el peso de cuidar a un recién nacido recae en la madre, que se está recuperando de diez meses de embarazo y parto.

La atención médica estándar en Estados Unidos consiste únicamente en una visita posparto a las seis semanas con un obstetra (quizá algunas más con una matrona), que por lo general consiste en un breve examen físico, una evaluación psicológica, una conversación sobre anticonceptivos y la autorización para retomar el sexo y el ejercicio. Aparte de este chequeo a las seis semanas, la madre no recibe ninguna otra atención médica planificada tras salir del hospital o centro de maternidad. Alucina. Algunos estudios demuestran que, seis semanas después de un parto vaginal, la fuerza del suelo pélvico se ha reducido en un 54 %, y la resistencia, en un 53 %. En otras palabras, cuando «se aprueba» que una mujer vuelva a la actividad física intensa tras dar a luz, su suelo pélvico funciona a menos del 50 %.

Hay otros aspectos de la asistencia posparto que también deben cambiar: desde el apoyo a la lactancia, hasta el coste del cuidado infantil y la falta de bajas laborales remuneradas y no remuneradas (en Estados Unidos, una de cada cuatro mujeres regresa al trabajo en las dos semanas posteriores al parto, aduciendo motivos económicos). Cada una de estas cosas merece atención, pero yo me centro en la rehabilitación del suelo pélvico y del core. Si estás leyendo esto, es posible que te hayan enviado de vuelta al mundo para ocuparte de tu recién nacido, y quizá de otros hijos también, o que vayas a regresar a la vida laboral, pero has recibido muy poca orientación, si es que has recibido alguna, sobre cómo cuidar de tu cuerpo. Estas circunstancias ponen en riesgo tu salud pélvica a largo plazo.

La fisioterapia del suelo pélvico posparto debe ser el modelo de atención para las mujeres, porque el embarazo, el parto y la vida moderna de una madre pueden causar estragos en las partes bajas. Hasta que llegue ese día, sigue las pautas de este capítulo. Comencemos por conocer el suelo pélvico en el posparto.

Cómo interactúan el suelo pélvico y el posparto

Inmediatamente después de un parto vaginal o por cesárea, el estrógeno y la progesterona (hormonas muy elevadas durante la gestación) se desploman, mientras que la oxitocina y la prolactina aumentan de manera drástica. La oxitocina hace que el útero se contraiga, sane y recupere el tamaño previo al embarazo. Estas contracciones uterinas, también conocidas como «entuertos», pueden verse desencadenadas por la lactancia materna y causar sangrado vaginal posparto, llamado «loquios». Así que, independientemente de si pariste por vía vaginal o por cesárea, presentarás sangrado vaginal durante entre cuatro y seis semanas. Los entuertos pueden ser muy intensos, tanto que, en mi caso, tras un parto no medicalizado en absoluto, fueron estas contracciones las que me llevaron a suplicar analgésicos.

La prolactina también se dispara los primeros días después del parto con el objetivo de aumentar la producción de leche materna, lo que a su vez hace que desciendan los niveles de estrógeno. Con el tiempo, los niveles bajos de estrógeno contribuyen a la sequedad vaginal, al picor vulvar, a la baja libido y a la disminución de la lubricación vaginal y del tono muscular del suelo pélvico. De modo que tu suelo permanece en un estado vulnerable mucho después del parto, mientras continúas produciendo leche materna. Este descenso del estrógeno no es, de ninguna manera, razón para dejar de amamantar a menos que ya lo hubieras decidido, pero sí arroja luz sobre cómo el proceso de curación y recuperación del suelo pélvico persiste mucho más allá de la marca de las seis semanas.

La mayoría de las mujeres que dan a luz experimentarán un desgarro perineal durante el parto vaginal, que puede ser tan pequeño como un corte diminuto en los labios o una lesión considerable, como un desgarro significativo en los músculos del suelo pélvico que se extienda hasta el esfínter anal y el recto. ¡Ay! Además, las madres que paren por cesárea presentarán una incisión en la parte baja del abdomen, por lo general horizontal, justo encima del hueso púbico. Estas heridas pasarán por una fase de curación que puede durar entre tres semanas y un año. Así que, aunque la atención médica «posparto» cesa al cabo de seis semanas (y se espera que la mayoría de las mujeres trabajadoras regresen a sus puestos al cabo de doce), nuestro cuerpo sigue sanando un año entero después de dar a luz. Uno de los asuntos más delicados pero fundamentales en lo que se refiere al suelo pélvico y al abdomen es la cicatrización de las heridas.

Una herida de cesárea o perineal tarda un tiempo en curarse. La primera fase de curación, la hemostasia, incluye la formación de un coágulo de sangre para detener el sangrado. La segunda, la fase inflamatoria, se desarrolla durante de tres a cinco días y va provocando calor y enrojecimiento en la zona a medida que las células curativas llegan a la herida. Tras esta fase inflamatoria, y dependiendo de la extensión de la herida, comienza la fase proliferativa, cuando se forman nuevos vasos sanguíneos para llevar el riego sanguíneo a la zona, se deposita nuevo colágeno y se va cerrando la herida. Este es un momento crucial, que lleva de tres a catorce días después del parto. Debido a que la herida aún no está cerrada, la mayoría de las infecciones se producen en estas primeras dos semanas. Un equipo de atención bueno y competente te aconsejará que estés atenta a los signos de infección, como enrojecimiento prolongado, hinchazón, aumento del dolor y olor o supuración de la herida, e informes inmediatamente a tu médico si aparece alguno.

Al cabo de entre diez y catorce días, la herida entra en la última fase de curación, la de remodelación. En este momento, el nuevo tejido se fortalece y continúa depositándose colágeno para crear tejido cicatricial. Esta última fase comienza alrededor de la tercera semana y dura... hasta un año. Una laceración en el suelo pélvico después de un parto vaginal o una incisión en la pared abdominal por cesárea requiere hasta un año de cuidado y atención para prevenir problemas futuros en el suelo pélvico.

En el mejor de los casos, es posible que tu suelo y tus abdominales estén listos para una actividad muy suave al cabo de dos semanas, pero hasta las seis siguen formándose las cicatrices. Y aunque una herida esté curada por completo, en el lugar donde se encuentra se forma tejido cicatricial, el cual es un 20 % más débil y menos elástico que el que existía antes. Debido a que la mayoría de nosotras no lo sabemos, muchas estamos levantando peso y haciendo nuestras cosas como de costumbre tres meses después, lo que dificulta la curación. Nuestro cuerpo no es el mismo; sin embargo, intentamos volver a las mismas actividades previas al embarazo pero con tejidos más débiles. Y puede que no recibamos de inmediato la señal de que estamos causando daño a nuestro cuerpo.

Después del parto, los nervios también necesitan unas vacaciones. El nervio pudendo, que atraviesa el suelo pélvico e inerva los músculos que retienen la orina y las heces y sujetan los órganos pélvicos, puede estirarse muchísimo durante el parto vaginal. Así que, aunque ya no tengas a un bebé de varios kilos sentado sobre la vejiga, la lesión de este nervio conlleva pérdidas urinarias y fecales y una disminución del soporte de los órganos pélvicos. Y dado que el suelo pélvico se conecta con la columna vertebral para sujetar el core, cabe que la lesión del nervio llegue a causar dolor lumbar. La función de este nervio puede regresar de manera gradual después de dos meses, pero, para entonces, muchas mujeres ya han vuelto al trabajo.

Conocí a una madre de gemelos cuyo marido se rompió un dedo y le prescribieron doce semanas de fisioterapia. Tres sesiones de terapia para la mano a la semana durante tres meses. Entretanto, tras el nacimiento de los gemelos, que fue por cesárea de emergencia, a la madre la enviaron a casa con una compresa fría, un poco de ibuprofeno y dos bebés recién nacidos, y le dijeron que fuera a ver a su médico seis semanas más tarde. Si bien la rehabilitación pélvica y la fisioterapia no son (todavía) lo habitual en la atención después de dar a luz, creo que toda madre que ha parido por cesárea te dirá lo dura que fue la recuperación y lo confundida y perdida que es posible que se sintiera.

Una cesárea requiere cortar siete capas de piel, tejido, músculo y órgano. Tras cortar las capas externas de piel, grasa y fascia, los músculos de la pared abdominal se separan por el medio para llegar al peritoneo (el revestimiento interno de la cavidad pélvica) y, finalmente, al útero, donde se alberga el bebé. Una vez que se han extraído el bebé, o los bebés, y la placenta, se sutura el útero, que la mayoría de las veces tiene una incisión vertical de arriba abajo, y a continuación se cierra la pared abdominal, la mayoría de las veces también, con una incisión horizontal llamada «corte biquini» por encima del hueso púbico. En el caso de que no haya complicaciones, la curación de la piel y los músculos lleva tres meses, mientras que la de la incisión uterina puede prolongarse seis meses enteros. Curarse lleva tiempo.

Desde la curación de la herida hasta la recuperación nerviosa, pasando por la fatiga muscular, entre otras cosas, tu suelo pélvico demanda atención después de dar a luz. ¡Y es normal! Pero si no atiendes a sus necesidades, es probable que tengas problemas. A lo largo de los años, sea en la consulta, sea simplemente en torno a unos cócteles, he escuchado decenas de problemas de posparto, todos ellos relacionados con el suelo pélvico.

> «Estaba levantando un cesto lleno de ropa y sentí que se me caía algo en la vagina».
>
> «Mi hija me oprimió el estómago y me tocó la cicatriz de la cesárea. El dolor me hizo ver las estrellas».
>
> «Cada vez que mantengo relaciones sexuales, tengo la sensación de que se me desgarra la vagina».
>
> «Cuando me siento después de estar acostada, parece que me va a salir un balón de fútbol de la barriga».
>
> «Intenté salir a correr un poco por el barrio. Me di media

vuelta antes del final de la manzana porque el pis me resbalaba por la pierna».

«Noto que algo no va bien ahí abajo. Es como si, desde que di a luz, las cosas no estuvieran en su sitio».

Estas son solo algunas de las historias que he escuchado a lo largo de los años. Pero allá va la buena noticia: tanto si has sufrido el problema posparto durante seis meses, unos pocos años o muchas décadas, existen formas de tratarlo. Estas herramientas y técnicas de fisioterapia del suelo pélvico pueden ser muy efectivas.

¿Cuánto debo esperar para volver a quedarme embarazada con el fin de que mi suelo pélvico tenga tiempo suficiente para recuperarse?

A algunas madres les preocupa saber cuánto deben esperar para volver a quedarse embarazadas después de un parto (lo que se denomina «intervalo intergenésico») con objeto de optimizar la salud del suelo pélvico. Algunos estudios muestran que la fuerza del suelo pélvico se recupera en apenas dos meses, pero otros afirman que esperar hasta treinta y seis meses puede disminuir el riesgo de incontinencia urinaria. Son muchos los factores que influyen: si pariste por vía vaginal o por cesárea, la duración de la fase de pujo, el índice de masa corporal y si estás amamantando o lactando, entre otros. Si te haces esta pregunta, te animo a que hables con tu médico para ver si en tu caso es recomendable esperar un tiempo determinado en función de la cicatrización uterina u otros aspectos médicos, y a continuación consideres tus planes familiares.

Tener más de treinta y cinco años incrementa el riesgo de padecer problemas en el suelo pélvico. Lo mismo ocurre con la lactancia. Pero tu fertilidad también varía con el paso del tiempo y, dependiendo de tus objetivos en lo que respecta a la familia, esperar un periodo prolongado puede suponer un inconveniente. Alrededor de un año parece un lapso prudencial. Para entonces la mayoría de las mujeres han reducido de manera significativa la lactancia, los niveles hormonales se han normalizado un poco y ellas pueden descansar más y hacer ejercicio. Si te quedas embarazada antes, algo que les ha ocurrido a muchas de mis pacientes, aún puedes optimizar la salud de tu suelo pélvico con los consejos y la orientación de este libro.

Tu plan de cuidados de las partes bajas

A menudo, el consejo que doy para recuperarse en el posparto a las flamantes madres es «tómatelo con calma y escucha a tu cuerpo». Aunque te parezca una pauta vaga cuando lo que quieres son normas estrictas para curar y proteger tu cuerpo, es importante que tengas en cuenta tus propias necesidades de descanso. No he conocido a ninguna madre cuya recuperación se prolongara demasiado por esperar para retomar el ejercicio y la actividad, pero sí he trabajado con muchas que regresaron demasiado pronto a ejercicios y actividades de alta intensidad y cuyo suelo pélvico sufrió daños a largo plazo. A medida que sigues los consejos que te ofrezco a continuación, los cuales te guiarán desde el primer día después del parto hasta las semanas y meses posteriores, presta atención a tu cuerpo. Si el dolor o el sangrado aumentan, baja el ritmo y contacta con tu médico.

Cómo defecar

Te quedaste embarazada. Gestaste a un bebé. Pasaste por el parto. Ahora... necesitas hacer caca. Muchas mujeres me dicen que la primera deposición después de dar a luz fue más dolorosa incluso que el alumbramiento. Algunas estrategias muy simples pueden hacer mucho menos traumático este acontecimiento.

Hidrátate y toma ablandadores de heces. Después de la pérdida de sangre, de no haber ingerido alimentos ni líquidos durante horas o incluso días, y por los efectos secundarios de los analgésicos, tus heces pueden volverse muy duras e incómodas de eliminar. La hidratación es fundamental, sobre todo si estás dando de mamar o te extraes la leche. Bebe agua suficiente, la necesaria para que tu orina sea casi transparente. Toma ablandadores de heces según las indicaciones durante los primeros días o semanas después del parto. Otras formas de ablandar las heces son los suplementos de citrato o glicinato de magnesio, las ciruelas pasas o el zumo de ciruela, y una dieta rica en frutas y verduras. Si estás tomando ablandadores de heces, redúcelos de manera gradual en lugar de suspenderlos de golpe para dar tiempo a tu cuerpo a adaptarse y evitar que tu colon se atasque de nuevo (pero no dejes de beber agua).

Ayuda a tu suelo pélvico y a tu core. Coloca los pies en un taburete de inodoro o un reposapiés (consulta el capítulo 4 para obtener más detalles sobre la postura para defecar). Después de un parto vaginal, puedes llevarte las yemas de los dedos envueltas en papel higiénico al perineo (el área entre la abertura vaginal y anal) y ejercer una leve presión hacia arriba, en dirección a tu cabeza. Si pariste por cesárea, colócate una toalla doblada o una almohada pequeña, de al menos treinta centímetros de largo, sobre la zona abdominal, donde se encuentra la incisión. Espira mientras defecas, manteniendo una presión firme contra el perineo o el abdomen. Si tus heces son duras o grandes, es posible que tengas que espirar y empujar varias veces para vaciar el recto de manera efectiva.

No pospongas la necesidad. Cuando nació mi primer hijo, mi marido trabajaba desde casa, en nuestro dormitorio, así que acabé llevando a mi bebé en el pecho durante mucho tiempo. Era la única forma de que se durmiera y no llorara. Una tarde, mientras cargaba con él, me entraron ganas de hacer caca. No había defecado con otro ser humano presente en el baño en la vida. Sabía que retrasar esa necesidad no era lo ideal, pero tampoco quería provocar un festival de lágrimas. Así que fui al baño, me bajé el pantalón del pijama y defequé con el bebé encima. Después llamé a mi mejor amiga y le conté la aventura. Me dijo:

«Ah, yo lo he hecho un montón de veces. Hay días que también hago pis cargada con él». Perdona, ¿qué? ¿En serio defecar mientras sujetas a tu bebé o lo llevas encima es una parte normal de la maternidad?

No puedo hablar por todo el mundo, pero tras esa primera experiencia memorable, para mí fue normal. Y es probable que lo sea para ti si sigues mi consejo de no posponer las ganas. Cuando sientes esa urgencia, es porque las heces están llamando a la puerta de tu recto. Posponer la necesidad hará que estas heces se endurezcan y eliminarlas resulte más doloroso, lo cual no es bueno para la curación del perineo y el suelo pélvico. Así que, cuando la necesidad llame, ve al baño, incluso con la criatura a cuestas.

Mantén la higiene. Cuando tu perineo se está curando o tienes los abdominales tan doloridos que no puedes inclinarte hacia delante para alcanzarte el trasero, limpiarte después de defecar puede ser complicado o casi imposible. Aquí entra en juego la botella perineal, que suelen proporcionar los hospitales o puedes pedir online. Llena la botella de agua tibia (algunas personas añaden unas gotas de hamamelis) y rocíate el trasero y la abertura anal después de las deposiciones para limpiar la zona. Termina secándote mediante toques suaves con papel higiénico. Evita usar toallitas con alcohol, ya que pueden quemar los tejidos sensibles.

Cómo orinar

Inmediatamente después del parto puede ocurrir una de estas dos cosas con tu vejiga: o bien te cuesta iniciar el flujo de orina o te pones de pie y se derrama toda la orina que contiene tu vejiga. No te estreses; irá a mejor.

Si no puedes iniciar el flujo de orina y se cierne sobre ti la amenaza de insertar un catéter en tu uretra, siéntate en el inodoro y respira profunda y pausadamente para ayudar a los músculos de tu suelo pélvico a relajarse. Colócate un taburete bajo los pies para relajar aún más el suelo pélvico y rocía agua tibia con una botella perineal en la abertura uretral para aflojar el esfínter urinario. Poner gotas de aceite esencial de menta en el agua del inodoro también puede contribuir a relajar el esfínter y comenzar el flujo. Me gusta decirles a las madres que metan un frasco en la bolsa del hospital o que lo tengan en el baño de casa. Vierte de cinco a diez gotas en el agua del inodoro, siéntate y respira profunda y pausadamente para que tu suelo pélvico se relaje.

Si esto no funciona, ponte de pie en la ducha, apoya una mano en la pared para sostener tu peso corporal y respira hondo mientras el sonido y el calor del agua ayudan a relajar tu suelo pélvico. Obviamente, no es la solución más práctica ni la mejora a largo plazo, pero resulta efectiva hasta que vayas recuperando la normalidad.

Si te arde cuando la orina fluye contra tejidos sensibles o una herida, los espráis de lidocaína, que puedes aplicar antes de orinar, «adormecen» la zona, y eso alivia. También puedes intentar sentarte al revés en el inodoro, mirando a la pared, e inclinarte hacia delante para dirigir el flujo de orina hacia atrás. Así apartarás el flujo de orina de una herida perineal sensible. Una vez que termines de hacer pis, rocía la zona con agua tibia usando una botella perineal y sécate dándote toques suaves con papel higiénico.

Cómo hacer ejercicio

Los beneficios del ejercicio posparto son claros: mejor salud cardiaca y ósea, mejor sueño, reducción de la ansiedad y la depresión y pérdida de peso, lo cual puede disminuir la disfunción del suelo pélvico. El ejercicio también proporciona un escape temporal de las abrumadoras demandas de las tomas, los horarios de sueño y la interminable colada. Cuando se trata de hacer ejercicio, sigue este axioma: erige los cimientos de tu casa antes de poner el techo y las paredes. Primero, rehabilita tu abdomen y tu suelo pélvico, los músculos y estructuras que sostienen tus órganos, antes de volver a tu rutina de ejercicio previa al embarazo. Debes asegurarte de que puedes retener la orina y las heces, y de que tu columna vertebral cuenta con el soporte adecuado, antes de practicar pilates, correr, jugar al pádel y levantar pesas.

La pregunta que más me formulan después del parto es: «¿Cuándo puedo volver a hacer ejercicio?». Soy una gran fan del movimiento y la actividad, así que entiendo lo difícil que es contenerse. Incluso yo volví a correr demasiado pronto. Una nueva investigación sugiere esperar doce semanas enteras después del parto para reanudar la rutina de ejercicio previa al embarazo. Dicho esto, muchos profesionales médicos nos darán el visto bueno para volver a hacer ejercicio a las seis semanas. En calidad de fisioterapeuta, sé que nuestro cuerpo físico no está listo para volver a los entrenamientos previos al parto o al embarazo tan pronto. Entonces ¿por dónde empezar? A menudo digo a mis pacientes que comiencen con el hábito de caminar. Caminar es un excelente sustituto durante los primeros meses. También es un primer paso fantástico para comprobar cómo está tu cuerpo antes de sumar pesas, velocidad o movimientos complejos a tu rutina de ejercicio. Ponte algo de música o un buen pódcast y disfruta. Además, hay otros ejercicios que puedes hacer para recuperarte.

Modifica tu movimiento

La forma en que te mueves es importante. Muchas de las estrategias que implementaste durante la gestación se trasladan al periodo posparto. Al meterte y salir de la cama, gírate de lado y empuja hacia arriba con las manos en lugar de encogerte o que alguien tire de ti. Cuando te incorpores de una silla, desliza el trasero hacia el borde del asiento, inclínate hacia delante y, de nuevo, impúlsate con las manos en los reposabrazos o el asiento para ponerte en pie. Estas técnicas minimizan la tensión en el suelo pélvico y la pared abdominal.

Sal a caminar

Aunque te parezca un reto, y por mucho que me hayas maldecido durante el embarazo por este mismo consejo, necesitas caminar. Levántate de la cama y camina por la casa o el hospital, aunque sea solo alrededor de la cama, sobre todo después de una cesárea. El movimiento en posición vertical ayuda con la postura, el flujo sanguíneo y la curación, y reduce el riesgo de que se formen coágulos de sangre. El protocolo sobre cuánto debes moverte o caminar después del parto varía; algunas guías sugieren que guardes cama entre los primeros cinco días y una semana, y otras indican que puedes empezar a correr al cabo de tres semanas. Yo creo que las pautas prácticas y seguras se encuentran en un punto intermedio. A mí me encanta caminar porque es fácil y gratis y, si hace buen tiempo, puedes ir más allá de las paredes de tu casa (en especial si las visitas de fuera de la ciudad están prolongando más de la cuenta la invitación). Aquí tienes algunas recomendaciones generales para caminar, que puedes modificar en función de la intensidad del dolor y cómo vaya la recuperación.

1. Días 0 a 6 (semana 1): Camina cinco minutos al día por los pasillos y alrededor de la casa.
2. Días 7 a 13 (semana 2): Camina diez minutos al día; puedes dividirlo en dos paseos de cinco minutos.
3. Días 14 a 20 (semana 3): Camina quince minutos al día; puedes dividirlo en dos paseos de ocho minutos.
4. Días 21 a 28 (semana 4): Camina veinte minutos al día sin interrupción si es posible; puedes dividirlo en dos paseos de diez minutos en caso necesario.

Controla cómo levantas peso

No olvides espirar al levantar peso, algo que es probable que hagas a menudo durante la maternidad. Contener la respiración cuando cargas —pongamos por caso al levantar un carrito hasta el maletero, una silla de coche con un bebé de entre tres y cinco kilos, o incluso a un niño pequeño dentro y fuera de la bañera— ejerce presión sobre el suelo pélvico y la pared abdominal. Este aumento de la presión sin un soporte muscular y tisular adecuado (debido a que el suelo pélvico y la pared abdominal están en proceso de curación) puede aumentar el riesgo de padecer hernias, prolapso de órganos pélvicos, diástasis de rectos y pérdidas de orina. Cada vez que levantes algo, recuerda: un, dos, tres, espira.

Fortalece tu suelo pélvico

Después de dar a luz, mientras estaba tumbada en la cama del hospital, pensé: «Me apetece hacer un kegel para ver qué se siente». Así que lo hice, y lo que siguió fue un silencio absoluto. Ninguna contracción. Cero. Mi mente le decía a mi cuerpo, en concreto a mi suelo pélvico, que hiciera una cosa, y el mensaje no llegaba. No tenía ninguna capacidad para contraer el suelo. ¿Por qué? ¡Tenía el suelo pélvico agotado!

Es posible que no notes una contracción fuerte al principio, pero realizar kegels suaves entre los tres y los cinco primeros días después de dar a luz puede promover el flujo sanguíneo al suelo pélvico y contribuir a la curación de una laceración perineal. Luego avanza a través de la siguiente progresión para la conexión del suelo pélvico y la activación del core en el posparto.

1. Días 0 a 6 (semana 1): Realiza diez contracciones rápidas del suelo pélvico, contrayendo los músculos profundos del core simultáneamente, dos o tres veces al día mientras estás acostada.
2. Días 7 a 13 (semana 2): Realiza diez contracciones del suelo pélvico de tres a cinco segundos, contrayendo los músculos profundos del core simultáneamente, dos o tres veces al día en posición sentada.
3. Días 14 a 20 (semana 3): Realiza diez contracciones rápidas y otras diez de tres a cinco segundos de duración en posición de pie. Empieza a hacer el puente, de una a tres series de diez repeticiones.

4. Días 21 a 28 (semana 4): Realiza diez contracciones del suelo pélvico de cinco a diez segundos de duración, de pie. Empieza a hacer el ejercicio de apretar una pelota acostada y *bird dogs* en posición de cuadrupedia. Haz de una a tres series de diez repeticiones. Las descripciones se encuentran en el protocolo de fortalecimiento del suelo pélvico, en el capítulo 2.

5. Semanas 5 y 6: Sentada, realiza ejercicios de la parte superior del cuerpo (contrayendo el suelo pélvico y el core con cada repetición), como *curl* de bíceps, *press* de hombros y extensión de tríceps con pesas de menos de cinco kilos, entre una y tres series de diez repeticiones. Incorpora las contracciones del suelo pélvico en movimientos cotidianos, como al levantarte de la silla, ponerte en cuclillas, elevar el asiento del coche o coger a tu bebé.

Ahora para y evalúa. Antes de añadir otros ejercicios para el suelo pélvico, contesta al cuestionario sobre el suelo pélvico que aparece en el capítulo 2 para determinar el protocolo que se ajuste a tus síntomas. Todas nos curamos de manera diferente. Algunas mujeres quizá necesiten fortalecer el suelo pélvico tras el parto; otras sacarán provecho de la relajación. Aplica siempre el protocolo que se corresponda con tu situación.

Si encajas en la categoría de relajación, vuelve al capítulo 2 para practicar el protocolo de relajación. Si encajas en la categoría de fortalecimiento, sigue estos pasos:

6. Semanas 6 a 8: De pie, realiza los siguientes ejercicios para la parte inferior del cuerpo: sentadillas, zancadas, marcha estática, sentadillas laterales, *steps* y elevaciones de gemelo sin peso. Haz de una a tres series de diez repeticiones.

7. Semanas 8 a 10: Realiza los ejercicios anteriores con pesas de menos de cinco kilos. Añade puentes con elevación de una pierna, elevaciones de gemelo de pie, *sits to stand* a una sola pierna y sentadillas contra la pared sin peso, de una a tres series de diez repeticiones.

8. Semanas 10 a 12: Añade pesas de menos de cinco kilos a los puentes con elevación de una pierna, elevaciones de gemelos, sentadillas contra la pared y *sit to stands* a una sola pierna, de una a tres series de diez repeticiones. Añade ejercicios con impacto como saltos a una sola pierna, saltos en el sitio, carrera en el sitio y *jumping jacks* entre treinta y sesenta segundos.

Todas las actividades anteriores deben realizarse sin dolor, ni pérdidas, ni presión en la vagina ni sensación de pesadez o de que algo se cae. Si experimentas estos síntomas o cualquier otro en el suelo pélvico, detén los ejercicios, vuelve a contestar el cuestionario del capítulo 2 y sigue el protocolo que se corresponda con tus síntomas. Si necesitas una orientación más individualizada, consulta a un especialista. Si logras llegar a las doce semanas de fortalecimiento sin ningún síntoma en el suelo pélvico, puedes volver con confianza a correr y a realizar actividades de mayor impacto, aumentando de manera gradual la intensidad y la resistencia.

Otra forma de fortalecer el suelo pélvico es usando pesas para el suelo pélvico. Sí, ¡tu suelo es capaz de levantar pesas! Estas pueden resultar beneficiosas para muchas madres después del parto, ya que poco a poco añaden «resistencia» a los ejercicios del suelo pélvico y ofrecen algo que «apretar» al efectuar los kegels. Si deseas incorporarlas, espera hasta seis semanas después del parto y pide a tu médico que te confirme que la inserción en la vagina es segura. El uso detallado de las pesas vaginales y cómo progresar con ellas se explica en el protocolo de fortalecimiento del capítulo 2.

He oído que el baño de vapor vaginal puede ayudar con la curación posparto. ¿Es cierto?

El baño de vapor vaginal, también conocido como baño de *yoni*, que, según se dice, se remonta a la Antigüedad, consiste en sentarse o ponerse en cuclillas sobre una olla de agua caliente con hierbas y envolver la parte inferior del cuerpo con una manta (para evitar que se escape el vapor) entre veinte y treinta minutos. Se dice que el vapor ayuda a limpiar la vagina, incrementar la humedad vaginal e incluso equilibrar las hormonas y aumentar la energía después del parto. Pero el vapor solo llega a la vulva externa y a la abertura vaginal, por lo que es físicamente imposible lograr una limpieza cervical o uterina, más profunda, con esta práctica.

Además, tengo una advertencia importante sobre la vulva. Colocar agua caliente y vapor tan cerca de los tejidos vulvares y vaginales puede causar daños. Un estudio informó de que una mujer había sufrido quemaduras de segundo grado en los labios y la vulva debido al vapor, porque el calor excesivo le quemó la piel y los tejidos, ambos delicados. No recomiendo los baños de vapor vaginal. Si decides recurrir al vapor, procede con precaución y ten en cuenta que solo le darás a tu vulva y a tu vagina una especie de «pequeño tratamiento facial», que no producirá ningún cambio positivo real ahí abajo.

Recupera tu suelo pélvico y tu core

Incluso si sigues todas las recomendaciones de prevención y recuperación, es posible que surjan problemas en la zona inferior, ya que el parto es impredecible y nuestro cuerpo, sin duda, experimenta cambios físicos. En los anteriores capítulos se han tratado muchos de los desarreglos más habituales del suelo pélvico relacionados con orinar, defecar y las relaciones sexuales. A continuación se presentan algunos problemas específicos que pueden aparecer en el posparto (y sus soluciones).

Restricción del tejido cicatricial tras un desgarro perineal

El tejido cicatricial es la acumulación de células y colágeno que recubre una lesión; es denso y grueso, y no se mueve con tanta elasticidad como la piel existente antes de la lesión. Puede estar tenso, sensible o provocar síntomas que van desde el picor leve hasta un dolor intenso que se prolonga durante años.

Más de la mitad de las mujeres que retoman las relaciones sexuales después del parto experimentan dolor, sobre todo al principio, de tres a seis meses. En el perineo se forma tejido cicatricial y, aunque se haya dado por «curado», puede notarse sumamente tenso y dolorido, lo que no solo provoca dolor durante el sexo, sino también problemas con la micción, las deposiciones e incluso dolor de espalda. La curación del tejido se produce entre los primeros meses y al cabo de un año, por lo que la fase de remodelación es la mejor oportunidad para el cambio.

En las semanas iniciales después del parto, el hielo, los analgésicos o antiinflamatorios, el espray de lidocaína y un baño de asiento (una inmersión para tu trasero sensible) te ayudarán a manejar el dolor y promover la curación. Y tras tu revisión posparto a las seis semanas, cuando tengas la confirmación de que la herida ha cicatrizado y los puntos se han disuelto, comienza el masaje perineal. Los detalles sobre cómo realizar el masaje de la cicatriz perineal se explican en el protocolo de relajación, en el capítulo 2.

Sufrí un desgarro perineal y mi médico me hizo una sutura supertensa, pues decía que sería mejor para el sexo. ¿Es la práctica habitual después de un desgarro perineal o una episiotomía?

Históricamente llamada «el punto del marido», la práctica de poner puntos de más busca «estrechar» la abertura vaginal tras un desgarro perineal o una episiotomía. Es médicamente innecesaria, no es una práctica estándar y, de hecho, se considera negligencia médica, pues puede resultar perjudicial para la paciente. Sin embargo, se sigue haciendo y causa un dolor y una incomodidad considerables al intentar insertar algo en la vagina. Aunque existe escasa evidencia disponible sobre la frecuencia con la que se lleva a cabo este proceso, yo misma he oído a un médico decir: «Voy a cerrarte bien para que tu marido esté contento». También hay casos en los que esto puede suceder de manera involuntaria, de modo que los puntos en la abertura vaginal, al cicatrizar, causan una restricción significativa. Como resultado quizá sientas que tu vagina se desgarra o se rompe. Si te identificas con alguna de estas situaciones, consulta a un médico para hablar de tus síntomas, ya que puede corregirse quirúrgicamente si es necesario.

Restricción del tejido cicatricial tras cesárea

Mi paciente Julianne, una enfermera de parto y alumbramiento de cincuenta y cuatro años, fue remitida a fisioterapia del suelo pélvico por un urólogo (un médico especializado en problemas de micción) porque sufría vaciado incompleto de la vejiga y micción frecuente. Probó un medicamento para la vejiga durante un tiempo, sin efecto; solo le causó estreñimiento. Se sometió a toda una serie de pruebas que confirmaron que su vejiga, su uretra y su esfínter urinario funcionaban correctamente, y una ecografía mostró que retenía ciento cincuenta mililitros de orina en la vejiga después de orinar, más del triple de la cantidad normal que debería quedar. Sin estar seguro de la causa, el médico la animó a probar la fisioterapia del suelo pélvico.

En mi consulta, Julianne me contó con orgullo que era madre de tres hijos de veintitantos años, y que a todos los había tenido por cesárea. Para el examen físico, se tumbó en la camilla de exploración con la parte inferior del cuerpo cubierta con una sábana. Bajé la sábana justo por encima de su hueso púbico para examinarle las cicatrices de las cesáreas. Al presionar por encima, por debajo y a lo largo de la cicatriz, Julianne hizo una mueca de dolor. «No tenía ni idea de que era tan sensible ahí abajo —afirmó—. Supongo que nunca la he tocado de verdad, así que no sabría decirlo».

La cicatriz de Julianne era similar a muchas de las cicatrices de cesárea que había visto a lo largo de los años. Era un «estante de cesárea», que es cuando la cicatriz queda aprisionada entre dos protuberancias de tejido abdominal, por encima y por debajo. Tenía las tres cicatrices (una de cada cesárea) apretujadas y muy tirantes. Parecían pegadas. Supe de inmediato que la restricción del tejido cicatricial podía ser la causa de algunos de sus problemas.

A lo largo de cinco sesiones de terapia le realicé masajes en la cicatriz y le enseñé cómo hacérselo ella en casa, junto con técnicas adecuadas para orinar y mitigar la sensación de urgencia. Después de las cinco sesiones medimos la orina que tenía en la vejiga y había vuelto a la normalidad. Llevaba años orinando cada hora, tenía infecciones cada vez más frecuentes y era incapaz de vaciar la vejiga, todo ello a causa del tejido cicatricial de las cesáreas.

El tejido cicatricial puede afectar negativamente tu salud pélvica, provocando dolor durante las relaciones sexuales, estreñimiento, dolor abdominal y sensibilidad cutánea, porque a menudo no se reconoce ni se aborda como una fuente de problemas de salud pélvica. Aunque los problemas del suelo pélvico que experimentas los causara un parto o una cirugía de hace décadas, pueden tratarse igualmente. Nunca es demasiado tarde para cuidar tu suelo pélvico.

Si bien una cesárea «salvaguarda» el suelo pélvico en cierta medida, los efectos de la restricción de la cicatriz de la cesárea van más allá de la pared abdominal. La restricción de la cicatriz no solo puede causar picor, adormecimiento, hipersensibilidad, ardor o dolor con actividades cotidianas como llevar pantalones o apoyarse en una encimera, sino que también contribuye al estreñimiento, las menstruaciones u ovulaciones dolorosas, el vaciado incompleto de la vejiga, el dolor de espalda, la infertilidad e incluso las relaciones sexuales dolorosas. Más del 30 % de las madres primerizas que dieron a luz por cesárea manifestaron dolor durante las relaciones sexuales tres meses después del parto. Hasta un 40 % de ellas tuvieron menstruaciones dolorosas. La rehabilitación adecuada de una cicatriz de cesárea es esencial para mejorar la salud pélvica posparto.

Realizar la desensibilización de la cicatriz

Como en la fase de curación inicial de una cicatriz perineal, en los días posteriores a una cesárea, el hielo, los analgésicos, los antiinflamatorios y una almohadilla térmica pueden contribuir a aliviar el dolor. Antes del masaje de la cicatriz, muchos terapeutas de salud pélvica animan a las pacientes a hacer lo que llamamos «desensibilización de la cicatriz» para disminuir la sensibilidad y aumentar la tolerancia de la piel a diferentes texturas y fuerzas. Comienza este proceso unos centímetros por encima y por debajo de la cicatriz desde el día siguiente a la cirugía, pero no trabajes directamente sobre la cicatriz hasta que esté curada por completo. Empieza con texturas más suaves, como una brocha de maquillaje suave o un trozo de fieltro, seda o satén. Prosigue con un paño suave o un trozo de tela vaquera o arpillera, frotando la zona entre tres y cinco minutos al día. Una vez que la cicatriz haya sanado, puedes realizar esto directamente sobre ella y continuar así durante tres o cuatro meses.

Iniciar el masaje de la cicatriz

He tratado a muchas madres tras una cesárea, y mientras les realizo el masaje de cicatriz en las incisiones curadas, las lágrimas les resbalan por las mejillas. No necesariamente de dolor, sino porque se hallaban desconectadas de esa parte de su cuerpo desde que habían dado a luz. Dependiendo de tu experiencia de parto y recuperación, quizá el miedo, la ansiedad o el trauma te impidan mirar o tocar la cicatriz. El masaje podría parecer impensable. Pero realizar el masaje de cicatriz favorecerá la salud a largo plazo de la cicatriz y el suelo pélvico, y puede ayudarte a sanar tu corazón.

Si estás realizando la desensibilización de la cicatriz como te he indicado, es posible que ya te sientas algo cómoda al tocar la cicatriz. Si no, una excelente manera de empezar a conectar es colocar tu mano sobre la ropa que cubre la cicatriz y hacer algunas respiraciones pausadas y profundas. Después de una ducha o baño, pásate una toalla por encima de la cicatriz, sin más. Con el tiempo, puedes llevar la mano directamente encima y respirar hondo. A medida que te sientas más cómoda tocándola, comienza la práctica del masaje de cicatriz que se describe a continuación, que puede iniciarse dos semanas después de la cesárea o pasados varios meses o años. Nunca es demasiado tarde, pero el primer año es ideal, ya que el tejido aún está en fase de remodelación.

Usando un aceite natural como el de almendras, de coco o de vitamina E, o una crema sin perfume, empieza con una presión firme de uno a dos centímetros de profundidad y luego frota suavemente la pared abdominal dos pulgadas por encima y por debajo de la incisión. Muévete de lado a lado y de arriba abajo manteniendo una presión firme mientras masajeas la zona alrededor de la cicatriz. Es posible que sientas molestias o dolor, así que trabaja con una intensidad que te resulte cómoda. Si la cicatriz tiene menos de seis meses, debes ejercer menos presión y realizar este masaje a diario durante cinco minutos, hasta dos o tres veces al día. Si la cicatriz tiene más de seis meses, puedes aplicar una presión más intensa y realizarlo tres o cuatro días a la semana.

Una vez que tu cicatriz esté curada por completo y no queden costras, lo que puede llevar entre cuatro y seis semanas, y con la autorización de tu médico, puedes trabajar directamente sobre la cicatriz. Comienza siguiendo las pautas, frotando en paralelo a la cicatriz. Si tiene menos de seis meses, ejerce una presión entre ligera y moderada. Si tiene más de seis meses, aplica una presión más intensa. Después de entre cuatro y seis semanas, a medida que disminuyan las molestias, puedes empezar a mover los dedos perpendicularmente a la cicatriz y con movimientos circulares o entrecruzados para trabajar el tejido en diferentes direcciones. Masajear la cicatriz de forma constante no solo mejorará la movilidad del tejido y la función del suelo pélvico, sino que también puede mejorar su aspecto, reduciendo el enrojecimiento y la hinchazón.

Usa silicona

Una vez que la herida esté completamente curada, seca y libre de costras, aplícale gel o cinta de silicona para cicatrices. Se cree que la silicona hidrata la cicatriz, ralentiza el crecimiento excesivo de colágeno, alisa la superficie de la cicatriz y disminuye el enrojecimiento. Se recomienda aplicar una tira o gel de silicona sobre la cicatriz limpia y seca y dejarlo puesto de doce a veintitrés horas al día. Retira la cinta o la silicona al bañarte y vuelve a aplicarla después, y continúa usándola durante seis meses. Muchas de mis pacientes lo han hecho y han encontrado que ha sido un cambio total en la curación de la cicatriz.

Vale la pena señalar que algunas mujeres desarrollarán una cicatriz queloide, que es aquella en cuyo proceso de curación el cuerpo produce colágeno en exceso, lo que resulta en una cicatriz elevada, hinchada, inflamada y a menudo roja o marrón. La causa de las cicatrices queloides o los factores que contribuyen a su formación son en su mayoría desconocidos, pero si comienzas a notar que es tu caso, detén el masaje y los tratamientos de la cicatriz y consulta a un dermatólogo.

Aunque parí por cesárea, he sentido dolor durante el sexo desde que di a luz. ¿La restricción de la cicatriz de la cesárea también puede causar dolor durante el sexo?

Sí. Tanto el parto vaginal como las cesáreas tienen la misma probabilidad de ocasionar dolor durante el sexo, y recuperar la función sexual previa al embarazo puede costar seis meses de media. Las cesáreas cortan varias capas de músculo, tejido y fascia, lo que crea tejido cicatricial después de la curación. Este tejido cicatricial puede provocar una restricción fascial desde la pared abdominal hasta el suelo pélvico. Además, la tensión de los músculos del suelo pélvico junto con la sequedad vaginal pueden sufrirla todas las madres después del parto. Así que, lamentablemente, las cesáreas no salvaguardan por completo tu suelo pélvico. Si tienes dolor durante el sexo tras una cesárea, prueba los consejos para la restricción del tejido cicatricial y el masaje de la cicatriz de la cesárea que te he propuesto.

Diástasis de rectos abdominales

La diástasis de rectos abdominales (DRA), que he expuesto en profundidad en el capítulo dedicado al embarazo, puede persistir hasta en el 60 % de las mujeres tras el parto. Independientemente de si hiciste ejercicios de prevención de la DRA durante la gestación, te conviene comenzar con los que se detallan a continuación tan pronto como puedas después del parto. Ayudan a evitar que la DRA progrese mientras reconstruyes la fuerza de tu core.

Sigue el protocolo de fortalecimiento

Los músculos profundos de la pared abdominal, o abdominales transversos, se contraen simultáneamente con los músculos del suelo pélvico. Así que, cuando haces un kegel de forma correcta, se te activan los abdominales transversos. Y, cuando intentas activar los abdominales transversos, tu suelo pélvico también se contrae. La razón por la que esto es importante es que activar los abdominales transversos aumenta la tensión del tejido entre los músculos abdominales y mejora la DRA. Seguir el protocolo de fortalecimiento del suelo pélvico que aparece en el capítulo 2 te ayudará también a mejorar tu DRA con el tiempo.

Controla la presión intraabdominal

Estamos tan ocupadas después de la llegada del bebé, siempre corriendo para atender las necesidades de otro ser humano, que ignoramos las nuestras. Sea cuando nos levantamos de la cama rápidamente o hacemos fuerza en el inodoro para orinar porque el niño está llorando y necesitamos darnos prisa, muy a menudo no prestamos atención a cómo nos movemos. Estas actividades pueden ejercer una tensión adicional en tu abdomen y suelo pélvico, que aún están débiles, en proceso de curación y vulnerables. Con el fin de disminuir esa presión adicional no deseada, sigue estos consejos sobre posturas, algunos de los cuales son similares a las recomendaciones proporcionadas para el embarazo.

- Gírate a un lado para levantarte de la cama en lugar de hacer una maniobra de tipo abdominal.
- Para sentarte y levantarte de una silla, evita activar los abdominales para inclinarte y, en su lugar, apóyate en las manos para deslizar el trasero hacia el borde del asiento.
- Espira al hacer esfuerzo para disminuir la presión sobre los abdominales cuando levantes peso y al bebé.
- Evita la faja de entrenamiento (que puede ejercer presión sobre el suelo pélvico), pero prueba la ropa interior de compresión que te cubra el abdomen para obtener soporte por debajo y en el core.
- Cuando sea posible, modifica los movimientos que hacen que ese balón de fútbol sobresalga de la línea media de tu barriga mientras trabajas para fortalecer el core.

Sexo doloroso

El cérvix, el cuello del útero, tarda aproximadamente seis semanas en cerrarse después del parto. Con el fin de prevenir la entrada de bacterias, que podrían provocar una infección uterina, la recomendación habitual es esperar seis semanas antes de volver a mantener relaciones sexuales o insertar cualquier cosa en la vagina (por ejemplo, un tampón o un juguete sexual). Esta es la pauta tanto para el parto vaginal como por cesárea.

Si has pasado por una episiotomía o un desgarro perineal, consulta a tu médico para asegurarte de que la herida ha cicatrizado y los puntos se han disuelto. Esto suele hacerse en la visita posparto de las seis semanas. Una vez que se levante la restricción sexual, si no te ves preparada para volver al coito vaginal, fíate de tus sensaciones. Aunque tu cérvix esté listo, es posible que tú no lo estés. A nueve de cada diez mujeres les duele la primera vez que practican el sexo después del parto. Tu cuerpo aún se está curando, probablemente sufras falta de sueño con un pequeño humano en tu dormitorio, y mantener relaciones sexuales tal vez no se cuente entre tus prioridades. Yo esperé doce semanas después del nacimiento de mi segundo hijo para volver a mantenerlas. Cuando estés lista para intentarlo, las siguientes pautas contribuirán a hacerlo más cómodo.

Los niveles bajos de estrógeno tras el parto producen sequedad y sensibilidad en la piel de la vulva y de la vagina, lo que hace que cualquier roce o fricción durante el sexo resulte muy incómodo. Planifica de manera proactiva el uso de un lubricante para este primer revolcón y mientras persista la sequedad (más información sobre los distintos lubricantes en el capítulo 6, dedicado al sexo).

Las posturas sexuales que encontrabas cómodas antes del parto quizá no funcionen, al menos durante un tiempo. Si sufriste un desgarro perineal severo o te sometiste a una episiotomía, la presión o el roce en la parte inferior de la vagina pueden producir sensibilidad. Trata de acostarte de espaldas o de costado. Si te practicaron una cesárea, cualquier presión sobre el abdomen o la cicatriz puede resultar excesiva. Es posible que quieras probar a ponerte arriba, a cuatro patas o acostada de lado. Explora diferentes posiciones para encontrar lo que mejor te funcione durante estas primeras etapas.

Establece expectativas razonables. La primera ocasión en que vuelvas al coito después del parto quizá te parecerá una creativa sesión de recogida de información en vez del sexo más tórrido de tu vida. Respira hondo y relájate antes de iniciar la actividad sexual. Habla con tu pareja sobre usar lubricante, probar una posición en particular e ir despacio. Y, más que nada, no continúes si el dolor persiste. Es posible que aún te estés curando. Puede que los músculos de tu suelo pélvico estén tensos, o que tengas los tejidos secos. Si te duele, haz una pausa y retómalo en otro momento. Si sangras, informa a tu médico y revisa cualquier incisión que pueda requerir atención médica adicional. En el capítulo 6 he dedicado una sección al dolor en las relaciones sexuales con el objetivo de guiarte paso a paso para obtener alivio.

Un posparto más poderoso

No conozco a ninguna madre que no recuerde algún aspecto traumático de su experiencia posparto con el suelo pélvico. Puede que fuera un dolor intenso en el perineo y la incapacidad de sentarse durante días, una cicatriz de cesárea tan restrictiva que encorvarse era la única forma de caminar, levantar una cesta de ropa y sentir que algo se caía en la vagina, un dolor de espalda tan fuerte que impedía levantar a los otros hijos, una deposición tan dolorosa que provocaba un desmayo en el inodoro o un ardor tan intenso al orinar que causaba la contracción de la vejiga y la necesidad de cateterizarla. Estas experiencias se te graban en el alma; pasados los años todavía se te forma un nudo en la garganta o se te humedecen los ojos cuando recuerdas esos momentos incómodos y dolorosos.

Cuando conozco a estas mujeres y escucho sus historias, me entristecen sus experiencias, pero también me siento empoderada porque sé que hay soluciones. Y he sido testigo de cómo cientos de madres han sacado provecho de ellas. El dolor y los problemas del suelo pélvico no son una parte inevitable de la maternidad. No son los sacrificios que debemos hacer. No son el precio que tenemos que pagar para dar a luz bebés. Porque hay un camino mejor.

Confío plenamente en que las herramientas y consejos que te he dado en este capítulo te ayuden a recuperarte tras uno de los momentos más transformadores de tu vida. A que no solo sea tu bebé quien reciba cuidados después del nacimiento, sino que los recibas tú también.

10

Tu suelo pélvico en paus… en menopausia

Con cada década que pasa, lo que me sorprende no es lo que pierdo con la edad, sino lo que gano. Al echar la vista atrás, me doy cuenta de que entre los veinte y los treinta fui un poco desastre. Sí, me gradué de la universidad, obtuve un doctorado y conocí a mi marido, pero también estaba llena de dudas e inseguridades, y no me decidía sobre qué camino tomar en la vida. A los treinta y tantos me convertí en madre, y no solo ha sido el papel más gratificante hasta ahora, sino también el más exigente. Recoger pequeñas piezas de Lego de la alfombra es un trabajo duro. Los embarazos y los partos cambiaron la trayectoria de mi carrera. Experimenté de primera mano los desafíos que afrontan las mujeres en la atención médica y, como resultado, lancé mi cuenta de redes sociales, The Vagina Whisperer, y mi plataforma de entrenamiento del suelo pélvico online.

Desde que cumplí los cuarenta he encontrado la seguridad en mi carrera (¡o salud pélvica o nada!), en mi concepto de mí misma (confiando más en mi intuición) y en mi cuerpo (bienvenido sea el *side boob*). Me preocupo mucho menos por estar delgada y mucho más por estar sana. Me importan mucho menos las opiniones de la gente sobre mí, ya que me siento firme en mis valores. También priorizo la importancia de un buen protector solar, un buen entrenamiento y una buena noche de sueño. La mediana edad es una gran oportunidad para deshacerse de todas las chorradas que nos frenaron en el pasado, y es perfecta para reinventarse.

Sin embargo, el paradigma dominante nos dice lo contrario. Desde que entré en la cuarentena, también me veo bombardeada con un aluvión de anuncios de suplementos, sérums para el cuidado de la piel, alimentos, inyectables tanto para la cara como para la vagina e incluso champús para combatir el envejecimiento. Tendrías que vivir en una cueva para no enterarte: el proceso inevitable del envejecimiento es algo contra lo que debemos luchar todo el tiempo que podamos. No me malinterpretes; me depilo los pelos blancos y sigo una estricta rutina nocturna de cuidado de la piel, pero distinguir entre los «remedios» antienvejecimiento y lo que realmente contribuye a la salud en la mediana edad y la vejez supone un desafío.

A pesar de las alegrías que trae consigo hacerse mayor, el envejecimiento conlleva también una serie de preocupaciones que reclaman nuestra atención. A medida que nos adentramos en la cuarentena y la cincuentena, cuando se presentan la perimenopausia y la menopausia, cuidar de nuestro suelo pélvico se vuelve innegociable si queremos evitar el dolor, la discapacidad o los pañales en el futuro. El tiempo que dedicas a cuidar la fuerza, la flexibilidad y el funcionamiento del suelo pélvico debe anteponerse a teñirte el pelo e inyectarte bótox en el entrecejo. De lo contrario, acabarás con la frente de una treintañera, pero es posible que sufras pérdidas de orina al reírte.

La perimenopausia y la menopausia constituyen una etapa de enorme transición hormonal. Y, debido a que las hormonas tienen un gran impacto en nuestro suelo pélvico, durante ese tiempo todas experimentaremos cambios en esta zona. Quizá te despiertes algunas veces más por la noche para hacer pis o tengas una sequedad vaginal nivel Mojave durante las relaciones sexuales. Tal vez pierdas algo de orina al toser o estornudar. Incluso podrías tener un flujo más abundante durante tus periodos ahora irregulares. Y muchas de nosotras estamos teniendo hijos a finales de la treintena y en la cuarentena, por lo que la transición del embarazo al posparto y a la perimenopausia se difumina, y no estamos seguras de dónde termina una etapa y comienza la otra. La consecuencia pueden ser problemas del suelo pélvico que resultan inconvenientes, incómodos y confusos, pero que aun así a veces pensamos que son algo normal.

La menopausia también trae consigo algunas buenas noticias. Por ejemplo, ya no tienes que preocuparte por las manchas de sangre menstrual en los pantalones blancos. Pero, al igual que disminuyen tus hormonas, también lo hacen tu fuerza muscular y la producción de colágeno, lo que contribuye a los problemas del suelo pélvico que experimentan las mujeres en la mediana edad. Aunque parezca que las mujeres nunca tienen un respiro en lo que respecta al suelo pélvico, podemos hacer muchas cosas para facilitar estas transiciones y mejorar los síntomas cuando surjan.

Cómo interactúan el suelo pélvico y la menopausia

La menopausia, por definición, se produce el día en que no has tenido un periodo menstrual en doce meses consecutivos. De media, las mujeres alcanzan este día trascendental a la edad de cincuenta y un años, y es algo que deberíamos conmemorar, al igual que deberíamos conmemorar el día en que nos baja la regla por primera vez cuando somos jóvenes. Este día pasamos página hacia una nueva etapa de la vida, ¡una muy buena razón para reunirse a jugar al *mahjong* o a tomar margaritas con los amigos!

La menopausia es el proceso biológico natural por el cual tus ovarios dejan de liberar óvulos y detienen la producción de estrógeno, testosterona y progesterona. Después de este punto ya no tendrás el periodo (así que puedes tirar oficialmente los tampones o la ropa interior menstrual) y ya no podrás quedarte embarazada (¡adiós, muy buenas, anticonceptivos!). Pero, debido a que los niveles de estrógeno y otras hormonas literalmente se desploman, hay algunos síntomas no tan divertidos, como la pérdida de cabello, el aumento de peso y la baja libido.

La perimenopausia puede comenzar diez o quince años antes de la menopausia y es una época en la que tus hormonas son más impredecibles que la temporada de huracanes en Nueva Orleans. Piensa en la perimenopausia como el equivalente a recibir una notificación de que se acerca mal tiempo. Prepárate para los cambios hormonales de la menopausia, igual que una se prepara para un huracán reuniendo linternas y garrafas extra de agua. Con la preparación adecuada, seguramente el efecto será algo tan inofensivo como una silla de jardín volcada por el viento. En cambio, sin preparación alguna, la menopausia podría semejarse al techo de tu casa viéndose arrancado de cuajo.

Si tienes treinta y tantos años y tus periodos son irregulares, necesitas más lubricante durante el sexo o te sientes con poca energía independientemente de cuánto duermas, es posible que ya te encuentres en la perimenopausia. Aquellas que llegan a la menopausia más tarde en la vida (pongamos, cincuenta y cinco años o más) tal vez se sientan más que preparadas para pasar a la próxima etapa, pero la prima las sigue visitando. De cualquier manera, las hormonas pasan más de una década en modo montaña rusa. Aparte de los periodos irregulares, es probable que experimentes otros cambios físicos, como sofocos, sudores nocturnos, escalofríos, dolores de cabeza, dolores musculares, piel seca, cambios de humor, ansiedad, depresión, irritabilidad, disminución de la libido, dificultad para dormir, palpitaciones… y un suelo pélvico más vulnerable. Genial. Muchas de nosotras tendemos a pasar por alto estos cambios en la salud pélvica porque estamos ocupadas con los numerosos desafíos del día a día (por no mencionar el trabajo o la crianza de los hijos o el cuidado de padres ancianos). Y, además, si mencionamos cambios en la salud de la vejiga o de la sexual a los profesionales de atención médica, los achacan a «una parte normal del envejecimiento».

Si a estas alturas te sientes completamente abrumada y temes esta etapa de la vida, respira hondo varias veces, vuelve al primer párrafo de este capítulo y recuerda que el envejecimiento también viene cargado de regalos. No todos los cambios relacionados con la edad son malos. El día que llegue a la menopausia, pienso gastar todo el dinero que mi yo futuro se ahorrará en productos menstruales en regalarme un día de spa. Porque, una vez más, habré entrado en otra estación como mujer, habré vivido otro año y querré celebrarlo. Pero lo entiendo. El cambio es difícil. Si bien la cultura podría decirnos que rechacemos o nos resistamos al envejecimiento, cuando se trata de tu suelo pélvico, no puedes detener por completo el cambio hormonal y los cambios en la producción de colágeno, por lo que te animo a que lo aceptes. Asume estos cambios en el suelo pélvico, esfuérzate por comprenderlos y luego sigue los protocolos de este capítulo; así lucharás mucho menos, sin duda.

Mira a Denise, una mujer de cincuenta y dos años que vino a verme porque advirtió sangre de color rojo brillante al limpiarse con papel higiénico después de mantener relaciones sexuales con su marido. La sangre al limpiarse no es infrecuente si tienes la regla o estás cerca de tenerla, pero Denise no la había tenido en más de un año. Me contó que sentía irritación durante el sexo y ver después manchas rosadas en la ropa interior le preocupó. Aunque eran indicios sutiles, hizo bien en acudir a fisioterapia del suelo pélvico para que le revisaran sus cosas. Cuando le pregunté por otros síntomas relacionados con la salud pélvica, Denise me dijo que se despertaba a menudo por la noche para orinar y que había tenido una o dos infecciones urinarias anuales durante los últimos años.

Denise pensó que todos estos problemas eran extraños pero no demasiado inquietantes. No era consciente de que las visitas nocturnas al baño y el sangrado durante el sexo estaban relacionados con la menopausia. La disminución de los niveles de estrógeno debido a la menopausia hizo que sus tejidos vaginales se volvieran finos, frágiles y más propensos a desgarrarse durante el sexo. Los cambios hormonales también se hallaban detrás de la micción frecuente y la irritación de la vejiga. La informé de que esos cambios en el suelo pélvico tenían que ver con la menopausia y de que, de hecho, podían mejorar. Ella preguntó por qué nadie se lo había dicho nunca. Es una queja común. Una y otra vez escucho a las mujeres contar que no las han informado de que, aunque estos cambios son comunes, se puede hacer algo al respecto.

Tras el embarazo y el parto, la menopausia es el siguiente factor de riesgo más importante de los problemas de suelo pélvico de las mujeres. Las mujeres viviremos una media de ochenta años, lo que significa que podríamos pasarnos hasta la mitad de la vida en un estado perimenopáusico y posmenopáusico con las hormonas desmadradas. Nuestro suelo pélvico cambiará. Nuestros tejidos, músculos y órganos cambiarán. Pero puedes mejorar muchas cosas instruyéndote temprano en la vida, aceptando los cambios e incorporando nuevas rutinas y ejercicios para que dichos cambios no se hagan con el control absoluto.

Hace poco vi en las noticias a una mujer de setenta y un años que había sufrido artritis y dolor en las articulaciones y apenas podía subir escaleras. Su hija era entrenadora personal y la convenció de que empezara a levantar pesas, a hacer ejercicio diario y que introdujera cambios en la dieta para combatir los problemas crónicos de salud. Como resultado, la mujer perdió treinta kilos y se sintió más en forma que en toda su vida, a los setenta y un años, repito. Ella es un ejemplo de lo que podemos lograr cuando la edad empieza a pesar. Sabemos que debemos usar protector solar para protegernos la piel. Recordamos hacernos mamografías para detectar el cáncer de mama. Se nos dice que hagamos entrenamiento de fuerza para prevenir la osteoporosis. Del mismo modo, podemos dedicar un tiempo a proporcionar apoyo a nuestro suelo pélvico cuando nos acercamos y entramos en la menopausia.

Repasemos cada una de las hormonas y veamos qué ocurre cuando disminuyen.

Estrógeno: la hormona «mantén este barco a flote»

Durante la perimenopausia, la producción ovárica de estrógeno disminuye gradualmente hasta que llegas a la menopausia, cuando tus ovarios dejan de producirlo por completo. El desplome de los niveles de estrógeno afecta al sistema musculoesquelético, al sistema cardiovascular e incluso al sistema nervioso y al cerebro (¡hola, niebla mental!). La función de tu suelo pélvico, desde el sistema urinario hasta el reproductor, también cambiará. Como he mencionado en el capítulo 5, sobre la menstruación, el estrógeno es en gran parte responsable de regular el periodo, incrementar la lubricación vaginal, mantener las paredes vaginales turgentes y fuertes y aumentar el deseo sexual. Y, debido a que tu suelo pélvico contiene tropecientos receptores de estrógeno, cuando el estrógeno no está presente para adherirse y hacer su trabajo, tus paredes vaginales y músculos del suelo pélvico pierden soporte y grosor, y se vuelven menos heroicos y más propensos a las lesiones. Antes y después de la menopausia, experimentarás algunos de los siguientes síntomas (o todos, por desgracia):

- Sequedad vulvar y vaginal
- Sexo doloroso
- Incontinencia urinaria
- Prolapso de órganos pélvicos
- Aumento de la urgencia urinaria
- Aumento de la frecuencia urinaria
- Infecciones urinarias habituales
- Necesidad de orinar por la noche
- Disminución de la libido

Pero espera, que hay más. El estrógeno también contribuye a la producción de colágeno, una proteína que el cuerpo genera para ayudar a tensar la piel, fortalecer los huesos y mejorar la fuerza y el rendimiento muscular. Si caminas por el supermercado, en algún momento te toparás con una sección completa de polvos, píldoras y suplementos de colágeno que prometen cabello y uñas más gruesos, huesos más fuertes y piel más tersa. A medida que el estrógeno y, por consiguiente, el colágeno disminuyen con el envejecimiento, nos encontramos con más arrugas en la piel, huesos más débiles y menos masa muscular. Las mujeres pierden alrededor de un tercio del colágeno de la piel en los primeros cinco años después de la menopausia y alrededor de un dos por ciento cada año durante las dos décadas siguientes. De modo que podemos dar las gracias a la disminución de estrógeno y colágeno no solo por esas patas de gallo, sino también por el adelgazamiento de los tejidos vaginales y las paredes de la vejiga.

Si bien estos cambios en la salud pélvica son una «parte normal del envejecimiento», la menopausia no debería significar que todas estemos condenadas a experimentar pérdidas de orina y molestias durante el sexo. Sin embargo, sí significa que ha llegado el momento de comprometerse con los ejercicios de fortalecimiento y flexibilidad del suelo pélvico (lo que puedes hacer fácilmente mientras ves tu serie favorita sentada en el sofá por la noche).

Progesterona: la hormona del periodo y la caca

La progesterona es una hormona que prepara el revestimiento uterino para el embarazo en cada ciclo menstrual y, junto con el estrógeno, se desploma durante la perimenopausia. A menudo, el primer síntoma de la perimenopausia es cuando tu periodo, siempre regular, desaparece debido a la disminución de los niveles de progesterona. Es posible que experimentes reglas irregulares y que tus ciclos sean mucho más largos que el promedio de veintitrés a treinta y cinco días y se vuelvan menos frecuentes.

El desequilibrio entre el estrógeno y la progesterona también puede provocar reglas muy abundantes. Me refiero a las tipo escena del crimen en el baño cuando has empapado un tampón superplus en una hora y te has manchado las bragas. Si tomas anticonceptivos hormonales, tus periodos serán más ligeros y regulares, y tendrás la suerte de saltarte esta situación tan turbulenta. Si utilizas un DIU hormonal como anticonceptivo, es posible que no tengas ningún periodo. Pero, para las demás, la regla puede volverse irregular y abundante con la perimenopausia en pleno apogeo.

Los niveles de progesterona también afectan a la manera en que las heces se mueven a través del colon, por lo que durante unos días de cada ciclo menstrual tal vez sufras hinchazón y molestias abdominales. Además, puedes tener las heces duras y estreñimiento, lo que lleva a un esfuerzo excesivo al defecar.

Testosterona: la hormona del sexo y la fuerza

A menudo pensamos que la testosterona es una hormona masculina, pero las mujeres también la producimos. La testosterona forma parte de un grupo de hormonas llamadas «andrógenos», que son hormonas sexuales que estimulan la pubertad y aumentan el riego sanguíneo a la vulva. La testosterona se genera en los ovarios, las glándulas suprarrenales y los tejidos grasos, y puedes agradecerle a la gran T su papel a favor del estado de ánimo, la energía, la masa muscular y el deseo sexual. A medida que la testosterona y otros andrógenos disminuyen con el envejecimiento y la menopausia, también lo hacen la fuerza muscular, el ánimo, la memoria, los niveles de energía y la función sexual.

A diferencia del rápido descenso de estrógenos y progesterona, los niveles de testosterona, que alcanzan su punto máximo en la treintena, disminuyen a un ritmo gradual a lo largo de la transición menopáusica. Los niveles bajos de testosterona son probablemente lo que más contribuye a la disminución del deseo sexual y un factor importante en la reducción de la masa muscular general en tu cuerpo.

¿La terapia de reemplazo hormonal (TRH) solucionará los cambios en mi suelo pélvico durante la perimenopausia y la menopausia?

Abordar los cambios en el suelo pélvico relacionados con la menopausia no es un «o», es un «y». La TRH tiene el respaldo de la investigación como tratamiento eficaz para la suplementación hormonal durante la perimenopausia y la menopausia, y para ayudar a disminuir los cambios negativos en la salud del suelo pélvico. Pero conviene hacer algunas advertencias.

La TRH se presenta en múltiples formas, desde píldoras orales hasta parches para la piel, geles, inyecciones o cremas y supositorios para uso local en la vulva y la vagina. Normalmente se utiliza una combinación de estas bajo la supervisión de un médico experto en terapia hormonal.

Además, la TRH no es para todas. No siempre se recomienda cuando en el historial médico aparecen antecedentes de cáncer de mama y otros cánceres en cuya progresión intervienen los estrógenos. Investigar, trabajar con tu médico y elegir lo que te parezca adecuado es esencial para decidir si usar TRH y de qué tipos.

Por último, la TRH por sí sola no solucionará tus problemas de suelo pélvico. Independientemente de si tomas suplementos hormonales, también debes realizar ejercicios para el suelo pélvico con el fin de controlar los problemas relacionados con la menopausia. Comienza estos ejercicios de forma proactiva durante la perimenopausia y mantén hábitos saludables para el suelo pélvico durante la menopausia y después.

Por si aún no te has dado cuenta, la menopausia es una etapa en la que las quejas sobre el suelo pélvico se multiplican. Las mujeres tienen calor y ganas de hacer pis. Siéntate a una mesa con mujeres de entre cuarenta y sesenta años, y es probable que escuches lo siguiente:

«Lo noto todo muy seco, como si se me pegara la ropa interior».

«Algo se me está cayendo literalmente de la vagina».

«¡Sexo! ¿Eso qué es?».

«Siento que tengo que orinar constantemente».

«El chiringuito está cerrado».

Ojalá pudiera asistir a todos los clubes de lectura y grupos de mujeres de cuarenta a sesenta y tantos años para abordar estas quejas tan comunes.

Entonces ¿qué puedes hacer tú? Si la menopausia te queda muy lejos, cobra conciencia de los cambios que cabe esperar. Si está a la vuelta de la esquina, este es el momento de comenzar con los ejercicios y protocolos que te ofrezco en este capítulo. Y, si la dejaste atrás hace años o incluso décadas, no es demasiado tarde. El objetivo es implementar consejos y ejercicios para el suelo pélvico que minimicen la gravedad de tus síntomas. Puedes tener un sexo excelente hasta bien entrados los setenta. No tienes por qué resignarte a comprar pañales para la incontinencia al por mayor. Y te mereces vivir una vida sin molestias pélvicas constantes.

Me extirparon los ovarios y aún no estoy menopáusica. ¿Puedo esperar los mismos cambios en mi suelo pélvico durante la menopausia?

La extirpación de los ovarios mediante un procedimiento llamado «ooforectomía» puede realizarse por diversas razones (por lo general, un cáncer u otra enfermedad). Cuando se extirpan estos órganos, pasas por lo que se conoce como «menopausia quirúrgica», la cual provoca un descenso abrupto y rápido de estrógeno, progesterona y testosterona. Sin ovarios, ya no tendrás la regla ni podrás quedarte embarazada.

Todos los síntomas que se presentan en el periodo previo a la menopausia aparecen de golpe: sofocos, sudores nocturnos, sequedad vaginal y libido baja. La terapia de reemplazo hormonal puede constituir un tratamiento útil, a menos que tu médico te aconseje lo contrario en función de determinadas condiciones previas. Así que, en última instancia, sí, experimentarás los mismos cambios que se darían con la menopausia.

Pero hay otras cosas que puedes hacer para ayudar a tu cuerpo después de un cambio tan brusco. Sigue las recomendaciones para el suelo pélvico de este capítulo, y plantéate tomar suplementos como ashwagandha para aliviar el estrés, calcio y vitamina D para la densidad ósea y aceite de pescado para la inflamación. Y una higiene óptima del sueño, el ejercicio regular con pesas y resistencia, una nutrición adecuada y la hidratación serán tus aliados.

Tu protocolo para el suelo pélvico y la menopausia

Imagínate que me añado a tu próximo fin de semana solo para chicas con todas tus mejores amigas. Como amiga tuya, después de hablar de mis lubricantes favoritos y de si el sexo mejora con la edad (la respuesta es: ¡puede mejorar!), te contaría una historia sobre mi entrada en la perimenopausia cuando me desperté una noche pensando que me había hecho pis en la cama. Resultó que había empapado por completo el tampón y las bragas menstruales y la sangre había calado mis sábanas favoritas de algodón egipcio. Fue el comienzo de una nueva era.

Luego te expondría mis seis mejores consejos para el cuidado preventivo del suelo pélvico durante el rodeo hormonal de esta fase de la vida. Sí, ya hemos repasado algunos de estos consejos en capítulos anteriores, pero aquí hablo de la importancia de estas prácticas cuando nuestros años fértiles empiezan a desvanecerse.

Hidrata

Si sufres sofocos y sudores nocturnos, estás perdiendo agua. Y muchas podríamos acabar disminuyendo la ingesta de agua para intentar minimizar la frecuencia con la que orinamos... o tenemos pérdidas. Además, algunos de los medicamentos que tal vez tomemos durante los años perimenopáusicos y menopáusicos contribuyen a la sequedad de la piel y el estreñimiento, o tienen un efecto diurético, lo que hace que el líquido se mueva más rápido por nuestro cuerpo. Así pues, al hacernos mayores, realmente necesitamos esforzarnos un poco para mantenernos hidratadas. El agua favorece la lubricación vaginal natural, diluye la orina, con lo que reduce el riesgo de infecciones del tracto urinario, y se absorbe en el colon, lo que ayuda a la digestión y a la defecación. Tu orina debe ser casi transparente o de un amarillo claro, lo cual indica que estás adecuadamente hidratada. Así que ve a buscar la botella de agua gigante y bebe, tesoro. ¡También es bueno para tu piel!

Humecta

Como muchas de vosotras, sigo una rutina de cuidado facial de entre seis y ocho pasos una noche cualquiera. Por suerte, mi rutina de cuidado de la piel de la vulva solo consta de uno o dos pasos. Durante la perimenopausia y la menopausia, los tejidos vulvares y vaginales pierden elasticidad, se resecan mucho y pueden presentar ardor y picor.

En el capítulo 6, sobre sexo, hablo de muchos de los tipos de humectantes y lubricantes vulvares. Cuando llega la perimenopausia, cobra aún mayor importancia aplicar de manera regular y constante un humectante en la vulva y la vagina. No te compliques: aplica un humectante con pH equilibrado y sin parabenos en la vulva a la misma hora todos los días. Existen muchas clases de bálsamos y humectantes para la vulva en el mercado. Prueba varios para encontrar el que mejor les funcione a tus tejidos.

Muévete

La masa muscular y la densidad ósea disminuyen con los años, lo que deriva en debilidad muscular generalizada y huesos frágiles. El ejercicio más fácil y accesible que puedes hacer a cualquier edad es caminar. Al caminar, el impacto en tus huesos incrementa tu densidad ósea y fortalece los músculos de tu core, caderas y pelvis. Caminar también puede mejorar el equilibrio, que tendemos a perder con el tiempo (de ahí la probabilidad de caídas a medida que envejecemos), y aporta flujo sanguíneo a nuestro suelo pélvico. Ya sea aparcando en la parte trasera del aparcamiento, dando una vuelta nocturna por el barrio o caminando por el centro comercial por la mañana con tu mejor amiga, haz tus pasos. Los chalecos con peso para caminar son una opción para obtener beneficios adicionales para la salud ósea y el desarrollo muscular. El ejercicio regular también favorece el sueño, que se ve afectado durante la perimenopausia, y aumenta la producción de endorfinas, que son hormonas que nos hacen sentir bien y que pueden levantar la libido, ¡un efecto secundario de regalo!

Entrena la fuerza

Con la edad, experimentamos una disminución de la densidad ósea, la fuerza ósea y la de los músculos del suelo pélvico. Estos cambios óseos también incrementan el riesgo de que se deforme la columna vertebral, lo que puede afectar aún más a la función de los músculos del suelo pélvico y su capacidad para proporcionar soporte a los órganos pélvicos. Es fundamental un entrenamiento de fuerza utilizando pesas de mano, bandas de resistencia o máquinas de pesas en el gimnasio. El entrenamiento de fuerza combate la pérdida ósea, favorece la regeneración de los huesos, fortalece los músculos debilitados y mejora la postura. Si no haces entrenamiento de fuerza ya, comienza desde los treinta y cinco años, cuando los niveles de testosterona empiezan a descender. Si aún no has comenzado, nunca es demasiado tarde.

Las recomendaciones actuales para el entrenamiento de fuerza incluyen de dos a cuatro sesiones a la semana, levantando pesas libres (preferible a recurrir a las máquinas) durante tres series de ocho a doce repeticiones hasta la fatiga muscular, que es una forma enrevesada de decir que tus músculos deben estar cansados para cuando llegue la última repetición. Hay ejercicios comunes como *curls* de bíceps, *press* de hombros, sentadillas y zancadas que pueden hacerse en casa, en el gimnasio y en una clase de entrenamiento, y son una forma simple y efectiva de comenzar a desarrollar masa muscular.

Co-contrae

Una co-contracción es un kegel mientras haces otra cosa al mismo tiempo. Puedes hacerlas durante los entrenamientos de fuerza, antes de toser o estornudar o al levantar algo pesado. Para trabajar el suelo pélvico, también debes realizar ejercicios de fortalecimiento con el fin de combatir la disminución gradual e inevitable de la fuerza muscular y tisular. Tu rutina Chica de Oro puede incluir el protocolo de fortalecimiento del suelo pélvico que te ofrezco en el capítulo 2, pero le sacarás mayor partido si añades una co-contracción kegel a tus actividades cotidianas. Intenta incorporar co-contracciones a una actividad que hagas todos los días. Con el tiempo, se convertirá en un hábito.

Aborda el cerebro femenino

Por último, pero sin duda no menos importante, en la etapa de la menopausia, debes abordar tu estado de ánimo y tu mente. El cerebro funciona por pura química, y cuando la química varía debido a las fluctuaciones hormonales, a los niveles más altos de cortisol y al estrés de afrontar un cambio importante en la vida, nuestro estado de ánimo se ve alterado. Muchas mujeres manifiestan sentirse como una persona diferente en la menopausia debido a estos cambios cerebrales. La ansiedad, la depresión, la irritabilidad y la ira aparecerán con frecuencia. Es posible que te sientas triste y deprimida por la aparición de pérdidas de orina que te impiden correr o viajar. Quizá te sientas distanciada de tu pareja, con la que has reducido la actividad sexual. Puedes que estés triste por no poder quedarte embarazada. No solo te invadirá una frustración de campeonato cuando el termostato de tu casa esté dos grados por encima de tu gusto, sino que también podrías encontrarte mucho más irritable por detalles que antes te traían sin cuidado.

Menciono todo esto porque cuidar de nuestras emociones y estados de ánimo beneficiará nuestra capacidad para sobrellevar los cambios en el suelo pélvico. ¿Recuerdas del capítulo 1 que el estrés y la angustia pueden provocar tensión en el suelo pélvico? Debemos ser proactivas con nuestros estados de ánimo. Si estás más irritable y salir al campo es la clave para calmar tu mente alterada, entonces busca tiempo para esa caminata dos veces por semana. Si las sesiones con tu terapeuta te ayudan a gestionar los cambios de la mediana edad, pide algunas citas. Incluso algo tan simple como acurrucarse con una mascota puede ser una fuerza calmante importante y necesaria. Ayudar a tu mente es ayudar a tu cuerpo.

Las desventuras de la menopausia

Bien, probablemente ya lo entiendes. Los cambios menopáusicos son inevitables. Pero resultan mucho más difíciles si no se abordan durante un periodo prolongado de tiempo. Las consecuencias pueden ir de leves a graves. Las pequeñas pérdidas pueden derivar en un vaciado completo de la vejiga cuando te pones de pie. Las manchas en la ropa interior pueden llevar a la pérdida del control intestinal y a que no logres llegar al baño. Un ligero bulto en la vagina puede degenerar en un prolapso significativo de órganos pélvicos que requiera cirugía. No pongo estos ejemplos para asustarte, sino para animarte a tomarte en serio la prevención y a abordar de manera proactiva los problemas del suelo pélvico ya.

A lo largo de mi carrera, ha habido algunos momentos clave que me impulsaron a hablar abiertamente sobre la necesidad de las mujeres de recibir una mejor atención para la salud pélvica, lo que en última instancia me ha llevado a escribir este libro. Uno de esos momentos fue durante mi embarazo y mi preparación para el parto, cuando descubrí de primera mano los grandes beneficios de la terapia del suelo pélvico. Y el segundo, igual de impactante, lo viví al tratar a mujeres posmenopáusicas que se habían sometido a cirugía para reparar el prolapso de órganos pélvicos. Como ya he mencionado, a muchas de estas mujeres se les había insertado quirúrgicamente una malla sintética en las paredes vaginales para proporcionar apoyo, pero surgieron graves complicaciones del suelo pélvico cuando la malla comenzó a erosionarse.

Destacaba una paciente. Martha, una mujer de cincuenta y cinco años y madre de tres «niños grandes», estaba posmenopáusica cuando vino a verme. Sus primeras dificultades con el suelo pélvico comenzaron a los cuarenta, momento en el que empezó a tener pérdidas ocasionales de orina cuando salía a correr por las mañanas. Las pérdidas se agravaron en los años siguientes, lo que la obligó a dejar de correr por completo. En una visita anual al ginecólogo le diagnosticaron prolapso de vejiga. Bastaría con una sencilla intervención quirúrgica usando un pequeño trozo de malla para fijar la vejiga. Se sometió a la cirugía y se recuperó con facilidad. Pero meses después sintió un dolor agudo y punzante en la vagina. Con la idea y la esperanza de que desapareciera con el tiempo, no le hizo caso.

El punto de inflexión llegó cuando estaba manteniendo relaciones sexuales con su marido, y él le dijo que sentía algo que le arañaba el pene. Cuando el dolor vaginal aumentó y en otro intento de practicar el sexo su marido acabó con un rasguño en el pene, consultó a su cirujano, quien descubrió que la malla no solo estaba perforándole la pared vaginal, sino que también le había provocado una infección (y de verdad le arañaba el pene a su marido). La malla se había roto en pedacitos, todos los cuales se le habían incrustado en las paredes vaginales. No fue fácil de quitar. Martha, que para entonces sufría un dolor intenso, se sometió a otras tres operaciones para extraer la mayor cantidad posible de malla. Y, por si fuera poco, el tejido cicatricial generado por la malla continuaba causándole dolor. Y luego el prolapso de vejiga regresó. Martha estaba destrozada.

El sistema de salud le falló a Martha. Lo que había comenzado como pequeños problemas del suelo pélvico, que son bastante habituales con la edad, se convirtió en una disfunción importante a largo plazo y una cirugía que salió mal. He visto a varias mujeres de mediana edad traumatizadas por estas complicaciones. Y, durante el curso del tratamiento, siempre lamenté el hecho de que había muchas cosas que podrían haber ayudado a estas mujeres, lo que habría evitado la intervención quirúrgica por completo.

Muchas de las dolencias que se presentan a continuación pueden darse en cualquier momento de la vida, pero, debido al declive hormonal y la reducción del soporte de los tejidos y músculos, son más propensas a aparecer o empeorar durante la menopausia. Los siguientes consejos no solo pueden mejorarlas, sino quizá incluso evitarlas. ¡Aquí vamos!

Orinarte en los pantalones

Tanto la incontinencia de esfuerzo (pérdidas al toser y estornudar) como la de urgencia (necesidad acuciante de orinar) son mucho más probables durante la menopausia. La disminución de la fuerza muscular y un menor cierre del esfínter uretral provocan pérdidas más frecuentes durante actividades como dirigirse al baño e incluso simplemente levantarse de una silla. Si la pérdida de orina es un problema durante tu travesía menopáusica, consulta las pautas para pérdidas que aparecen en el apartado de salud de la vejiga, en el capítulo 3. Memorízalas. Practícalas a diario. Pero, además de esas pautas generales, intenta incorporar las siguientes en tu rutina diaria para esta etapa tan especial.

Sigue el protocolo de fortalecimiento del suelo pélvico

Tus órganos pélvicos necesitan el apoyo de los músculos del suelo pélvico. Tus esfínteres urinario y anal deben retener la orina y las heces. Las contracciones fuertes de kegel pueden contribuir a suprimir la necesidad constante de orinar. Sigue el protocolo de fortalecimiento del suelo pélvico del capítulo 2 para aumentar la fuerza muscular del suelo pélvico y la firmeza del tejido conectivo. Es posible que te preguntes: «¿Tendré que hacer los ejercicios del suelo pélvico para siempre?». Y mi respuesta es sí, del mismo modo que tienes que cepillarte los dientes todos los días. Solo cinco minutos al día de ejercicios de fortalecimiento son de gran ayuda. Tus músculos se debilitan de manera progresiva con el envejecimiento. Debes seguir fortaleciendo los músculos del suelo pélvico para combatir eso.

Realiza tres series de diez contracciones rápidas al día, relajándote completamente entre repeticiones. Es importante que las lleves a cabo de pie, ya que estar de pie y caminar son posiciones en las que suelen producirse pérdidas. Haz también tres series de diez contracciones de larga duración al día, manteniendo cada contracción entre diez y veinte segundos, con entre cinco y diez segundos de descanso entre contracciones.

Haz un kegel antes de toser o estornudar

Los músculos del suelo pélvico no solo se debilitan con el envejecimiento, sino que también se activan más despacio. Piensa en cómo te levantas de una silla cuando eres joven. Puedes hacerlo de un salto sin problema. Con los años, tendemos a movernos más despacio, lo cual también se aplica a los músculos de nuestro suelo pélvico, lo que deriva en un mayor riesgo de pérdidas. Intenta realizar el *knack*, una contracción/kegel antes de toser o estornudar, para ayudar a cerrar los esfínteres y prevenir la pérdida de orina. Aún pueden producirse pérdidas ocasionales, pero el *knack* aumentará la fuerza de tu suelo pélvico y mejorará la activación de sus músculos. Este es otro de los consejos que debes seguir para siempre.

Controla las micciones nocturnas

Hacer pis con frecuencia antes de acostarse o despertarse varias veces por la noche para orinar son experiencias comunes durante la perimenopausia y después de la menopausia. No solo te están robando un sueño precioso, sino que caminar a oscuras o cuando estás cansada puede ser peligroso. Esto, junto con la mayor debilidad de los huesos durante la menopausia, aumenta el riesgo de caídas y fracturas. Hazte un favor y despeja el camino desde tu cama hasta el baño, eliminando todas las alfombras, ropa, cables o cualquier cosa que pueda hacerte tropezar. Toma la mayor parte de los líquidos en la primera mitad del día, y deja de beber dos horas antes de acostarte. Si surge la necesidad, utiliza las técnicas de supresión de la urgencia del capítulo 3 para ayudarte con la micción frecuente. Con el tiempo, estas técnicas entrenarán a tu cuerpo para ir al baño antes de acostarte, en lugar de levantarte entre tres y cinco veces a lo largo de la noche.

Hacerse caca en los pantalones

Por desgracia, hacernos caca encima a medida que envejecemos también es un hecho frecuente. La incontinencia fecal, o pérdida de heces, aparece tratada en el capítulo 4, sobre la función intestinal, pero suele producirse con la menopausia debido a la disminución de la fuerza del esfínter anal externo junto con las heces más blandas. La incontinencia fecal puede comenzar como manchas en la ropa interior o la sensación de que no consigues limpiarte bien. Si no se aborda, es posible que progrese hasta la pérdida completa del contenido intestinal con la necesidad de defecar. Esto resulta debilitante y tiene un gran impacto en las mujeres: a menudo lleva al miedo a salir de casa, impide viajar y socializar y aumenta el riesgo de que se irrite la piel en la zona del trasero. La buena noticia es que hay una serie de trucos de fisioterapia preventiva y cosas que puedes hacer para mejorar la situación.

Endurece tus heces

Las heces blandas son más propensas a ocasionar pérdidas. Y, debido a las fluctuaciones hormonales, los cambios en la dieta y los efectos secundarios de la medicación, pueden ser frecuentes durante la menopausia. Revisa la parte dedicada a la incontinencia fecal, en el capítulo 4. Es posible que se requieran cambios dietéticos a largo plazo. Limitar el consumo de lácteos y de alimentos grasos y fritos puede reducir la probabilidad de heces blandas. Y come de manera habitual un trozo de pan blanco, una patata o un cuenco de arroz para mantener las heces sólidas y más fáciles de retener.

Protege tus preciados tejidos

Si descubres alguna mancha fecal (también conocida como «palomino») en las bragas, es importante que te protejas la piel y otros tejidos para que no surjan más problemas. La humedad y la materia fecal en contacto con la piel pueden provocar irritación e infección. Si adviertes manchas, cámbiate la ropa interior tan pronto como sea posible. O usa un protector dentro de la ropa interior. Puedes cambiar fácilmente el salvaslip cuando veas las manchas. Recomiendo usar productos de higiene menstrual y para la incontinencia de algodón orgánico. Y recuerda llevar una muda de ropa interior cuando viajes. Cuando estés en casa, puedes limpiarte el trasero en el bidé, luego sécate con papel higiénico o un secador de pelo con el aire frío.

Fortalece tu trasero

El esfínter anal externo es un músculo esquelético que puede fortalecerse. Realizar el protocolo de fortalecimiento del suelo pélvico del capítulo 2, haciendo hincapié en algunos ejercicios específicos, te ayudará significativamente con la «contención» si surge la necesidad, para que puedas llegar a tiempo al baño.

- Puentes con kegel. Acuéstate boca arriba con las rodillas dobladas y los pies afianzados en el suelo. Colócate una almohada o una pelota (del tamaño de un balón de fútbol) entre las rodillas. Realiza una contracción kegel y junta las rodillas con suavidad. Manteniendo el kegel y las rodillas juntas, levanta las caderas del suelo hasta que se alineen con las rodillas y los hombros. Mantén la posición durante cinco segundos y vuelve a la posición inicial. Haz tres series de diez repeticiones.
- Sentadillas con kegel. En posición de pie, contrae el suelo pélvico y concéntrate en apretar el esfínter anal mientras bajas a la sentadilla y mientras regresas a la posición de pie. Realiza tres series de diez repeticiones.
- Kegels de resistencia. Mantén el kegel hasta treinta segundos con treinta segundos de descanso entre repeticiones. Si sostenerlo treinta segundos supone un desafío, comienza con cinco segundos de contracción y cinco segundos de descanso, aumentando a diez y diez, luego veinte y veinte. Realiza diez contracciones al día en posición de pie. Plus: traslada más peso a los talones cuando hagas kegels de pie para activar el esfínter anal externo (el ano). Puedes agarrarte a una encimera para mantener el equilibrio.

Prolapso de órganos pélvicos

Juntos, el estrógeno, la progesterona y la testosterona respaldan la fuerza del suelo pélvico, por lo que puede darte la sensación de «tres *strikes* y fuera» cuando los tres comienzan a disminuir. Como recordarás del capítulo 1, una de las funciones principales del suelo pélvico es sostener los órganos que se encuentran en la pelvis, lo que lleva a cabo con la ayuda de ligamentos que mantienen los órganos suspendidos en la cavidad pélvica.

Piensa en un barco atracado en el muelle: tus órganos pélvicos (útero, vejiga y recto) son el barco. Los cabos que van del costado del barco al muelle son tus ligamentos. El barco flota sostenido por el agua de debajo; el agua son los músculos del suelo pélvico. Si el nivel del agua (tu suelo pélvico) desciende, el barco (los órganos) dependerá más de los cabos (ligamentos) para sostenerse, y esos cabos se estirarán, se deshilacharán o incluso se romperán si no son capaces de soportar el peso del barco. Cuando esto ocurre, el barco se cae (los órganos pélvicos sufren un prolapso).

El prolapso de órganos pélvicos (POP) se produce cuando los órganos descienden en la cavidad pélvica y empujan las paredes vaginales debido a la disminución del soporte de los tejidos desde arriba. El POP puede darse con el esfuerzo crónico, la debilidad del soporte muscular que se origina con la menopausia o después del parto, y la fragilidad del soporte de los ligamentos (lo que es más probable durante la menopausia debido al descenso del colágeno). La mitad de las mujeres mayores de cincuenta años tienen algún grado de POP.

El POP puede corregirse quirúrgicamente tirando de los órganos hacia arriba mediante los ligamentos o los músculos internos, lo que equivale a reemplazar los cabos que sujetan el barco. El problema de este remedio es que no eleva el nivel del agua que sostiene el barco (los músculos del suelo pélvico no se han fortalecido para sostener los órganos), y el barco seguirá colgando de los cabos, por lo que es probable que estos se rompan de nuevo. El esfuerzo crónico o no respirar correctamente durante el ejercicio equivalen a saltar a bordo y pueden incrementar el riesgo de POP. Esto, junto con no fortalecer de forma adecuada la musculatura del suelo pélvico, es la razón por la que a menudo las cirugías de POP pierden efecto al cabo de diez años y deben repetirse. Para dar a tus órganos un soporte óptimo y más duradero, debes fortalecer el suelo pélvico (elevar el nivel del agua) y reducir las actividades que aumentan el riesgo de prolapso (dejar de saltar a bordo).

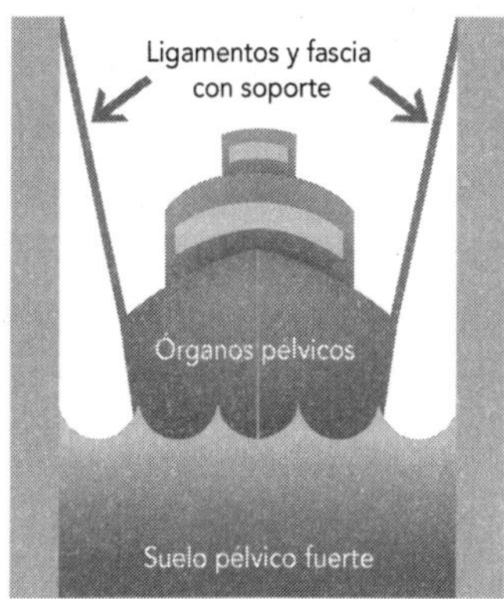

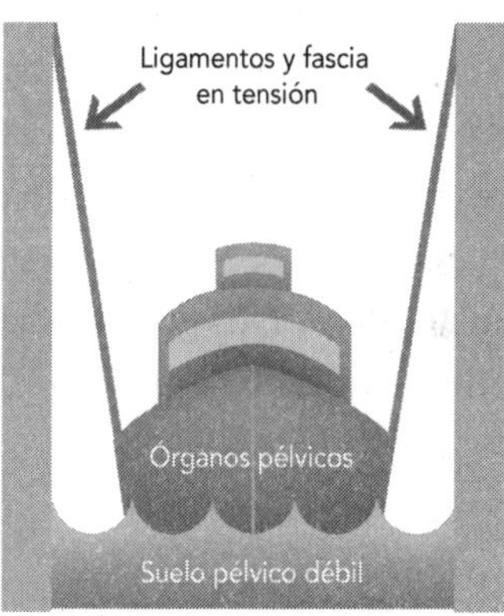

Barco sostenido por cuerdas y agua como analogía de los órganos pélvicos sostenidos por los ligamentos y los músculos del suelo pélvico.

Mis tres mejores consejos para el prolapso son: limitar el esfuerzo (dejar de saltar a bordo), obtener apoyo (quitar la presión de las cuerdas o ligamentos) y fortalecer el suelo pélvico (elevar el agua). Debe hacerse todo esto para prevenir el prolapso y evitar que empeore.

Deja de saltar a bordo

Las actividades de alta presión como toser y estornudar a menudo son inevitables, por lo que usar el *knack* para contraer el suelo pélvico antes de toser o estornudar ayudará a sostener tus órganos cuando aumente la presión desde arriba. Pero las mayores presiones sobre tus órganos pélvicos probablemente provendrán del esfuerzo: hacer fuerza al defecar, empujar al orinar y contener la respiración al levantar peso o hacer ejercicio. Esas actividades ejercen una presión considerablemente mayor sobre los músculos y ligamentos del suelo pélvico, y con el tiempo debilitan estas estructuras y contribuyen al prolapso.

Haz caca correctamente

Proporciona soporte a tu perineo y espira al defecar. El estreñimiento ejerce más presión sobre tu suelo pélvico que toser, correr o incluso saltar. Mantén las heces suaves y fáciles de evacuar (consulta el capítulo 4 para obtener orientación sobre los mejores hábitos para defecar). Acostúmbrate a colocar un trozo de papel higiénico en tu perineo y presionar hacia arriba mientras haces fuerza y espiras para hacer caca.

Haz pis correctamente

Siéntate e inclínate hacia delante o hacia atrás al orinar si tienes la sensación de que no vacías bien la vejiga. Experimenta un poco para ver si inclinarte hacia delante o hacia atrás te ayuda a vaciarla. Después de orinar, sacude las caderas de lado a lado, ponte de pie y siéntate de nuevo, y ve si se vacía más orina. Esta maniobra, llamada «doble vaciado», ayuda a vaciar cualquier resto de orina. No empujes al orinar, pues eso ejerce una presión innecesaria sobre la vejiga y el suelo pélvico (más saltos a bordo). Siéntate, respira y relaja los músculos del suelo pélvico, y tu vejiga podrá expulsar la orina por sí misma.

Espira con el esfuerzo

Contener la respiración provoca un aumento de la presión sobre los músculos y ligamentos del suelo pélvico, que ya son vulnerables y están sometidos a estrés durante la perimenopausia y la menopausia. Espirar previene un exceso de presión sobre tus órganos y músculos, y es un hábito necesario de por vida, pero en especial durante la menopausia, cuando los tejidos, músculos y ligamentos tienden a ser más débiles y más propensos a las lesiones al cargar con una bolsa de la compra, coger a un niño, evacuar heces duras o incluso levantar mancuernas en tus clases de fitness.

Usa un dispositivo de soporte interno

Dependiendo de la extensión del prolapso y la causa (ligamentos débiles o músculos débiles), usar un dispositivo interno puede ofrecer soporte a las paredes vaginales y a los órganos pélvicos. El pesario es un dispositivo médico de silicona que se inserta en el canal vaginal para levantar los órganos y sostener las paredes vaginales si se produce debilidad y prolapso. Debido a los diferentes tipos de prolapso y sus causas, un profesional médico, como una enfermera especializada, un urólogo, un uroginecólogo, un ginecólogo o incluso un fisioterapeuta del suelo pélvico pueden ayudarte a encontrar un pesario que se ajuste a tus necesidades.

Existen modelos que no necesitan receta que pueden usarse como soporte interno de la vejiga o del suelo pélvico. Quizá sea necesario utilizar lubricante al insertarlo para combatir la sequedad vaginal. Si tus tejidos vulvares y vaginales son frágiles y finos debido a la menopausia, el estrógeno tópico (recetado por un médico) y un hidratante vulvar y vaginal diario seguramente te vendrán bien.

Estos dispositivos pueden llevarse todo el día o solo durante el tiempo en que sueles experimentar más presión, pérdidas o síntomas, como por la tarde o al final de la jornada, al practicar ejercicio, correr o hacer senderismo, cuando estás mucho rato de pie o caminando (piensa en cuando recorres los pasillos del centro comercial) o mientras realizas tus ejercicios del suelo pélvico.

Fortalece tu suelo pélvico

Tienes que subir el nivel del agua. Ya he mencionado la importancia del fortalecimiento como parte de tu protocolo para la menopausia.

Mantener los kegels durante más tiempo puede incrementar la resistencia de la musculatura del suelo pélvico y ofrecer más apoyo muscular para tu prolapso. La mayoría de los músculos del suelo pélvico son fibras musculares de resistencia, y trabajarás más el músculo y ayudarás a sostener mejor tus órganos pélvicos con ejercicios de resistencia. Si tus músculos se fatigan con facilidad cuando realizas contracciones de resistencia, pruébalas acostada o de lado, y luego ve cambiando hacia la posición de pie. Realizar estos ejercicios por la mañana antes de que se te cansen los músculos te ayudará.

El sexo al estilo menopáusico

Es posible que durante la menopausia parezca que el sexo no merece la pena a causa de la incomodidad y los cambios corporales. Por suerte, hay muchas maneras de hacer que disfrutes de él hasta tus últimos años.

Ponte creativa

Debido a que la disminución de los niveles de estrógeno y testosterona contribuye a reducir la libido, tendrás que ponerte creativa para integrar la conexión física en tu vida si quieres recuperar la magia. Planificar con antelación una sesión semanal, disfrutar de una sesión matutina antes de que aparezca el cansancio vespertino o incluso introducir diferentes juguetes sexuales para animar las cosas en el dormitorio pueden ser estrategias útiles. Si estamos hablando de sexo con penetración y tu pareja también se enfrenta a desafíos, como la dificultad para mantener una erección, usar juguetes y las relaciones sin penetración alguna son otros modos de seguir fomentando la conexión, la intimidad y la satisfacción.

Cambia de posiciones

Dado que los músculos del suelo pélvico se fatigan cada vez más, tantear diferentes posiciones para el coito puede ayudarte a encontrar una que resulte más cómoda para tu prolapso. Experimenta con las modificaciones que te propongo a continuación. Si sufres prolapso de vejiga o uretra, prueba la posición en cuadrupedia (también conocida como «a lo perrito»). Si tienes un rectocele o prolapso rectal, acuéstate de espaldas o de lado.

Con un prolapso uterino o un prolapso apical (parte superior de la vagina descendiendo), opta por tumbarte de espaldas, de lado o a cuatro patas para evitar estar encima.

Lubrica

Sin lugar a dudas, usa proactivamente un lubricante durante las relaciones con penetración. Tus tejidos vulvares y vaginales son propensos a la sequedad y los desgarros, y aumenta el riesgo de infección, de modo que usar un lubricante en tu pareja o en la abertura vaginal disminuirá la fricción y favorecerá el placer. Consulta cómo elegir el lubricante adecuado en el capítulo 6, sobre sexo.

Lo que no se usa se pierde

Si decides que tu vida sexual es cosa del pasado, bien por ti, sáltate esto. Pero muchas mujeres lamentan el declive de la actividad sexual debido a los cambios en su cuerpo y en el de su pareja. El riego sanguíneo a la zona pélvica por la excitación, el orgasmo y el ejercicio ayudan a mantener sanos los tejidos y los músculos del suelo pélvico para que tu vagina esté lista para la acción. No tener actividad sexual o coito durante periodos prolongados es como no regar un huerto en meses o años. Cuando vuelves a buscar las hortalizas te das cuenta de que la tierra está seca y todas las plantas han muerto. Debes cuidar el jardín para mantenerlo vivo.

Consulta el capítulo 6, sobre salud sexual, no solo para comprender la relación entre el suelo pélvico y el sexo, sino también para buscar consejos y conocimientos con el fin de empezar a disfrutar de un sexo indoloro y placentero.

Dominando la menopausia

Cuando llegamos a la menopausia, nos adentramos en lo que podríamos llamar los «años de sabiduría». Tenemos la oportunidad de utilizar toda nuestra experiencia vital y autoconocimiento para gestionar nuestra salud y bienestar desde una posición más sabia y empoderada. La menopausia trae consigo cambios y desafíos para el suelo pélvico, pero, con formación y asumiendo la responsabilidad de esos cambios, podemos hacerlos mucho más manejables. Denise, a quien ya he mencionado antes, acudió a terapia y aprendió a relajar los músculos del suelo pélvico con dilatadores vaginales y prepararse así para el coito. Utilizó un hidratante vulvar y solicitó una crema de estrógenos para restaurar los tejidos de la vulva y la vagina. Incorporó los kegels a sus entrenamientos de Silver Sneakers (programa estadounidense de ejercicios para mayores de sesenta y cinco) en el gimnasio. Limitó la ingesta de líquidos unas horas antes de acostarse y recurrió a técnicas de supresión de la urgencia para reducir sus frecuentes micciones nocturnas. Denise mejoró, al igual que tantas mujeres que reciben la ayuda que merecen.

Yo me estoy adentrando en la perimenopausia, al igual que muchas de mis amigas. Cuando salgo con ellas, la conversación a menudo acaba girando en torno al suelo pélvico. Una amiga habla de lo abundantes que son sus reglas. Otra explica que sufre pérdidas ocasionales al jugar al tenis. Otra revela que prefiere dormir a mantener relaciones sexuales, a pesar de que sus hijos ya van al instituto. Me encanta sentarme con mis amigas y hablar de todo esto, contarles que la vagina de la Mujer que Susurra a las Vaginas también está cambiando y comentar las numerosas cosas que podemos hacer para ayudar a nuestro suelo pélvico.

Llevamos toda la vida avanzando a tientas como poseedoras de vagina, desde que nos bajó la primera regla hasta nuestro primer examen pélvico, desde nuestra primera experiencia sexual hasta la gestión del embarazo y el parto. Estamos entrando en una etapa de la vida en la que somos más sabias, en la que sabemos que necesitamos gestionar nuestra salud. Podemos ser proactivas, podemos estar informadas y podemos hablar entre nosotras y aprender unas de otras. No es necesario que suframos. De hecho, podemos disfrutar de nuestro cuerpo y de nuestro suelo pélvico hasta bien entrados los años dorados.

11

Cuando tu suelo pélvico es un suplicio

Cuando mi hijo tenía cinco años, él y yo nos pasamos el fin de semana del día de la Madre plantando flores en el jardín. Después de una excursión a la tienda para elegir algunas de sus favoritas, nos pusimos de rodillas para añadir tierra nueva y embellecer el jardín delantero mientras disfrutábamos de un tiempo perfecto, a veintiséis grados centígrados, antes de que llegara el pegajoso calor del verano de Nueva Orleans. Como día de la Madre, fue sencillamente ideal.

Pero al día siguiente me brotaron unas pequeñas manchas con picor en las rodillas. Y cuando algo pica, me lo rasco. Y me lo rasco un poco más. De repente tuve una reacción intensamente dolorosa con protuberancias del tamaño de un guisante por los tobillos, las espinillas y los muslos. El dolor y la picazón eran tan fuertes que no podía dormir, sentarme ni mantener una conversación. Solo quería arrancarme la piel.

Al otro día me vi obligada a cancelar las citas con pacientes porque no soportaba llevar los pantalones de trabajo ni que nada me rozara las piernas. Era completamente incapaz de dejar de pensar en mi sufrimiento para cuidar de los demás. En cambio, pedí una cita de urgencia con un dermatólogo, que me dijo: «Parece una reacción cutánea. Solo tome Benadryl y póngase una pomada antipicor de las que se venden sin receta». Seguí las instrucciones mientras aquellas ronchas continuaban extendiéndoseme por las piernas, la espalda, el cuello y el pecho como en una película de terror. Me puse compresas frías alrededor del cuerpo para adormecer la piel. Una vez que desapareció el frío, me metí en un baño de avena tibia para aliviar el dolor y la picazón. Y apliqué todas las cremas antipicor en cada rincón de mi cuerpo para conseguir un poco de alivio.

Al cabo de unas semanas y mucha medicación, paciencia y contención extrema para no rascarme, el dolor finalmente cedió. Resultó que había tenido una reacción alérgica a la tierra que derivó en dermografismo, una afección que causa ronchas en la piel en respuesta al rascado. El objetivo de la historia es que la angustia controló mi vida durante varias semanas. Fue físicamente incómodo, pero también mental y emocionalmente agotador. Estaba hecha un desastre. El malestar me impidió trabajar, pensar, hacer ejercicio, dormir y estar presente para mi familia.

Esto es lo que nos hacen el dolor y el malestar. Tienen el potencial de detener tu vida en seco. Siempre pensé que podía manejar el dolor relativamente bien. Muchas de nosotras lo hacemos. Pasé por dos partos no medicalizados, los cuales fueron muy dolorosos, pero ese tipo de dolor fue temporal y sabía que el resultado final sería algo maravilloso, un hijo. La diferencia con mi reacción cutánea fue que esta era constante e implacable, y no estaba produciendo a un precioso recién nacido. Lo desconocido por sí solo era psicológicamente extenuante.

El sufrimiento que me produjo esa reacción cutánea es lo más cerca que he estado de lo que experimentan mis pacientes cuando tienen dolor pélvico. ¡Y en mi caso, podía ver las pruebas del dolor en mi piel! El dolor pélvico no es una roncha en la piel, una quemadura en un dedo o un hueso roto en una radiografía. No siempre es visible, pero es igual de real y a menudo aún más debilitante. Puede surgir por causas desconocidas, ser difícil de diagnosticar e incluso más difícil de curar. El dolor pélvico a veces llega a dificultar el hecho de sentarse, levantarse de una silla, conducir el coche para ir al trabajo, orinar, defecar o llevar pantalones.

A lo largo del libro hemos analizado diferentes formas de dolor e incomodidad —desde el dolor por estreñimiento hasta el dolor durante las relaciones sexuales—, pero aquí, al final, quiero abordar el dolor en general. Muchas mujeres experimentan un dolor pélvico más amorfo e impreciso. Y son incapaces de identificar la causa. El dolor pélvico puede ser agudo y punzante, sordo y doloroso, pulsátil, con picazón, lacerante, abrasador o reverberante. Puede variar en intensidad, duración y ubicación. Pero casi siempre, el dolor pélvico suele ser insoportable y nos roba la vitalidad.

Una de cada cuatro mujeres experimenta algún dolor pélvico misterioso en su vida. Si ahora te duele, este capítulo es para ti. Y si no tienes ningún tipo de dolor pélvico, también es para ti, porque comprender el funcionamiento del dolor pélvico es útil para la prevención, para afrontarlo si lo padeces más adelante en la vida o incluso para ayudar a alguien que lo sufre. Pero, en cualquier caso, ¿qué es el dolor? El conocimiento básico del dolor y cómo funciona constituye un primer paso importante para abordarlo y aliviarlo, en especial cuando se produce en la zona pélvica.

El dolor es información sensorial que se envía desde los nervios o tejidos hasta el cerebro para hacernos saber que algo no va del todo bien en nuestro cuerpo y que necesitamos ayuda o protección. Dependiendo de cuánto dure, puede ser agudo o crónico. El dolor agudo aparece de repente, por norma como resultado de una lesión por un evento como romperse un hueso o dar a luz. Pero si el dolor persiste semanas o meses, incluso después de que la lesión haya sanado, se vuelve crónico. El dolor crónico a menudo se debe a cómo respondemos a la lesión aguda original. Quizá presentamos músculos tensos, movilidad limitada o daño nervioso. El dolor crónico es mucho más misterioso y difícil de tratar, dado que puede conducir a una serie de problemas adicionales como depresión, ansiedad, insomnio, fatiga y tensión muscular. Muchas de las pacientes con dolor pélvico a las que trato en la clínica sufren dolor crónico. Muy a menudo desconocen la causa, y la mayoría de las veces no tienen ni idea de cómo manejarlo.

El dolor también puede caracterizarse por su origen y por el tipo de sensaciones que produce. El dolor nociceptivo, el más común, es el resultado de la activación de los receptores del dolor en los tejidos, la piel o los órganos internos debido a episodios como golpearse un dedo del pie, desgarrarse un ligamento en la rodilla o sufrir una infección del tracto urinario que causa dolor en la vejiga. El dolor neuropático se deriva de daños en los nervios o el sistema nervioso, a menudo sin que se produzca una lesión específica. El dolor neuropático puede ser una sensación de hormigueo, agudo, punzante o abrasador, como el que tienes después de haberte quedado mirando el móvil demasiado tiempo en el inodoro, y luego al levantarte te sientes como si estuvieras caminando sobre alfileres y agujas. Esta sensación puede atribuirse al hecho de permanecer en una postura demasiado tiempo. Pero el verdadero dolor neuropático es el resultado de un contacto que no debería resultar doloroso, como el roce de la ropa en la piel o una palmadita cariñosa de tu pareja, pero que causa un dolor extremo debido a una activación errónea de los nervios o un sistema nervioso disfuncional.

Existen libros enteros dedicados al dolor pélvico (algunos de ellos se incluyen en la bibliografía de esta guía), que profundizan en las causas del dolor y dan consejos para su tratamiento. Sin embargo, en última instancia, esto es lo que necesitas saber: el dolor pélvico no se ve, lo que dificulta determinar qué está sucediendo dentro de ese cuenco de nervios, músculos y órganos, y a menudo hace sufrir a las mujeres innecesariamente durante periodos de tiempo muy prolongados. El dolor pélvico no conlleva ir con el brazo en cabestrillo ni que por esto la gente te ofrezca ayuda amablemente o te deje espacio para evitar hacerte más daño. Por fuera se te ve perfectamente, pero, por dentro, es una lucha. Y esta lucha afecta a tu capacidad para hacer de todo, desde sentarte o llevar ropa interior hasta trabajar o mantener relaciones sexuales. De hecho, de media, puede llevar hasta siete años que a una mujer le den un diagnóstico preciso de su dolor pélvico.

Para cuando las mujeres con dolor pélvico llegan a la terapia ya han sufrido durante años, han visto a distintos médicos e incluso les han dicho que no les pasa nada. ¡Algunas hasta se han sometido a la extirpación de partes de su cuerpo, como el útero o los ovarios! En este punto, el dolor probablemente es crónico, lo que requiere un tratamiento que aborde no solo el problema físico y la limitación, sino también los componentes mentales y emocionales de lo que duele. El dolor físico puede provocar cambios en el cerebro y el sistema nervioso, así que curarlo de forma duradera requiere un enfoque más integral mente-cuerpo y un tratamiento multidisciplinario.

Una paciente, Nancy, vino a verme a Nueva Orleans tras un viaje de más de setecientos kilómetros desde Oklahoma City. Llevaba casi diez años sufriendo dolor vaginal y vulvar severo. El dolor comenzó un sábado después de montar en bici con su marido. A los dos les encantaba salir a pasear en bici durante horas los fines de semana. Con el tiempo, comenzó a sentir una sensación de ardor en los labios cada vez que montaba en bici, y después del paseo pasaba el resto del día sin poder sentarse. Pero ¿quién quiere renunciar a un paseo romántico en bicicleta con su pareja? Nancy siguió adelante. Y al cabo de un tiempo le dolían los labios vaginales todo el rato, y la vulva le ardía cada vez que orinaba. Dejó de llevar ropa interior y se ponía faldas durante el día y camisetas por la noche para dormir. No podía sentarse en el trabajo, así que permanecía todo el día de pie. Y luego apareció el dolor de pies y de espalda. Dejó de mantener relaciones sexuales porque la idea de tocar la zona la ponía tensa. Desistió de montar en bici con su marido porque cualquier presión en los labios le producía un dolor insoportable. Ojalá hubiera podido ayudarla antes.

El calvario de Nancy continuó. Recibió múltiples tratamientos, incluyendo antibióticos para posibles infecciones (aunque las pruebas siempre salían negativas), cremas para anestesiar los labios, bloqueos nerviosos para disminuir la sensibilidad en la zona y bótox para adormecer los músculos del suelo pélvico, que funcionaron un poco pero cuyo efecto desapareció al cabo de varios meses. Finalmente acudió a un cirujano, que le recomendó la extirpación de los labios. Desesperada, se sometió a la cirugía. Después seguía sin poder sentarse, las suturas le picaban y limpiarse tras orinar y defecar era insoportable, así que se rociaba la zona con agua lo mejor que podía. Lo peor de todo fue que, tras el periodo de recuperación inicial, el dolor en los labios seguía ahí. Al volver a ver al cirujano e informarle de la falta de alivio, este le dijo: «Esto es porque no saqué suficiente tejido. Tenemos que volver a operar y recortar más». Nancy accedió a someterse a otra cirugía y le extirparon más tejido de los labios, pero su dolor siguió sin mejorar.

No fue hasta entonces cuando llegó a la terapia del suelo pélvico, todavía en busca de alivio. Y le ayudó. Nancy logró disminuir la tensión de los músculos del suelo pélvico con el masaje interno de puntos gatillo en terapia y usando una varita pélvica interna en casa. Realizó estiramientos diarios y técnicas de respiración al principio y al final de cada día y cuando el dolor empezaba a agudizarse después de pasar mucho tiempo sentada. Trabajó con dilatadores vaginales, centrándose menos en la inserción en la vagina y más en el contacto suave con la vulva y la abertura vaginal, reentrenando su cerebro para que el tacto no necesariamente equivaliese a una amenaza. Volvió a llevar ropa interior holgada. Respiraba de forma pausada y profunda para iniciar el flujo de orina, lo que ayudó a que su suelo pélvico se mantuviera relajado, y sufría menos ardor al orinar. Era capaz de sentarse en el trabajo durante ratos más largos usando un cojín de asiento. En consecuencia, disminuyó el dolor de espalda y de pies. No volvió a montar en bici con su marido ni a mantener relaciones sexuales, pero recuperó pedacitos de su vida tras una verdadera odisea de dolor y restablecimiento.

El diagnóstico temprano y el tratamiento de la disfunción de los músculos del suelo pélvico son importantísimos para prevenir y manejar el malestar. Puedes ver a un terapeuta pélvico en persona o simplemente recurrir a las herramientas que te proporciono en este capítulo. No tienes por qué sufrir. El alivio es posible.

Cómo interactúan el suelo pélvico y el dolor

El dolor pélvico es complejo y depende de distintos factores. Es como perseguir a un fantasma. A veces comienza después de resbalar en unos escalones y caer sobre el coxis. Puede ser residual tras una infección del tracto urinario o por hongos. Puede ser consecuencia del parto o de una cirugía. Puede ser por montar en un toro mecánico o por adelantarse a todos los corredores en una carrera de diez kilómetros. Pero, para muchas personas con dolor pélvico, el dolor comienza cuando no hay peligro a la vista. Y, cosa que lo complica aún más, el origen del dolor no siempre está donde se acusa. No importa el origen o la causa, en el dolor pélvico casi siempre se hallan implicados los nervios y músculos del suelo pélvico. Y cuando aprendemos cómo trabajan juntos los nervios y los músculos, podemos empezar a comprender el dolor, y tanto su causa como las formas de ayudar a aliviarlo.

Si recuerdas la complejidad de la anatomía del suelo pélvico, entenderás por qué el dolor pélvico puede ser tan misterioso. Hay treinta y seis músculos unidos a los huesos de la pelvis. Y desde la médula espinal hasta el suelo pélvico se extienden decenas de ramas nerviosas que controlan la sensación y la contracción y relajación muscular. Los nervios sensoriales de estas ramas transportan señales al cerebro que te ayudan a experimentar el tacto, el gusto, el olfato y la vista. Si tocas una estufa caliente con la mano, los nervios sensoriales de esta envían una señal al cerebro para hacerte saber que este estímulo es doloroso. Cuando el cerebro recibe la señal de que la estufa caliente es peligrosa o puede hacerte daño, los nervios motores, que ayudan con el movimiento, trasladan señales del cerebro a los músculos para que apartes la mano y no te quemes. Uno de los principales nervios motores y sensoriales del suelo pélvico es nuestro amigo, el nervio pudendo.

El nervio pudendo, situado en la zona del suelo pélvico, es un nervio tristemente famoso que indica al suelo pélvico que contraiga los esfínteres urinario y anal, y también es responsable de la sensación en el clítoris, la vulva y el cuerpo perineal (la piel y el tejido que cubren el perineo). El término *pudendus* en latín hace referencia a aquellas cosas que deben causar vergüenza, lo que desafortunadamente arroja luz sobre por qué esta parte de nuestro cuerpo, los genitales, estaba y sigue estando mal tratada en nuestro sistema de salud. Debido a su recorrido, este nervio puede lesionarse con facilidad. Desde el hecho de estar mucho rato sentada en un sillín (por ejemplo, de una bici o una moto) hasta la intensidad del parto vaginal, pasando por las sentadillas profundas durante las rutinas de ejercicio, son acciones que pueden comprimir o irritar este nervio. Y cuando este nervio se lesiona, pueden aparecer todo tipo de problemas, incluida la hipersensibilidad al tacto en los genitales, la dificultad para retener la orina o las heces, el dolor al orinar o defecar, el dolor con el orgasmo o las relaciones sexuales y el dolor en el clítoris, el ano, el recto, la vulva y la vagina.

La experiencia es semejante a la del síndrome del túnel carpiano, afección por todos conocida. Los problemas de movimiento en el hombro pueden provocar tensión muscular en el antebrazo, comprimiendo un nervio en la muñeca y resultando en un dolor en la mano. De un modo similar, cuando el nervio pudendo se pinza, el dolor puede acusarse en el clítoris, o en los labios, en el caso de Nancy, lejos de donde el nervio lo origina. No nos amputaríamos una mano que duele, al igual que no deberían haberle extirpado los labios vaginales a Nancy. Es preciso dar un paso atrás y pensar en todos los sistemas implicados antes de tomar medidas tan drásticas. Y si de alguna manera podemos encontrar una forma de relajar los músculos y liberar el pinzamiento de este nervio, casi siempre muchos de los problemas comienzan a desaparecer.

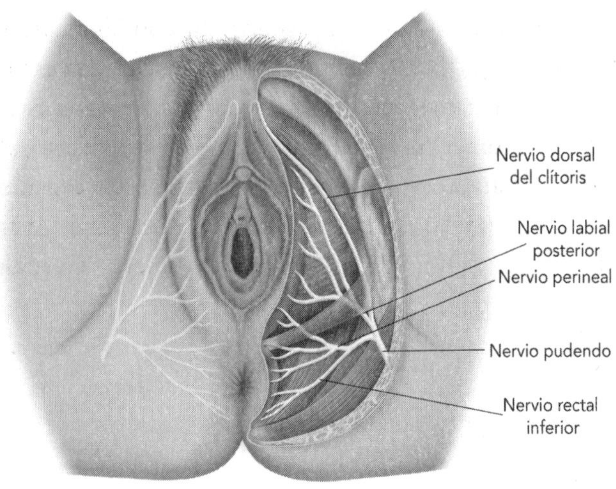

Ramas del nervio pudendo hacia los genitales femeninos y los músculos del suelo pélvico.

El trauma, la compresión y el estiramiento del nervio pudendo contribuyen al dolor pélvico. Cuando aparece el dolor, todos los músculos de la zona se tensan, lo que irrita aún más el nervio pudendo y provoca más dolor y síntomas crónicos y duraderos. Con el fin de romper el ciclo de dolor y tensión muscular, debes abordar todos los componentes para brindarte a ti misma un alivio dulce y duradero. Las mujeres con malestar ahí abajo debido a la disfunción de los músculos del suelo pélvico lidian con varios síntomas, algunos de los cuales ni te imaginarías que están relacionados con los músculos.

«Cuando llevo pantalones ajustados, noto como si algo me pinchara en la vagina».

«Cada vez que me siento durante más de cinco minutos, me duele el coxis».

«Es como si me estuvieran echando ácido en la vulva».

«Después de montar en la bicicleta estática tengo unos dolores agudos y punzantes en el clítoris».

«Cuando tengo ganas de hacer caca, es como si me clavaran un picahielos en el ano».

Cuando una mujer acude a mi consulta con algún tipo de dolor pélvico, una de las primeras cosas que hago (después de escuchar atentamente) es guiarla a través de un protocolo de cuatro pasos que le proporciona herramientas para manejar el dolor y, con suerte, algo de alivio. Como profesionales, nunca podemos prometer o garantizar que haremos desaparecer tu dolor. El objetivo es lograr que sea menos intenso y menos frecuente para que, con suerte, puedas retomar las cosas que te encanta hacer.

Manejando tu protocolo del dolor

Antes de abordar situaciones concretas de dolor pélvico, es bueno desarrollar algunos hábitos más generales en torno al manejo del dolor. Resulta fácil ir por la vida siendo vagamente consciente de un dolor impreciso, pero cuando nos centramos en él y le prestamos más atención, podemos averiguar la causa del dolor y cómo aliviarlo. Si el dolor llama a la puerta de tu suelo pélvico, prueba lo siguiente:

Lleva un registro de tu dolor

Coge un cuaderno. Tu dolor tiene una historia. Para abordar el aspecto físico del dolor, el primer paso consiste en identificar los desencadenantes. Lleva un diario del dolor en el que apuntes la hora del día en que se produce, el nivel de intensidad, qué actividad o movimiento estabas haciendo antes o durante el dolor, y cuánto dura. Anotar cualquier cosa que ayude a aliviarlo puede resultarte extremadamente útil. Intenta prestar atención a cuándo y con qué intensidad sufres el dolor. ¿Estás estreñida, estresada, haciendo ejercicio, vestida con unos pantalones determinados, comiendo un alimento concreto o sentada de una manera especial? Es muy probable que surja un patrón. Y los patrones a menudo pueden ayudarnos a identificar la fuente o el desencadenante del dolor.

Detén la actividad desencadenante

Una vez que determines qué podría estar causando o exacerbando el dolor, es posible que debas dejar esta actividad durante un tiempo. Tal vez te convenga dormir con más almohadas de apoyo, utilizar un escritorio de pie para evitar sentarte o tomar un descanso del pádel. Escucha a tu cuerpo. Los desencadenantes no siempre pueden evitarse, pero el objetivo es disminuir la exposición a estos para que tus músculos y nervios descansen. Es posible que no puedas dejar por completo ciertas actividades, pero introducir alguna modificación para evitar un desencadenante claro es fundamental.

Relaja los músculos del suelo pélvico

La tensión muscular contribuye al dolor, y el dolor contribuye a la tensión muscular. No importa si la tensión muscular del suelo pélvico es la gallina o el huevo, debe tratarse para que puedas obtener alivio. El protocolo de relajación del capítulo 2 es el camino para calmar la tensión, el espasmo y la hiperactividad de los músculos del suelo pélvico cuando existe dolor pélvico. Las técnicas manuales como el masaje con pelota o la terapia con ventosas pueden relajar tejidos externos, mientras que el masaje interno del suelo pélvico con un dedo o una varita contribuye a liberar la tensión muscular del suelo pélvico y aliviar la irritación del nervio pudendo. Los ejercicios de estiramiento y respiración ayudan a calmar el sistema nervioso y recuperar la relajación de los músculos tensos. A lo largo de este capítulo analizaremos diferentes problemas y te ofreceré distintas terapias de apoyo para el suelo pélvico que te ayudarán. Comprométete con ellas.

Retoma la actividad poco a poco

A medida que remita el dolor, reintroduce de manera gradual el movimiento o la actividad que antes constituía un reto o un desencadenante. Ve poco a poco. Por ejemplo, en el caso del dolor clitoriano, si llevar vaqueros era problemático, empieza por ponerte un par en casa durante un rato breve, como una hora. Si los síntomas no se agravan, en los días siguientes lleva los vaqueros un rato más largo, como tres horas. Luego llévalos durante todo un día. Si esto va bien, póntelos para hacer actividades fuera de casa. Al igual que con otros problemas de salud pélvica, mantente por debajo del umbral de lo que tu cuerpo puede tolerar. Si aparece el dolor, no te fuerces, haz una pausa, respira y utiliza las herramientas que se describen a continuación para manejar los síntomas.

Causas comunes del dolor en la pelvis

Probablemente existen cientos o incluso miles de cosas que pueden causar dolor en la pelvis, y todas podemos ser víctimas de ellas. En los meses previos a mi boda seguí un programa de ejercicios cinco días a la semana para «ponerme en forma». Siempre había hecho ejercicio con regularidad, pero, como muchas otras futuras novias, mi misión era ponerme más en forma que nunca. Mi programa de ejercicios previo a la boda incluía un montón de sentadillas y zancadas para tonificar las piernas y el core. Al cabo de varias semanas advertí un leve dolor en el coxis. Luego noté que cada vez que me sentaba me dolía la hendidura entre las nalgas. Cuando me levantaba después de estar sentada más de diez minutos, mi cuerpo se resentía, porque me dolía el coxis. Recuerdo que fui en coche a probar la tarta nupcial y tuve que ponerme de lado y reclinar el asiento porque, en una escala de dolor del uno al diez, mi coxis estaba en el cinco. Planificar una boda es estresante, así que reconozco que es probable que yo también pecara de apretar el culo. Cuando seguí el protocolo, quedó claro que mi coxis me estaba advirtiendo: calma con esas sentadillas. Relaja el trasero. Deja de estresarte por el color del esmalte de uñas que deberías llevar. Por suerte, sabía qué hacer, así que no experimenté ningún dolor cuando me encaminé hacia el altar. Pero toda mujer, es más, toda persona con suelo pélvico, debería tener acceso a esta misma información.

El dolor de coxis es solo uno de los tipos de dolor pélvico que pueden sobrevenir, e implica a los músculos, los tejidos y los nervios de la zona pélvica. A continuación te presento algunas de las causas más comunes de dolor pélvico que experimentamos las mujeres. Recuerda: tu objetivo aquí es manejarlo y poder funcionar. Y, con suerte, aliviarlo. Puede que no consigas que el dolor remita por completo, pero los consejos que aparecen a continuación te serán de ayuda. Además de estas estrategias, plantéate incluir en tu plan de cuidado a un fisioterapeuta del suelo pélvico y a un médico con experiencia en el manejo del dolor.

Neuralgia del pudendo: tu suelo pélvico está en llamas

¿Recuerdas a mi paciente Nancy, a quien extirparon los labios vaginales? Nancy presentaba neuralgia del pudendo. El término «neuralgia» hace referencia al dolor que se origina en uno o más nervios y que puede seguir su recorrido, lo que provocará dolor en otras partes del cuerpo. En el caso de Nancy, su nervio pudendo estaba irritado o dañado, y le dolían los labios vaginales. Extirpárselos no ayudó. Solo obtuvo alivio cuando tratamos su nervio pudendo y los músculos y tejidos que lo rodeaban.

La mayoría de las personas con neuralgia del pudendo explican que sienten un dolor mínimo, o ninguno, al despertarse por la mañana, y que este se intensifica a lo largo del día o después de una actividad concreta, como sentarse o montar en bicicleta. El nervio se extiende por diferentes partes de la vulva y los músculos del suelo pélvico, por lo que los síntomas de la neuralgia del pudendo pueden variar e ir desde la sensación de estar sentada encima de una pelota de golf hasta la de tener un atizador caliente en la vagina o el recto. La causa de este dolor también varía, ya que a veces se debe a la compresión del nervio pudendo por hacer algo como sentarse o montar en bici; otras, a una lesión por estiramiento a causa de, por ejemplo, una sentadilla profunda durante un entrenamiento; otras, a una lesión durante el parto, otras, a una cirugía vaginal.

Las mujeres con dolor del nervio pudendo pueden tener distintos síntomas, desde molestias durante los exámenes pélvicos, la inserción de tampones o las relaciones sexuales, hasta dolor al sentarse o incluso dolor rectal durante las deposiciones. Los tratamientos se centrarán de manera similar en la relajación del suelo pélvico.

Evita sentarte a horcajadas

Tiempo atrás, la neuralgia del pudendo era conocida como el «síndrome del ciclista», ya que muchos ciclistas experimentaban este dolor agudo y punzante o una sensación de holgura en el recto debido a la compresión e irritación de este nervio. Dado que el nervio pudendo discurre justo entre los isquiones, sentarse a horcajadas, como en el sillín de una bici, el asiento de una motocicleta o una silla de montar, puede comprimirlo. Para acabar con el dolor del pudendo, evita sentarte a horcajadas.

Usa un cojín con un orificio central

Las mujeres con neuralgia del pudendo a menudo reportan dolor al sentarse, excepto cuando se sientan en el inodoro, porque no hay presión sobre el nervio. Puedes usar cojines especiales con un orificio central cada vez que te sientes o con la mayor frecuencia posible.

También puedes usar cojines de asiento o asientos de bicicleta adaptados a fin de evitar que se agraven los síntomas sentada a horcajadas.

Distiende músculos y tejidos externos

Distender los músculos y tejidos a lo largo del recorrido del nervio pudendo es fundamental para aliviar el dolor. La terapia con ventosas o el masaje con pelota a lo largo del sacro, alrededor de la línea media de los glúteos (es decir, la hendidura del trasero) y a lo largo de los glúteos, la cara interna de los muslos y la pared abdominal, liberarán la tensión y la restricción muscular externa.

Realiza distensiones internas del suelo pélvico

El nervio pudendo atraviesa el suelo pélvico y discurre junto al músculo obturador interno. Utiliza una varita de masaje pélvico para distender el suelo pélvico y los músculos obturadores internos a ambos lados de la pelvis. Coloca la punta de la varita internamente sobre los músculos en las posiciones de las dos a las cinco y de las siete a las once en el reloj pélvico y mantén la posición de cinco a diez respiraciones profundas a medida que disminuya la sensibilidad muscular.

Aborda la sensibilización central

Además de trabajar en los factores físicos que contribuyen a tu dolor, es importante abordar el componente mental. Esto es válido no solo para la neuralgia del pudendo, sino para cualquier dolor de naturaleza crónica. Aprender cómo funciona el dolor y cómo cambia el cerebro con el tiempo puede influir en las respuestas de tu cerebro y tu cuerpo. Si es posible, trabajar con un terapeuta especializado en dolor crónico también resultará beneficioso.

Dolor vulvar: te duele la vulva y/o la vagina

El dolor vulvar abarca toda la zona de la vulva, incluyendo el clítoris, los labios vaginales, el vestíbulo localizado dentro de los labios menores y la abertura vaginal. El dolor vulvar, denominado «vulvodinia», puede estar provocado por presión o contacto en la zona, por ejemplo, durante el coito vaginal o cuando se toca directamente la zona vulvar. El dolor también puede producirse de forma espontánea. La causa específica del dolor vulvar no se identifica fácilmente, y este a menudo coexiste con otros síndromes de dolor como el del intestino irritable, el síndrome de vejiga dolorosa o la fibromialgia.

El dolor vulvar puede ser localizado, de manera que se limita a un punto concreto de la vulva, o generalizado, y abarcar toda la zona vulvar. En cualquier caso, los músculos del suelo pélvico están tensos, contraídos e hipersensibles. La terapia del suelo pélvico, dirigida a distender los músculos tensos y a disminuir la irritación de los nervios de la zona, resulta eficaz para aliviar el dolor. Por rara que parezca la vulvodinia, esta dolencia afecta a aproximadamente el 8 % de la población femenina, sin embargo, a las mujeres les lleva una media de cinco visitas a profesionales médicos recibir un diagnóstico preciso, por no hablar de un tratamiento adecuado. Por desgracia, la consecuencia es que multitud de mujeres sufran durante mucho tiempo, lo cual repercute enormemente en su calidad de vida.

Tengo el clítoris supersensible, y cada vez que algo lo toca o lo roza, me dan ganas de pegar un bote. ¿Estos consejos serían de ayuda?

El dolor clitoriano es un subtipo de dolor vulvar localizado, a menudo debido a hipersensibilidad o irritación de una rama del nervio pudendo que proporciona sensación al clítoris y a su prepucio. Las mismas estrategias para tratar el dolor vulvar que se enumeran a continuación son beneficiosas, y están explicadas en el capítulo 2, dentro del protocolo de relajación del suelo pélvico. Las estrategias incluyen masajear los puntos gatillo en la pared abdominal con la presión de la yema del dedo o masajear los glúteos con una pelota para aliviar la tensión. Al ducharte, tira suavemente del prepucio del clítoris con el índice y el corazón para enjuagarlo con agua. Esta zona puede acumular una secreción o sustancia blanquecina llamada «esmegma» que a veces causa irritación clitoriana.

Detén los kegels y relaja el suelo pélvico

Es probable que los kegels agudicen significativamente el dolor vulvar. Déjalos y sigue el protocolo de relajación del suelo pélvico del capítulo 2 para ayudar a distender los músculos tensos del suelo pélvico. Una serie de estiramientos de relajación contribuirá a aliviar el dolor. Los estiramientos realizados con respiración profunda no solo pueden aflojar la tensión de los músculos del suelo pélvico, sino también calmar tu sistema nervioso. Dado que sentarse a menudo les resulta incómodo a las mujeres con dolor vulvar, concéntrate en los siguientes estiramientos y mantén cada uno durante diez respiraciones profundas, permitiendo que los músculos se ablanden y relajen. Respira hondo en la postura. Estos estiramientos pueden realizarse a diario, por la mañana y por la noche o en cualquier momento en que los síntomas se intensifiquen.

- Estiramiento de rodilla al pecho
- Estiramiento de la mariposa
- Postura del bebé feliz o bebé feliz modificado
- Postura del niño
- Estiramiento de flexores de cadera de pie
- Estiramiento del perro boca abajo modificado

Usa dilatadores vaginales

El entrenamiento con dilatadores vaginales se describe en el capítulo 2 y es un método eficaz para relajar los músculos del suelo pélvico, desensibilizar los nervios de la zona vulvar y de la abertura vaginal y ayudar a avanzar hacia una vida sin dolor. Realiza los estiramientos de relajación previos antes de insertar el dilatador. Usa lubricante y comienza con un dilatador pequeño y aumenta el tamaño gradualmente hasta que puedas usar uno más grande de manera cómoda e indolora.

Distiende los puntos gatillo internos

Ayudar a distender los músculos utilizando una varita para el suelo pélvico. Asegúrate de que puedes insertar un dilatador vaginal del mismo diámetro que la varita pélvica interna sin dolor antes de usar la varita. Aplica la punta de la varita para liberar la tensión o los puntos sensibles en ambos lados del suelo pélvico y en la parte inferior de los huesos púbicos, junto a la uretra a las once y la una en el reloj pélvico.

Evita irritantes cutáneos

Dado que las causas y los desencadenantes del dolor vulvar son en gran parte desconocidos, son importantes las prácticas de higiene vulvar preventivas para evitar la irritación de los tejidos y nervios sensibles. Como primer paso, enjuaga la vulva solo con agua. Los tejidos sensibles de la vulva pueden irritarse fácilmente con productos químicos, en especial en el caso de quienes padecen dolor vulvar. Para limpiar correctamente la zona, enjuaga los tejidos entre los labios y alrededor del clítoris con agua tibia. Esto minimizará cualquier irritación adicional. Recuerda siempre secarte con toquecitos cuando hayas terminado de lavarte. Además, después de ducharte, enjuagarte u orinar, evita limpiar la vulva de forma agresiva. Usa un bidé, una botella perineal o la alcachofa de la ducha para limpiar la zona sin frotar en exceso.

Luego seca la zona con toquecitos con una toalla de algodón orgánico si es posible o con papel higiénico. Para secar la zona por completo, utiliza un secador de pelo con el aire frío. (Consejo de mamá profesional: así secaba el trasero de mi hijo cuando le salía sarpullido por el pañal, y funcionaba de maravilla).

Evita las cremas irritantes, lociones, baños de burbujas y geles de ducha. Tus tejidos vulvares son hipersensibles cuando hay dolor vulvar, y muchos de estos productos pueden empeorar la irritación y el dolor. Una vez más, limítate a enjuagar con agua tibia. Si te bañas, sumérgete en agua tibia. Puedes añadir sales de Epsom si eso no te irrita la vulva, pero no te des baños de burbujas. Usa hidratantes vulvares (el aceite de coco orgánico o el aceite de jojoba también funcionan) que tengan un pH neutro y no contengan parabenos.

Además, puedes prescindir de la ropa interior (cuando sea factible y tanto como sea posible) o llevar pantalones cortos, pantalones o faldas holgados. Tu vulva se irrita fácilmente con la ropa interior y los materiales que tocan los tejidos sensibles. Cuando lleves ropa interior, que sea de algodón (orgánico, si puede ser). Limita el uso de pantalones o leggings sintéticos. Tu vulva y tu vagina necesitan respirar, y llevar pantalones y leggings sintéticos puede atrapar el aire cálido en la zona, lo que aumenta el riesgo de infecciones. Ponte ropa holgada de algodón que pueda absorber el sudor y la humedad de los tejidos y ayudar a reducir la irritación en la zona.

En cuanto a las compresas y los tampones, escoge productos orgánicos y sin blanquear. Los productos de cuidado menstrual contienen muchas sustancias químicas, y no es recomendable colocarlos junto a tejidos sensibles.

Usa lubricantes a base de aceite o agua

Debido a que el dolor vulvar a menudo contribuye a que el sexo duela, utilizar un lubricante puede ser esencial para intentar mantener relaciones sexuales con penetración. Los lubricantes totalmente naturales a base de aceite, como el de coco, pueden ser un punto de partida excelente, pero recuerda que los lubricantes a base de aceite no deben usarse con preservativos de látex, pues el aceite hará que se rompan. Los lubricantes a base de agua que no tienen efecto calor ni fragancia y no contienen parabenos también son una excelente opción para el sexo con penetración y para utilizar dilatadores vaginales.

Siento dolor y picor en los labios vaginales. ¿Es posible que la causa sea mi suelo pélvico?

Los músculos del suelo pélvico pueden contribuir, pero hay otras afecciones dermatológicas o autoinmunes que también afectan a la vulva. Si notas un cambio gradual en los labios, que se vuelven más finos, casi como si estuvieran desapareciendo, junto con picor crónico, irritación o sensibilidad, contacta con un dermatólogo o ginecólogo para que te examinen. Puede ser señal de niveles bajos de estrógeno (común durante el posparto, la lactancia o la perimenopausia) o de afecciones autoinmunes y dermatológicas que requieren tratamiento médico. Para calmar los tejidos y aliviar y controlar el picor, usa un hidratante específico para la vulva (consulta el capítulo 6, sobre el sexo doloroso, donde encontrarás consejos sobre hidratantes vulvares), toma baños con sales de Epsom, y lleva ropa interior y prendas de algodón para evitar el calor o la sudoración excesivos en la zona.

Dolor de coxis: te duele la rabadilla

El coxis, comúnmente conocido como «rabadilla», es un hueso con forma triangular ubicado en la punta del sacro. Este hueso se halla unido a los músculos y ligamentos del suelo pélvico y los músculos de los glúteos, se mueve cuando te levantas de la silla y te ayuda a mantenerte erguida mientras estás sentada. *Coccyx* en latín significa «cuco», en referencia a la forma curvada del hueso, similar al pico del pájaro.

Dynia significa «dolor», de ahí que veas esta palabra en muchos de los diagnósticos de dolor de los que hemos hablado. El término médico para referirse al dolor de coxis es «coxigodinia».

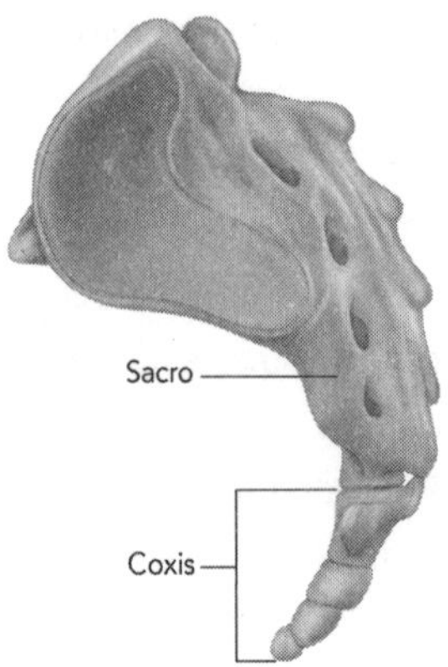

Vista lateral de los huesos del sacro y el coxis.

La coxigodinia puede manifestarse como sensibilidad o dolor en la zona del coxis o en los músculos y tejidos circundantes. Suele agudizarse tras mucho tiempo sentado, al levantarse de una silla y durante el sexo, el ejercicio o las evacuaciones intestinales. Se presenta con mayor frecuencia en mujeres que en hombres y puede deberse a una lesión repentina durante el parto o a una caída (como aquella vez que intenté hacer *snowboard*, caí directamente sobre el trasero y apenas pude sentarme durante días). En ocasiones, surge de manera gradual por pasar largos periodos sentada en superficies duras, por un exceso de ejercicios de fortalecimiento de glúteos sin relajación o estiramiento adecuados, por tensión en el suelo pélvico o por un aumento del movimiento del coxis. Si experimentas dolor de coxis, prueba cualquiera de los siguientes consejos, o todos; debería ir remitiendo con el tiempo.

Relaja el suelo pélvico

Los kegels o cualquier ejercicio de fortalecimiento del suelo pélvico no son la respuesta. Sigue el protocolo de relajación del suelo pélvico, trabajando en aflojar y distender los músculos tensos del suelo pélvico.

Usa un cojín de asiento

El dolor de coxis a menudo se desencadena al sentarse, ya que el peso se coloca directamente sobre el hueso y la articulación. Sin embargo, sentarse es una acción difícil de evitar por completo, teniendo en cuenta que la necesitamos para conducir, trabajar y muchas otras actividades. Usar un cojín de asiento en la parte del coxis o la espalda cada vez que te sientes puede minimizar la irritación en la zona. Te recomiendo un cojín de espuma densa en lugar de uno hinchable, que a menudo requiere que actives los músculos centrales para mantenerte erguida. Usar un cojín de asiento no eliminará el dolor por sí solo, pero prolongará el tiempo que puedes sentarte cómodamente antes de que comience.

Siéntate en una postura erguida

Cuando te sientes, evita lo que llamamos la «sentada sacra», que es esencialmente encorvarse con la espalda redondeada y la pelvis hacia dentro. Esto tensa los músculos alrededor del coxis y puede agravar la tensión muscular y el dolor. Siéntate erguida para que el peso de tu cuerpo se distribuya directamente sobre los isquiones en lugar del sacro y el coxis. Imagina que un cordel te levanta desde la cabeza para que tu torso se halle erguido. Puedes ponerte una almohada detrás de la espalda o un taburete bajo los pies para mantenerte en una posición erguida en lugar de hundirte.

Masajea los músculos de los glúteos

Los músculos de los glúteos o las nalgas se hallan unidos a una parte del coxis, y la tensión en estos músculos externos puede contribuir a la tensión del suelo pélvico y al dolor en el coxis. Siguiendo las instrucciones del protocolo de relajación del capítulo 2, masajea con una pelota la parte media y externa de los glúteos.

Estíralo

La mejor posición para destensar los músculos del suelo pélvico que se unen a tu coxis es en cuclillas. Concéntrate en estiramientos como la sentadilla profunda, la postura del niño y la postura del bebé feliz, manteniendo cada uno entre cinco y diez respiraciones profundas. Repite los estiramientos cuando aparezcan los síntomas después de estar sentada o hacer ejercicio y, además, a lo largo del día. Estos son los estiramientos que pueden ayudar a liberar la tensión alrededor del coxis:

- Estiramiento de rodilla al pecho individual
- Postura del bebé feliz o el bebé feliz modificado
- Postura del niño
- Estiramiento de sentadilla profunda

Dolor rectal: te duele el ano

El dolor rectal puede presentarse como una sensación punzante y aguda en el ano, la sensación de tener una pelota de golf en el recto o como un calambre en el ano. En la mayoría de los casos también existen problemas al defecar debido a la tensión de la musculatura del suelo pélvico, lo que dificulta la relajación y la coordinación del vaciado. Para obtener alivio, debe abordarse el espasmo de los músculos del suelo pélvico, en especial en la zona del ano.

Libera la tensión muscular del suelo pélvico

Sigue el protocolo de relajación del suelo pélvico del capítulo 2. Comienza con las pautas simples de respiración profunda a lo largo del día para liberar la tensión y calmar el sistema nervioso simpático. Sigue las pautas de postura óptima mencionadas más arriba para evitar contraer demasiado los músculos de los glúteos, y aplica el protocolo para defecar correctamente (capítulo 4) con el fin de optimizar la relajación de los músculos del suelo pélvico durante las deposiciones.

Estíralo

Ponerse en cuclillas es la mejor posición para alargar el suelo pélvico y aliviar la tensión en el músculo puborrectal, que a menudo es el culpable de las dificultades para el vaciado. Realiza los siguientes estiramientos a diario y cuando aumenten los síntomas:

- Estiramiento de sentadilla profunda
- Postura del niño
- Postura del bebé feliz
- Estiramiento *shin-box*

Distiende los puntos gatillo internos

El espasmo muscular y los puntos gatillo en el suelo pélvico se dan en casi todas las personas que experimentan dolor rectal con hiperactividad en los músculos del suelo pélvico. Para aliviar esos puntos gatillo, resulta fundamental usar una varita para puntos gatillo como se describe en el protocolo de relajación del capítulo 2. Pero esto es más efectivo cuando se hace en el trasero. Para liberar los espasmos rectales internos usarás la varita a través de la abertura anal.

La mejor posición para realizarlo es acostada de lado o boca arriba con las rodillas flexionadas. Cubre con mucho lubricante la varita antes de insertarla. Si utilizas una varita de silicona, evita los lubricantes de silicona, ya que pueden degradar la silicona de la varita. Inserta la punta de la varita hasta la primera curva y aplica una suave presión hacia el lado derecho o izquierdo, buscando un punto sensible o el que recree los síntomas o el dolor que experimentas. Mantén la presión hasta que el dolor remita, pero no más de sesenta segundos. Puedes hacer esto en todos los músculos del suelo pélvico cada dos días hasta que los puntos sensibles dejen de dolerte.

Si insertar la varita para puntos gatillo por vía rectal supone un desafío, comienza primero con dilatadores anales o usa la varita por vía vaginal para liberar la tensión muscular. Una vez que utilices la varita por vía anal, no insertes ese lado en la vagina. Utiliza una varita distinta o el lado opuesto de la misma si tiene dos lados aptos para uso interno.

Usa calor

Tomar un baño tibio o un baño de asiento suele proporcionar una relajación general a la zona pélvica. Esta práctica puede realizarse a diario o cuando existe dolor para ayudar a aliviar los síntomas. Dedica de quince a veinte minutos a respirar de forma pausada y profunda para favorecer la relajación muscular. Cuando no te sea posible tomar el baño tibio, acostarte o sentarte en una almohadilla térmica o encender la calefacción del asiento del coche puede resultar efectivo para llevar algo de calor a la zona con el fin de que se relaje.

A veces siento un dolor agudo y punzante en el trasero que me despierta en mitad de la noche. Dura menos de un minuto y desaparece rápidamente. ¿Qué está pasando ahí atrás?

La afección llamada «proctalgia fugaz» se caracteriza por un dolor rectal agudo, punzante y penetrante que dura entre treinta segundos y treinta minutos, causado por un espasmo muscular severo en el suelo pélvico. Más común en mujeres, este espasmo puede despertarte en mitad de la noche o preceder o seguir a una evacuación intestinal. Sin embargo, entre un episodio y otro no hay dolor, lo que dificulta el diagnóstico y, por consiguiente, el tratamiento. El tratamiento consiste en el mismo protocolo anterior para el dolor rectal centrado en la relajación de los músculos del suelo pélvico. Sin embargo, muchas mujeres con endometriosis también experimentan dolor rectal, en particular con las evacuaciones intestinales. Consulta con tu ginecólogo si tienes síntomas de endometriosis. Explicamos la endometriosis en el capítulo 5, sobre la menstruación.

Alivio para la zona íntima

El dolor pélvico es un suplicio. Habla con cualquier mujer que lo haya sufrido, y te dirá lo difícil que ha sido la experiencia. Y habla también con cualquier profesional médico que tenga pacientes con dolor pélvico. Estas pacientes son las más difíciles de tratar, porque no hay una píldora o un tratamiento único para curarlo.

Si estás lidiando con el dolor pélvico, el primer paso, y el más importante, es confiar en ti misma. No dejes que ningún médico o profesional sanitario ignore tu dolor. Si no se alían contigo para ayudarte a encontrar alivio, continúa buscando. Sigue el protocolo de manejo del dolor que aparece al principio de este capítulo para llevar un registro de tu dolor y llegar a conocerlo. Luego aborda el suelo pélvico. Trabaja la distensión de los músculos y tejidos de la zona, porque tanto si esos músculos tensos son la causa del dolor como si son el resultado, necesitan relajación. Por último, incorpora herramientas o acude a profesionales que te brinden apoyo con los aspectos mentales y emocionales del dolor. El dolor físico produce angustia mental y emocional, por lo que es esencial el enfoque mente-cuerpo para gestionarlo de forma efectiva y a largo plazo.

Mi paciente Nancy, a quien ya he mencionado, continuó acudiendo a mi consulta para recibir tratamiento durante nueve meses. Trabajamos sus músculos y tejidos en fisioterapia, y simultáneamente trabajó con una terapeuta de salud mental que la instruyó sobre el dolor crónico y las estrategias de relajación. Comenzó a tomar medicación para la ansiedad e hizo ejercicios diarios para promover el movimiento suave y la circulación. Cuando terminó la terapia conmigo, Nancy se encontraba un 90 % mejor. No estaba libre de dolor, ya que ese no era su objetivo, pero su calidad de vida había mejorado. Tenía una caja de herramientas llena de ejercicios y estrategias para manejar el dolor en casa. Comenzó a llevar ropa interior de nuevo. Vio una película entera sentada, usando un cojín de asiento. Podía orinar sin que le ardiera la vulva. Pero Nancy nunca debería haber llegado al punto al que llegó. Se merecía una mejor atención, como todas nosotras.

12

Vaginas bajo los focos

> El ayer es historia, el mañana es un misterio, pero el hoy es un obsequio.
>
> *Kung Fu Panda*

Si tienes la sensación de que acabas de adquirir conocimientos sobre el suelo pélvico para toda una vida, no te equivocas. Mi intención es poner a tu disposición todo lo que sé sobre la terapia del suelo pélvico para mujeres, luego puedes sumergirte en ello, según sea necesario, durante el resto de tu vida. Y compártelo con tus amigas, madres, hijas e incluso con completas extrañas (cuando no sea demasiado incómodo). ¡Qué demonios, habla también con tu pareja, hijos y abuelos!

Como mujeres, pasaremos por transiciones vitales que afectarán a nuestra salud pélvica, desde la menstruación hasta la menopausia e incluso después. Muchas mujeres viven con problemas del suelo pélvico creyendo que no son más que una parte normal de ser mujer o porque les da demasiada vergüenza hablar de ello. Así que sufren, pero no tienen por qué hacerlo. Sí, cada mes nos vemos en una montaña rusa hormonal, y hay etapas de nuestra vida en las que puede parecer que la disfunción del suelo pélvico es inevitable. Pero también estamos enviando a gente al espacio exterior. El sistema de salud tiene que hacer más para ayudar a las mujeres a prevenir y superar las dificultades del suelo pélvico y no convertir los pañales en nuestro destino. Hasta entonces, debes ser la directora de tu propio cuidado para progresar.

La información, los consejos y los trucos que te he dado en este libro son para todas las mujeres y están destinados a utilizarse desde que aprendemos a usar el orinal hasta los años posmenopáusicos. Enseña a tus hijas pequeñas para que, tan pronto como aprendan a caminar y hablar, sepan también cómo hacer pis y caca correctamente. Habla a las adolescentes que conoces de sus músculos del suelo pélvico y el impacto de la regla en su salud pélvica. La educación sexual debería incluir conversaciones sobre la salud pélvica, no solo para enseñar cómo funciona nuestro cuerpo, sino para explicar qué hacer si no funciona de manera óptima.

En un mundo ideal, me gustaría ver cómo se integran en la atención sanitaria la educación sobre la salud pélvica y el ejercicio proactivo para mujeres embarazadas, del mismo modo que las ecografías de rutina y las pruebas de detección de la diabetes. Durante el posparto deberías recibir tanta atención como el bebé que acabas de traer al mundo, si no más. Cuando te adentres en la menopausia, la salud de tu suelo pélvico debería ser una prioridad, igual que la cardiaca y la ósea.

Incorporar las habilidades e ideas de este libro es un viaje que dura toda la vida, así que comienza por hacer cambios simples y avanzar paso a paso. Quiero que este libro te empodere para hablar con el personal médico que te atiende. Aunque estas conversaciones puedan resultar difíciles e incómodas, debes hacerte con el control de tu salud pélvica y ser proactiva en su cuidado. Si tu médico te interrumpe, busca otro. Si el siguiente resta importancia a tus problemas diciéndote que son normales, continúa haciendo preguntas o buscando. Sigue adelante hasta que obtengas las respuestas que necesitas.

Lidiar con problemas del suelo pélvico a menudo resulta desmoralizador, y el alivio quizá parezca inalcanzable. Pero es importante mantener la convicción de que puedes mejorar, y debes buscar orientación y atención para lograrlo. Incluso si esa prueba dice que no tienes infección. Incluso si tu médico dice que no pasa nada. Tú conoces tu cuerpo mejor que nadie, y si tu instinto te dice que algo no va bien y que es posible que se deba al suelo pélvico, insiste para recibir la atención que mereces.

Mientras escribo esto me encuentro entre el posparto y la menopausia, criando a dos niños en edad escolar, dirigiendo un negocio, casada con un gran hombre y esforzándome por hacer los treinta minutos de ejercicio recomendados cinco veces a la semana (incluidos los ejercicios de suelo pélvico). Cuidar de nuestra vida, nuestro cuerpo y nuestro suelo pélvico puede parecer un trabajo a tiempo completo. Pero no hace falta que reformes tu vida (ni tu baño) para hacer este trabajo. Empezar con pasos sencillos te llevará muy lejos. Escoge los pocos puntos fundamentales para comenzar ahora mismo. Y vuelve a los capítulos de este libro en cualquier momento para atender nuevos síntomas u orientarte en una nueva etapa de la vida. Lo tienes todo aquí.

Estos son los hábitos reales que yo, la Mujer que Susurra a las Vaginas, sigo un día sí y otro también para cuidar mi suelo pélvico:

No empujo cuando hago pis. Nunca. Me siento (incluso en baños públicos, a menos que de verdad estén demasiado asquerosos) y respiro hondo cuando orino. No empujo ni hago fuerza. Simplemente dejo que fluya.

Bebo un montón de agua y tomo gominolas de citrato de magnesio por la noche. El agua evita que me deshidrate y, junto con las gominolas de magnesio, mantiene la regularidad de mis deposiciones.

Pongo un taburete bajo los pies durante las deposiciones. Los baños de mi casa tienen un taburete para hacer caca. Cuando viajo llevo uno, o uso el cubo de basura de lado si no hay ninguno disponible. Eleva los pies para relajar el suelo pélvico.

Ayudo a mi perineo cuando tengo heces duras. Incluso yo ando estreñida alguna vez. Para evitar forzar el suelo pélvico, tomo un trozo de papel higiénico y presiono con firmeza el perineo hacia arriba y espiro mientras empujo para defecar.

Espiro al levantar peso. Sea al coger a uno de mis hijos, sea al sacar la compra del maletero o sea al levantar pesas cuando entreno, siempre espiro con el esfuerzo.

Uso lubricante durante el sexo. Desde que tuve hijos, mi vagina está más seca. Pasé del posparto y la lactancia a la perimenopausia sin pestañear y desde entonces utilizo lubricante (hidrosoluble), que no necesitaba antes del embarazo.

Aflojo la tensión del suelo pélvico con una varita para puntos gatillo. Ocasionalmente experimento un dolor más intenso durante las relaciones sexuales, y sé que está relacionado con la tensión del suelo pélvico, a menudo causada por el esfuerzo durante los entrenamientos. Tengo una varita para puntos gatillo en la mesita de noche para ayudar a liberar la tensión muscular si experimento dolor con el sexo.

Uso un soporte interno (incluso un tampón es suficiente) cuando estoy tosiendo mucho o hago cualquier actividad de alta intensidad como correr o saltar. Se trata de una medida proactiva, pero sé que la tos repetitiva cuando estoy enferma o dar muchos saltos inevitablemente fatigan mi suelo pélvico, y esto lo mantiene todo donde debe estar.

Entreno mi suelo pélvico. Al practicar ejercicio, contraigo consistentemente el suelo pélvico y los abdominales profundos con cada repetición y espiro en la parte de esfuerzo de cada repetición. Es una forma muy fácil y efectiva de fortalecer el suelo pélvico e incorporar el fortalecimiento del suelo a los ejercicios que ya hago.

No acepto, ni pienso aceptar, que los problemas del suelo pélvico son solo una parte normal de ser mujer.

Mi trabajo como fisioterapeuta se basa en optimizar el movimiento, mejorar la postura y utilizar el ejercicio para proporcionar al cuerpo alivio y rendimiento a largo plazo. Los consejos y protocolos que te ofrezco en este libro no son píldoras mágicas y probablemente no te darán un alivio inmediato. Requieren tiempo, paciencia y constancia. Pero son efectivos. Y, una vez implementados, verás mejoras progresivas que beneficiarán a tu suelo pélvico el resto de tu vida.

Si crees que necesitas más que lo que pueden ofrecerte las páginas de este libro, existen terapeutas de salud pélvica en todo el mundo. Sin embargo, no somos suficientes. Solo en Estados Unidos hay más de doscientos cincuenta millones de mujeres adultas y menos de diez mil terapeutas del suelo pélvico. No encontrarás terapeutas en todos los pueblos o ciudades, y en las zonas rurales son aún más raros. Aunque el número va en aumento, necesitamos ser más para ofrecer a todas las mujeres un buen modelo de atención. Sin mencionar que la atención médica en persona puede resultar costosa, lejana o simplemente no estar disponible. La buena noticia es que, con este libro, ahora cuentas con un menú de posibilidades para abordar las necesidades de tu suelo pélvico y el conocimiento necesario para hablar del suelo pélvico y buscar atención en el sistema médico. Puedes realizar una sesión de telemedicina, un programa de ejercicios online (¡como el mío!) o un taller grupal. Tienes opciones.

A menudo los síntomas de los problemas del suelo pélvico persisten durante años antes de que las mujeres busquen atención, por lo que una sesión de terapia o una semana de ejercicio no van a proporcionarte el alivio inmediato que deseas. Pero, como siempre digo, hay que aprender a caminar un kilómetro antes de correr un maratón. Sé constante con los pequeños hábitos y los ejercicios sencillos de esta guía o de un profesional de la salud pélvica cualificado, y verás que el progreso es posible.

Y un último punto que vale la pena mencionar: tu suelo pélvico merece atención sanitaria, no solo la ultimísima tendencia en bienestar de la que te ha hablado una amiga o que has visto en las redes sociales. No todo lo que se pone de moda ayuda, a veces ni siquiera funciona, tanto si es un huevo de jade que promete poderes mágicos para el suelo pélvico como una varita láser que garantiza una vagina rejuvenecida o un profesional del fitness que ofrece un curso de fin de semana y afirma ser un experto en cómo tensar la vagina. Estos métodos prometen soluciones rápidas, no están respaldados por la ciencia y, a menudo, no los aplica personal cualificado. Lo diré de nuevo: el cuidado del suelo pélvico es atención médica, no bienestar, ni siquiera fitness.

Son más las mujeres que sufren pérdidas de orina que diabetes, hipertensión u osteoporosis y, sin embargo, tienen menos probabilidades de recibir tratamiento para los trastornos del suelo pélvico. El 75 % de las mujeres embarazadas y en posparto y el 68 % de las mujeres posmenopáusicas no se sienten adecuadamente informadas sobre su suelo pélvico. Las mujeres saben más sobre la disfunción eréctil que sobre el prolapso de órganos pélvicos. Es hora de sacar la formación y la concienciación sobre el suelo pélvico a la luz y mantenerlas ahí. Habla con perseverancia de los temas planteados en este libro para normalizar las conversaciones sobre el suelo pélvico en lugar de normalizar los problemas del suelo pélvico.

Si eres un profesional sanitario, pregunta a tus pacientes sobre su salud pélvica. Pregunta sobre pérdidas, deposiciones, menstruación, menopausia y salud sexual. La investigación muestra claramente que si no preguntamos a las pacientes sobre su salud pélvica, es probable que no nos cuenten sus problemas. Así que nos corresponde a nosotros, el personal que las atiende, hacerles preguntas y derivarlas a terapia del suelo pélvico si tienen un problema o simplemente quieren prevenirlo.

Espero que esta guía, además de sorprenderte con la magia de tu cuerpo, te empodere para cuidarte de manera fabulosa. Tienes un solo suelo pélvico y debes amarlo. Reclámalo. Habla de él. Haz preguntas al respecto. Y mantenlo en el centro de atención. Leer este libro puede ser tu primer paso o el enésimo en tu viaje por la salud pélvica, pero espero de verdad que no sea el último. Te mereces un suelo pélvico sano durante toda la vida. Y el poder para lograrlo no está solo en las páginas de este libro. Está en ti.

Agradecimientos

Gracias a Erika Imranyi y a todo el equipo de Park Row Books y HarperCollins Publishers, que apostaron por una vulva que bailaba en las redes sociales para dar a las mujeres esta información tan necesaria. Gracias a mis agentes, Wendy Sherman y Callie Deitrick, de Wendy Sherman Associates, que me vieron como escritora mucho antes que yo. Todas habéis logrado acuerdos sin precedentes para publicar este libro y me habéis guiado hasta mi inestimable colaboradora, Haven Iverson, de Wordhaven. Haven, eres la mejor compañera de escritura, animadora y coach que podría haber pedido. Con tu ayuda, he sido capaz de dar con las palabras que necesitaba y con mi propia voz, y volcar lo que llevo dentro en estas páginas. A Richelle Friedson, gracias por ayudarme a crear una propuesta y animarme a dejar que reflejara mi personalidad. Desde la primera palabra hasta la última, no podría haber escrito *Suelo pélvico* sin la confianza, el apoyo y el ánimo de todas vosotras.

Gracias a Sydnei Lewis, mi ayudante de investigación, que ha sido indispensable para rastrear las publicaciones y artículos para este libro. Ha sido un regalo trabajar contigo. A mi ilustradora médica, Anna Bessmertnaya, gracias por tu colaboración, por ser tan comunicativa y por crear ilustraciones que ayuden a las lectoras a visualizar su cuerpo. Y un agradecimiento enorme al pequeño pero poderoso equipo de The Vagina Whisperer. Todos trabajáis entre bambalinas para mantener mi negocio en marcha: Tova, Carly, Kelley, Robin, Rachel y Jeremy. El eco de vuestro trabajo resuena muy lejos, ayudando a mujeres y suelos pélvicos en todas partes. Gracias por acompañarme en este viaje.

Mi interés por la salud pélvica surgió en el programa de fisioterapia de la salud pélvica de la Universidad Washington, en St. Louis. Tracy Spitznagle, me llevaste por todo Missouri para que diera una conferencia y me ayudaste a emprender este camino tan increíblemente gratificante. Gracias por ser mi mentora para siempre. A la señora Mary Noetzel: me acogiste en mi último semestre de la escuela de fisioterapia y me diste un hogar cuando lo necesité. Al difunto doctor Mike Noetzel: me aconsejaste que siguiera mi pasión por la salud pélvica, y esa charla informal tuvo un efecto profundo en mí. La repercusión de tu orientación ha llegado muy lejos. A mi primera jefa, Kimberlee Sullivan: me enseñaste a escuchar, a proporcionar una atención excelente y a esforzarme para que los demás conozcan la importancia de este trabajo. A mis antiguos colegas del hospital Baylor, de la Universidad Southwestern de Texas, y a mis colegas actuales en NOLA Pelvic Health: gracias por ser grandes compañeros y por hacer del trabajo un lugar en el que me encanta estar.

A mi familia, los Chanimals: no podría pedir una familia mejor, y volver a casa con todos vosotros es un regalo. Brindo por más cenas con primos y más karaoke Chan. Angela, Mike y Ju: hemos pasado por tanto, y doy gracias cada día porque nos pusieran en esta tierra juntos como hermanos. No me imagino la vida sin vosotros. Os quiero a vosotros y a vuestras familias, y estoy eternamente agradecida por vuestro apoyo y aliento. JAMS para siempre. A Ju y a Evan: los dos me habéis ayudado generosamente con The Vagina Whisperer desde el principio. Evan, tu genio literario me condujo a *Suelo pélvico*, y Ju, tu talento para el branding y el marketing ha sido la columna vertebral de TVW desde el primer día. Gracias a ambos por ser mi caja de resonancia y mis mejores amigos. A papá y a Christy: gracias por ser mis mayores animadores y por estar siempre dispuestos a ayudarme y animarnos a mí y a los niños. A Dean: eres el mejor padrastro que podría haber pedido. Te agradezco que me llevaras a las prácticas de atletismo y, finalmente, a la universidad. A la familia Parekh: gracias por apoyar a nuestra familia de tantas maneras. Os agradezco a todos que me hayáis animado durante el proceso de escritura y seáis unos abuelos y Mamu maravillosos para nuestros hijos. Por último, pero sin duda no menos importante, a mi querida madre, Sue. Cuando pienso en la persona que más ha influido en mi vida, no hay duda de que eres tú. Trabajaste duro, me enviaste a excelentes escuelas, me apoyaste cuando me fui a la universidad, me diste el empujón que necesitaba para ir a la escuela de fisioterapia y me proporcionaste el refugio seguro de un hogar mientras yo deambulaba para encontrar mi pasión y encontrarme a mí misma. Me demostraste lo que el valor, la determinación y el trabajo duro pueden lograr. Un «gracias» no es suficiente para expresar lo agradecida que estoy de tenerte como madre. Te quiero.

A mis queridas amigas, que me animaron mientras escribía este libro y desde el comienzo de The Vagina Whisperer. A mis amigas de WashU, que me pusieron el apodo de la Mujer que Susurra a las Vaginas; a mis amigas de la escuela de fisioterapia (Back Right '07), que hicieron que los estudios de posgrado fueran inolvidables; a mis amigas de Austin, Dallas y Houston, que me dieron algunos de los años más divertidos; y a mis amigas de NOLA, las mujeres más solidarias, alentadoras y divertidas que puedo tener en mi vida. Un reconocimiento especial a Erica Noel por ser mi increíble abogada, guía y presidenta del consejo estudiantil.

Escribí *Suelo pélvico* los fines de semana por la mañana, muy temprano, con una taza de café, mientras veía jugar a mis hijos por la ventana de mi despacho, y a altas horas de la noche después de acostarlos. Aunque las palabras y las historias de *Suelo pélvico* son mías, no habrían llegado al papel sin el apoyo de mi querido marido. Neil, gracias por tu sostén infinito, tu aliento, tus charlas para darme ánimo, tus tazas de café caliente y, más que nada, por ser un padre increíblemente amoroso y presente para nuestros hijos y conseguir que yo pudiera sacar tiempo para escribir. La gente a menudo me pregunta cómo hago tantas cosas, y la verdad es que no las hago, así de sencillo. Lo hacemos tú y yo juntos. Eres un compañero increíble y trabajas duro para darnos una vida maravillosa. No estaría donde estoy en mi carrera ni en mi vida sin ti. Estoy increíblemente agradecida por ti. Te amo a ti y amo la vida que tenemos juntos.

A los amores absolutos de mi vida, Dylan y Shaan: ser vuestra madre es el mayor regalo de mi vida. Me esfuerzo por daros un hogar increíblemente amoroso y seguro, y por hacer de este mundo salvaje un lugar mejor para los dos. Dylan, tu callada observación del mundo y tu capacidad para perseguir lo que te llena me enseñan a bajar el ritmo, a estar presente y a fiarme de mi intuición. Shaan, tu entusiasmo por la vida (y los juegos de mesa) llena nuestro hogar de diversión y emoción, y tu afecto me reconforta. Quiero que ambos os aferréis a vuestro espíritu, a vuestra creatividad y a vuestro amor por la lectura. Os quiero más que al multiverso y quiero que siempre recordéis esto: sois fuertes, sois valientes y hoy va a ser un buen día.

A cada mujer: este libro es para ti. Para las generaciones de mujeres que nos han precedido y que merecían tener acceso a esta información, y para las generaciones que vendrán y que ya no vivirán en la ignorancia en lo que respecta a su salud pélvica. Para mis pacientes, que a lo largo de diecisiete años me han confiado su cuidado. Para todas las personas que me siguen en las redes sociales, comparten mis publicaciones, leen mis blogs o me hablan de su problema de suelo pélvico mientras hacemos cola en el baño. Para todos los profesionales médicos que derivan a sus pacientes a terapia del suelo pélvico en lugar de ignorar sus problemas. Y para todos los profesionales de la salud pélvica que recorren este camino menos conocido, se atreven a perseguir su pasión y trabajan para normalizar las conversaciones sobre el suelo pélvico en lugar de los problemas del suelo pélvico. Sigamos salvando el mundo, vagina a vagina.

Bibliografía

«Para viajar lejos no hay mejor nave que un libro».

EMILY DICKINSON

Gracias por tu lectura de este libro.

En **penguinlibros.club** encontrarás las mejores recomendaciones de lectura.

Únete a nuestra comunidad y viaja con nosotros.

penguinlibros.club

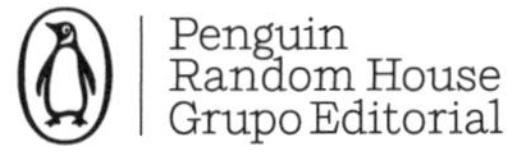

penguinlibros